高等医学院校康复治疗学专业教材

Kinesiology

运动学

（第二版）

● 刘克敏　敖丽娟　主编

华夏出版社
HUAXIA PUBLISHING HOUSE

高等医学院校康复治疗学专业教材（第二版）
组织委员会与编写委员会名单

《运动学》(第二版)编委会名单

主　编　刘克敏　首都医科大学康复医学院
　　　　敖丽娟　昆明医科大学第二临床医学院

编　委(以姓氏笔画为序)

　　　　王文丽　昆明医科大学第二临床医学院
　　　　白　杨　中国康复研究中心
　　　　冯晓娟　北京博爱医院
　　　　刘克敏　首都医科大学康复医学院
　　　　刘松怀　中国康复研究中心
　　　　刘　璇　北京博爱医院
　　　　江钟立　南京医科大学康复医学系
　　　　祁长凤　中国康复研究中心
　　　　何　斌　北京博爱医院
　　　　张　冬　北京博爱医院
　　　　陈立嘉　首都医科大学康复医学院
　　　　敖丽娟　昆明医科大学第二临床医学院
　　　　顾　彬　北京博爱医院
　　　　顾　越　北京博爱医院
　　　　徐　峰　北京博爱医院
　　　　高信拱　纽约大学
　　　　窦菲菲　北京博爱医院

制　图

　　　　边立功　昆明医科大学基础医学院
　　　　陈绍春　昆明医科大学基础医学院
　　　　冯成安　昆明医科大学基础医学院

高等医学院校康复治疗学专业教材
再版序言

　　高等医学院校康复治疗学专业教材第一版是由首都医科大学康复医学院和南京医科大学第一临床学院联合组织编写,一大批具有丰富临床和教学经验、有高度责任感、有开创精神的老教授和康复医学工作者参与了教材的创建工作。本套教材填补了我国这一领域的空白,满足了教与学的需要,为推动康复治疗学专业快速发展做出了巨大贡献。

　　经过自 2002 年以来的各届学生使用后,根据教学反馈信息、康复医学的发展趋势和教育教学改革的要求,首都医科大学康复医学院又组织在临床教学、科研、医疗第一线的中青年教授、学者,尤其以康复治疗学专业一线的专家为主,继承和发扬老一辈的优良传统,借鉴国内外康复医学教育教学的经验和成果,对本套教材进行修订和改编,力争使修订后的第二版教材瞄准未来康复医学发展方向,参照国际 PT 和 OT 教育标准,以培养高素质康复治疗专业人才为目标,以满足教与学的需求为基本点,在阐述康复治疗学理论知识和专业技能的同时,紧密结合临床实践,加强了教材建设改革和创新的力度,形成了具有中国特色的康复治疗学专业教材体系。

　　二版教材的修订和编写特点如下:

　　● 在对教师和学生广泛与深入调研的基础上,总结和汲取了第一版教材的编写经验和成果,尤其对一些不足之处进行了大量的修改和完善,充分体现了教材的科学性、权威性与创新性,并考虑其在全国范围的代表性与在本土的适用性。

　　● 第二版教材坚持了"三基(基本理论、基本知识、基本技能)、五性(思想性、科学性、启发性、先进性、适用性)和三特定(特定对象、特定要求、特定限制)"的原则,以"三基"为重心、以临床应用为重点、以创新能力为培养目标,在继承和发扬第一版教材优点的基础上,保留经典且注重知识的更新,删除了陈旧内容,增补了新理论、新知识和新技术。

　　● 第二版教材的内容抓住了关键,突出了重点,展示了学科发展和教育教学改革的最新成果,体现了培养高素质康复治疗学专业人才的目的。因其层次分明,逻辑性强,结构严谨,图文并茂,并且做到了五个准确——论点准确、概念准确、名词术语和单位符号准确、语言文字准确、数据准确且材料来源可靠,所以属于现阶段的精品教材。

　　● 第二版教材共计 19 种,根据康复治疗学专业要求,新增《职业关联活动学》1 种。

1.《康复医学导论》由李建军教授主编,主要介绍康复与康复医学的基本概念、基础理论知识、康复医学的基本方法、康复医疗服务体系、康复专业人员教育和培养,以及残疾人康复事业等相关问题,是学习康复医学的入门教材。

2.《人体发育学》由江钟立教授主编,是国内第一部以新的视角论述人体发育与康复治疗理论的专著。

3.《运动学》由刘克敏主任医师和敖丽娟教授主编,是康复治疗理论的基础教材,内容包括:生物力学、正常人体运动学、运动障碍学、运动生理学、运动生化学、运动心理学。

4.《物理疗法与作业疗法概论》由桑德春主任医师主编,主要介绍物理疗法和作业疗法的发生、发展过程,与之有关的基本概念、基本理论、基本特点及学习、运用的基本方法。

5.《康复疗法评定学》由恽晓平教授主编,全书系统介绍康复评定学概念及理论、相关基础知识、评定原理、评定所需仪器设备和方法,以及临床结果分析,理论与临床操作相结合,兼顾学科新进展,是国内外首部,也是唯一一部全面、详尽论述康复评定理论与实践的专业著作。

6.《运动疗法技术学》由纪树荣教授主编,是国内第一部运动疗法技术学专著,详细介绍运动疗法技术的基本理论、常用的各种治疗技术及其在实际工作中的应用方法。

7.《临床运动疗法学》由张琦副教授主编,根据国际上运动疗法发展的新理念,结合国内运动疗法及其临床应用编写而成,是国内目前内容最全面的临床运动疗法学教材。

8.《文体疗法学》由金宁主任技师主编,主要介绍利用体育、娱乐项目对患者进行治疗的方法,是 PT 和 OT 的补充和延伸,也是国内第一部文体康复治疗的专著。

9.《理疗学》由乔志恒教授和华桂茹教授主编,内容包括物理疗法概论、各种电疗法、光疗法(含激光)、超声疗法、磁场疗法、温热疗法、水疗法和生物反馈疗法等。

10.《基础作业学》由陈立嘉主任医师主编,主要介绍现代作业疗法的基本理论、基本技术和基本方法,也是第一部此领域的专著。

11.《临床作业疗法学》由陈小梅主编,国内和日本多位具有丰富作业疗法教学和临床治疗经验的专家共同撰写,涵盖了作业疗法的基本理论、评定和治疗方法等内容,并系统地介绍了脑卒中、脊髓损伤、周围神经损伤、骨科及精神障碍等不同疾患的康复特点和作业治疗方法,内容全面,具有很强的实用性。

12.《日常生活技能与环境改造》由刘璇副主任技师主编,是我国国内有关残疾人日常生活动作训练,以及患者住房和周围环境的无障碍改造的第一部专著。

13.《康复心理学》由贺丹军主任医师主编,从残疾人的角度入手,论述其心理特征及康复治疗手段对康复对象心理的影响,将心理治疗的理论和技术运用于心理康复,是国内第一部康复心理学方面的专著。

14.《假肢与矫形器学》由赵辉三主任医师主编,内容包括:与假肢装配有关的截肢,截肢者康复的新观念、新方法,常用假肢、矫形器及其他残疾人辅具的品种特点、临床应用和装配适合性检验方法。

15.《中国传统康复治疗学》由陈之罡主任医师主编,内容主要包括中国传统医学的基本理论、基本知识,以及在临床中常用且比较成熟的中国传统康复治疗方法。

16.《言语治疗学》由李胜利教授主编,借鉴国际言语康复的现代理论和技术,结合国内言语康复的实践经验编写而成,是国内第一部内容最全面的言语治疗学教材。

17.《物理疗法与作业疗法研究》由刘克敏主任医师主编,是国内第一部指导PT、OT专业人员进行临床研究的教材,侧重于基本概念和实例分析,实用性强。

18.《社区康复学》由付克礼研究员主编,是PT、OT合用的教材,分上、中、下三篇。上篇主要介绍社区康复的最新理论、在社区开展的实践活动和社区康复管理知识;中篇主要介绍社区实用的物理疗法技术和常见病残的物理治疗方法;下篇主要介绍社区实用的作业疗法技术和常见病残的作业治疗方法。

19.《职业关联活动学》由吴蓁主编,主要介绍恢复和提高残疾人职业能力的理论和实践方法。

在本套教材的修订编写过程中,各位编写者都本着精益求精、求实创新的原则,力争达到精品教材的水准。但是,由于编写时间有限,加之出自多人之手,难免出现不当之处,欢迎广大读者提出宝贵的意见和建议,以便三版时修订。

本套教材的编写得到日本国际协力事业团(JICA)的大力支持,谨致谢忱。

高等医学院校

康复治疗学专业教材编委会

2011年6月

《运动学》
再版前言

　　运动学是培养康复治疗师极为重要的基础课程。第二版在第一版的基础上做了较大的改动,分为四章。第一章主要是基础知识,主要包括运动生理学、运动生化学和运动心理学。之后的三章,按解剖顺序依次为:上肢运动学、躯干运动学和下肢运动学,以关节为重点展开叙述。在内容安排上,把正常运动学与运动障碍学有机地结合在一起编写,因为在实际授课时很难将这二者截然分开讲。第二版的另一个特点是增加了大量的插图,更有利于学生对关节运动学的机制的理解和掌握。

　　本书的编写力求紧密结合临床,编者均为在一线工作的医生和治疗师。囿于时间和水平,难免有不当之处,还请同道多提宝贵意见。插图主要由昆明医学院解剖教研室的老师绘制。出版中,华夏出版社的编辑也提出了宝贵意见,在此一并致谢。

刘克敏,敖丽娟

目　录

导　言

运动学（Kinesiology），又叫运动机能学，是运用力学原理来阐述和研究人体运动，主要是肌肉和关节之间相互作用的生物力学规律。它包括正常以及疾病、创伤等异常情况下的肌肉骨骼系统的生物力学活动，综合了多门学科，主要是解剖、生物力学和生理学的知识。

目前，运动学这一概念被全世界广泛使用，但似乎没有人了解这一概念来自何方，为什么产生。Anders Ottosson 于 2010 年发表的一篇论文较好地回答了这一问题（《The first historical movements of kinesiology：scientification in the borderline between physical culture and medicine around 1850》）。

论及运动学这一学科的起源，就不能不提到瑞典皇家体育学院（RCIG，现瑞典体育及健康科学学院的前身）的创建者 Per Henrik Ling（1776 - 1839）与时任教授的运动疗法师 Car August Georgii（1808 - 1881）。运动学作为一门学问发端于 RCIG，Georgii 在他 1845 年发表的关于 Ling 的传记中首次使用了"kinesiology"一词。法国教育学家 Nicolas Dally（1795 - 1862）曾被认为是"father of kinesiology"，但最近的研究证实，Georgii 早于 Dally 数年首先使用了"kinesiology"一词。Kinesiology 源于希腊语 kinesis（意为 movement）和 logos（意为 reason/science）。

运动学产生于 19 世纪中叶体育文化与医学的交叉结合，属于转换医学（alternative medicine）的范畴，与这一时期瑞典最伟大的文化输出"瑞典式体操"有关，是瑞典的运动医师和体育教育工作者为在全世界范围内传播瑞典体操的科学化教义不懈努力的结果。他们当时所追求的主要目标是：将具有代表性的传统医学转变为一种理解和治疗疾病的更为机械化的模式——运动疗法（physiotherapy）。把体育科学的理念运用到针对肌肉骨骼系统功能障碍的研究和治疗之中，促进了运动学的发生发展。

运动学在发展初期，曾被冠于"unscientific"的帽子，是一个与多种医学和健康护理有关，但一直被排除在正统医学范畴之外的"混合体"，直到近来才被体育大学、康复医学院接受为正式的课程。美国人体运动和体育教育学会（American Academy of Kinesiology and Physical Education）对运动学定义的原文如下：

"specialized areas of study in which the cause and consequences of physical activity are examined from different perspectives. The specialized areas of study apply knowledge, methods of inquiry, and principles from traditional areas of study in the arts, humanities and science. These areas include exercise and sport biomechanics, history, philosophy, physiology, biochemistry, and molecular/cellular physiology, psychology and sociology；moto behavior；measurement；physical fitness；and sports of importance to society."

由此可见，运动学是综合了多种学科知识而形成的。

美国正畸疗法师 George Goodheart（生于 1918 年），因其著作《international college of applied kinesiology》被认为是实用运动学（applied kinesiology）的创始人，但没有证据表明他创造了"kinesiology"一词。

决定有效运动功能的因素很多，比如肌肉骨骼系统，既要有正常形态和解剖结构，又要有骨骼对力的耐受性及相关的活动性；从生物力学来理解，就是在日常活动时身体不同节段进行的运动和作用在该部位的力，这力和运动之间的相互关系极为重要；如再包括神经系统，就又涉及到调控机制；若患有某些疾患，问题将变得更为复杂。此时为制定出合理的治疗方案，提高康复治疗效果，就需要加深对疾病本质的认识，如学习病理学、生理学、解剖学和心理学等基础知识，还需要理解生物力学、运动生理学、运动生物化学、心理学、正常运动学和运动障碍学等知识。因为在运动和活动中，若是作用在疾病部位的力增加到一定程度，或其运动强度超过了机体的耐受性，就有可能产生有害的结果，对此必须避免。运动学理论是制定和实施合理的运动疗法方案的知识基础。

刘克敏

第一章　基础知识

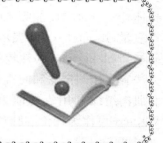

学习目标
1. 掌握运动生理、运动生化和运动心理学的基本概念。
2. 了解运动对生理、生化和心理的调节机制。
3. 学习运用运动生理、运动生化和运动心理学知识去研究康复治疗。

第一节　运动学中的生理学问题

一、有氧、无氧工作能力

机体在氧供充足的情况下由能源物质氧化分解提供能量完成工作,叫有氧工作。评价和提高患者的有氧工作能力本身,就是临床康复中面临的一个重要问题。本节主要介绍与有氧代谢密切相关的若干概念及其理论与实践意义。

(一)一般概念

1. 需氧量　指人体为维持某种生理活动所需的氧量。通常以毫升每分钟(ml/min)为单位。正常成人安静时的需氧量约为250ml/min。

2. 摄氧量　指单位时间内机体摄取并被实际消耗或利用的氧量(oxygen uptake),也叫吸氧(oxygen intake)或耗氧量(oxygen consumption)。通常以毫升每分钟(ml/min)为单位。

3. 氧亏　指运动过程中机体摄氧量满足不了运动需氧量,造成体内氧的亏欠称为氧亏(oxygen deficit)。

4. 运动后过量耗氧　指运动结束后,肌肉活动虽然停止,但机体的摄氧量并不能立即恢复到运动前相对安静的水平;将运动后恢复期处于高水平代谢的机体恢复到安静水平消耗的氧量称为运动后过量耗氧(excess post-exercise oxygen consumption,EPOC);运动后恢复期的过量氧耗,不仅用于运动中所欠下的氧,还用于使较高代谢水平的机体逐渐恢复到运动前的安静水平,因此,运动后恢复期的摄氧量与运动中的氧亏并不相等,而是大于氧亏。影响运动后过量耗氧的主要因素有:

- 体温:体温升高1℃,体内的代谢率可增加13%。
- 儿茶酚胺:去钾肾上腺素促进细胞膜上的 $Na^+ - K^+$ 泵活动加强,消耗一定的氧。

- 磷酸肌酸（creatine phosphate，CP）的合成：再合成运动中消耗的 CP 需要耗氧。
- Ca^{2+} 的作用：运动使肌肉细胞内 Ca^{2+} 浓度增加，Ca^{2+} 有刺激线粒体呼吸的作用，耗氧。
- 甲状腺素和肾上腺素的作用：刺激 $Na^+ - K^+$ 泵活动，耗氧。

（二）最大摄氧量

人体在进行有大量肌肉群参加的长时间剧烈运动中，当心肺功能和肌肉利用氧的能力达到极限水平时，单位时间内所能摄取的氧量称为最大摄氧量（maximal oxygen uptake，VO_2max）。也叫最大吸氧量或最大耗氧量。VO_2max 有绝对值和相对值两种。绝对值指机体在一分钟内所能吸入的最大氧量，用 L/min 表示；相对值则是按每公斤体重计算最大摄氧量，用 ml/kg/min 表示。我国正常成年男人 VO_2max 约为 3.0～3.5L/min，相对值为 50～55ml/kg/min；女性较低，分别是 2.0～2.5 L/min，40～45ml/kg/min。VO_2max 的测定方法有直接测定法和间接推算法，其水平高低主要取决于氧运输系统或心脏的泵血功能和肌肉组织利用氧的能力；也受遗传、年龄、性别和训练因素的影响。在临床实践中，VO_2max 可作为评价心肺功能和有氧工作能力的客观指标，也可以用 $VO_2max\%$ 来标记运动强度。

（三）乳酸阈

在渐增负荷运动中，血乳酸浓度随着运动负荷的递增而增加，当运动强度达到某一负荷时，血乳酸出现急剧增加的那一点（乳酸拐点）称为"乳酸阈"（lactate threshold，LT），这一点所对应的运动强度（$VO_2max\%$）被称为乳酸阈强度。它反映了机体内的代谢方式由有氧代谢为主过度到无氧代谢为主的临界点或转折点，与 VO_2max 一样是反映人体有氧代谢的客观生理指标，且更能反映个体的有氧工作能力。

个体的乳酸拐点叫个体乳酸阈（individual lactic acid threshold，ILAT）。乳酸阈值越高，其有氧工作能力越强，同样的渐增负荷运动动用乳酸代谢供能则越晚。这样的个体在较高的运动负荷时，可以最大限度地利用有氧代谢而不过早地积累乳酸。

常用的 LT 测定方法有两种。直接测定：连续采集每一级运动负荷时的血样（耳垂或指尖血）测得其乳酸值。以运动负荷时做功量为横坐标，乳酸浓度为纵坐标，找出乳酸急剧增加的点。通气阈测定：运动中随着运动强度的增加，有氧代谢的能量满足不了需求时，糖酵解供能比例增大，血乳酸浓度增加；此时，机体将动用碳酸氢盐缓冲系统来缓冲乳酸，生成乳酸钠和碳酸，使二氧化碳产生量增加；二氧化碳刺激呼吸中枢，使呼吸加快、加强，产生了过度通气反应，肺通气及二氧化碳排除量均出现非线性增加；将肺通气量变化的拐点称为通气阈（ventilatory threshold，VT），是无创测定乳酸阈的常用方法。

乳酸阈在运动实践中的应用：

- 评定有氧工作能力：VO_2max 主要反映心肺功能，而 LT 主要反映骨骼肌的代谢水平。研究表明，通过系统训练提高 VO_2max 的可能性较小，它受遗传因素的影响较大。而 LT 受遗传影响较小，其可训练性较大，训练可以大幅度提高运动员的个体乳酸阈。因此，与 VO_2max 比较，乳酸阈的提高是评定人体有氧代谢能力增进更有意义的指标。
- 制定有氧耐力训练的适宜强度：理论和实践证明，个体乳酸阈强度是发展有氧耐力训练的最佳强度。依据是，用个体乳酸阈强度进行耐力训练，既能使呼吸和循环机能达到较高水平，最大限度地利用有氧供能同时又能在能量代谢中使无氧代谢的比例减少到最低限度。

通过适当的康复治疗提高患者的有氧代谢能力,是患者功能康复的基础。尤其是对长期卧床患者,比如中枢神经系统损伤、严重的下肢及骨盆骨折等。提高有氧代谢能力的训练原则主要有:

- 持续训练原则:强度较低,持续时间较长且不间歇地进行训练的方法,主要用于提高心肺功能和发展有氧代谢能力。研究指出,对于发展有氧代谢能力来说,总的工作能力远比强度更为重要。由于机体内脏器官的机能惰性较大,需在运动开始后约 3 分钟才能发挥最高机能水平,因此,为发展有氧代谢能力而采取的训练,练习时间要在 5 分钟以上,甚至可持续 20 - 30 分钟以上。
- 乳酸阈强度训练原则:有氧能力提高的标志之一是个体乳酸阈提高。一般无训练者,常以 50% VO_2max 的运动强度进行较长时间的运动。在具体应用乳酸阈指导训练时,常采用乳酸阈强度来控制运动强度。
- 间歇训练原则:指两次练习之间有适当的间隙,间隙期进行强度较低的练习,而不是完全休息。其特点是完成的总工作量大,对心肺机能的影响大。
- 高原训练原则:一般用于专业运动员的培训。

二、运动对血液的影响

体液(体重的 60% ~70%)由细胞液(30% ~40%)和细胞外液组成。细胞外液由组织间液(15%)和血液(5%)组成,是细胞的直接生活环境,因此被称为机体内环境。血液的功能主要是维持内环境的相对稳定,同时还发挥着运输、调节、防御和保护作用。正常成人的血量占体重的 7% ~8%,运动时由于储存的血液被动员,循环血量会增加。一般人约增加 10%,而运动员可增加 25% ~30% 以上。其中骨骼肌血流量比安静时可增加 4 ~20 倍,心肌可增加3 ~5倍,而内脏和皮肤等部位的血流量却比安静时减少 2 ~5 倍。

(一)对血细胞的影响

1. 对红细胞(RBC)的影响 一次性运动对红细胞数量的影响:短时间大强度快速运动比长时间耐力运动增加 RBC 明显,运动停止后 1 ~2h 可恢复正常。主要机制是:首先,出汗等体液蒸发会引起血液浓缩;其次,肌细胞内代谢产物增加使胞内渗透压升高,同时毛细血管舒张,结果导致血浆水分向肌细胞和组织液移动,也使血液浓缩;第三,短时间运动使储血库释放的较浓缩的血液进入循环血引起血液浓缩;第四,短时间运动中,肌肉收缩使静脉受压,更多血液流向毛细血管,使毛细血管内压增加,血浆中的水分渗出,加大血液浓缩。

长时间,尤其是耐力训练的运动员在安静时红细胞并不比一般人高,有的反而下降。这是由于运动时血容量增加与红细胞量增加相比很大程度上是以增加血浆容量为前提,所以红细胞数和血红蛋白(Hb)与一般人相比有下降趋势,但总数较高,被称为运动性贫血,又叫假性贫血。其生理意义在于完成大强度运动的同时,不增加血液黏度,减少血循环的阻力和心脏负担。

对红细胞压积的影响:优秀运动员运动前后无明显改变,训练水平低的运动员增加明显。当压积超过 50% 以上时,血黏度将随压积变化呈指数关系上升。

对红细胞流变性的影响:表面积与容积比、内部黏度、膜的弹性是影响红细胞流变性的三个主要因素。一次性大强度运动红细胞流变性下降,系统训练运动员则上升。有人认为,这是因为运动加快了对衰老红细胞的淘汰,代替以年轻的红细胞,降低了红细胞膜的刚性,增加了红细胞膜的弹性。

2. 对白细胞(WBC)的影响 WBC 总数增加,但淋巴 T 细胞下降,标志着运动后细胞免疫功能有所下降。运动时 WBC 总数增加可分为三个时相:首先是淋巴增多时相,主要由储血库释放较浓缩的血液和淋巴结释放大量淋巴细胞进入循环血引起;其次是中性粒细胞时相,白细胞数明显增加,其中中性粒细胞增加显著,是长时间中等强度或大强度运动训练的结果;最后是中毒时相,白细胞总数大量增加,之后又开始减少,是没有训练的人在进行长时间、大强度力竭性运动时,引起造血器官机能下降的不良反应的结果。运动后白细胞恢复与运动强度和持续时间有关。运动强度越大,持续时间越长,白细胞的恢复速度越慢。

3. 对血小板的影响 运动后血小板数量、黏附率、最大聚集率明显增加,这种变化可能对运动中血管微细损伤的修复和通透性的调节过程有十分重要的意义。

(二)对血液凝固和纤溶能力的影响

一次性运动可引起血凝和纤溶两系统机能亢进,但长期坚持体育锻炼对凝血系统不产生明显影响,而是提高血液的纤溶能力。系统、长期的运动锻炼,能使血液纤溶能力保持正常,且不因年龄的增加而下降;但非运动者纤溶能力随年龄增长而下降。

(三)对血红蛋白的影响

运动中凡能影响红细胞的因素均能影响血红蛋白,实践证明血红蛋白值高而波动小为最佳,但不是越高越好,男 <170g/L,女 <160g/L。

三、运动对心血管系统的影响

运动时心输出量增加,血流量重新分配,心脏和肌肉血流量增加。经常运动可促使人体心血管系统的形态、机能和调节能力产生良好的适应,提高人体工作能力。表现为:窦性心动过缓、运动性心脏增大、心血管机能改善(每搏输出量增加,冠脉供血良好)。

运动可以预防和治疗高血压病,延缓动脉粥样硬化的进展,增加冠状动脉的储备,在冠心病的康复中有重要意义。以前对心功能不全患者主张绝对卧床休息,近年研究表明,除急性期外,一般状况下适当地进行运动可使病人体能及症状改善。运动疗法能提高上述心血管疾病病人的生活质量和存活率。

运动影响心血管系统的作用机制主要有:

(一)中心效应

1. 维持或增加心肌氧的供应 运动可以预防和延缓冠脉粥样硬化的进展,并且能增加冠脉侧支循环,增加冠脉直径,从而改善心肌的血液灌注和分布。

2. 减少心肌工作的氧耗量 运动训练能降低安静和运动时的心率、收缩压和平均动脉压,使心脏的做功减少。另外,运动训练还可降低循环血液中儿茶酚胺的水平,使心脏的耗氧量下降。

3. 增进心肌的功能 运动可增加休息和运动时的每搏输出量、射血分数,增加心肌收缩力,其原因是由于后负荷减少和生理性心肌肥大。

4. 增加心肌电稳定性　运动训练减轻运动时心肌的局部缺血,降低安静和运动时血浆儿茶酚胺的水平,从而增加室颤的域值。

（二）周围效应

1. 骨骼肌功能增强　运动训练后骨骼肌内线粒体数目和体积增加,有氧代谢酶活性增加,同时肌动蛋白及肌组织糖原含量增加。

2. 血管储备力增加　运动训练可致肌肉内毛细血管数增加,运动后血管舒张功能增加,血管内皮可产生内皮舒张因子,参与心血管功能的调节。另外,运动后血管对缩血管物质的反应性减弱,从而使心脏负荷降低,心功能改善。

（三）其它

改善糖代谢,增加胰岛素的敏感性,减少血小板聚集性,增加纤溶酶活性,减轻肥胖,从而使抗动脉粥样硬化的能力增强,降低致粥样动脉硬化的能力。另外,运动可消除情绪紧张,增加病人生活的信心和乐趣。

总之,运动可以有效预防和治疗心血管疾病已成为共识。

四、运动对呼吸的影响

人体肺泡约有 30 亿个,如把每一肺泡张开可达 $60m^2 \sim 80m^2$,约为人体表面积的 35 倍以上。其极薄且有弹性的肺泡壁即成为肺和血管中气体交换的主要场所。肺泡比身体其他器官有更丰富的血流供应,无数毛细血管与肺泡密切相依,使气体极容易在肺泡和血管之间进行弥散。在安静时每分钟约有 $250ml$ O_2 进入血管,约 $200ml$ CO_2 从血液中进入肺泡而被呼出。在运动时这种能力相应增大,肺通气的主要功能即在于,无论在安静或运动时维持最佳的体内血 O_2 和 CO_2 浓度。

肺的膨胀和缩小借胸廓活动来完成。在安静状态下,呼吸周期中胸腔内压力仅改变 $2 \sim 3mmHg$,即在大气压上下改变,随之气体出入肺部。如果在深吸气后关闭声门,用力收缩呼气肌,此时胸腔内压力可高达 $150mmHg$ 以上,这时立即产生调节反应,即血压迅速升高,以使血液从心脏进入血管内,同时静脉内压较低,减少血流进入心脏,进而心输出量减少,紧接着出现血压下降,使脑血供减少,产生头晕,甚至昏倒,这一现象称为 Valsalva 效应。只要闭气动作中止,胸腔内压立即下降,一切恢复正常。

（一）肺通气指标

最主要为用力肺活量(FVC),它由潮气量(TV)、补呼气量、补吸气量组成。TV 即气流在每次平静吸气和呼气时的进出气量,在安静时,无论男女均在 0.4～1.0L 之间。如再用力吸气,其量约为 2.5～3.5L,为补吸气量或称吸气储备量(IRV),在平静呼出气后再用力呼气,其量约为 1.0～1.5L,为补呼气量也称呼气储备量(ERV)。在一次呼吸中从最大吸气至最大呼气的容量即为用力肺活量(FVC),其值常随体表面积、检查时的体位而改变,在站立位,正常健康年轻男性为 4～5L,女性为 3～4L,运动员最高可达 8.1L(越野滑雪)。即使在深呼气后仍有部分气体残留肺内,此即为肺残气量(RLV),平均男性为 1.2～1.4L,女性为 1.0～1.2L。RLV 随年龄增长而增加,使 IRV 和 ERV 相对减少(图 1-1-1)。

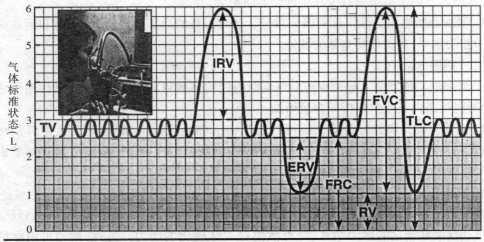

肺 容 量	定 义	平均值/ml	
		男	女
潮气量 (TV)	每次呼吸中气体吸入或呼出量	600	500
吸气储备量 (IRV)	平静吸气后的量大吸气量	3000	1900
呼气储备量 (ERV)	平静呼气后的最大呼气量	1200	800
肺总量 (TLC)	最大吸气后的肺容量	6000	4200
肺残气量 (RLV)	最大呼气后的肺容量	1200	1000
用力肺活量 (FVC)	最大吸气后的最大呼出量	4800	3200
吸气容量 (IC)	安静呼气后的最大吸气量	3600	2400
功能储备量 (FRC)	安静呼气后的肺容	2400	1800

图 1 – 1 – 1　肺容量的各项指标

（二）解剖死腔

由于在呼吸中有部分气体虽然进入器官内但未进入肺泡内进行气体交换，因此每分钟通气量与肺泡通气量并不相同。这一部分不进入肺泡进行气体交换的气体量，即只进入鼻、口腔、气管和部分支气管（在呼吸性细支气管以上）的气体量，称之为解剖死腔量，在健康人中平均为 150～250ml（男性较大，女性稍小），为 TV 的 30%。由于解剖死腔的存在，使在不同频率和深度进行呼吸时即使肺通气量相同，也可出现不同的肺泡通气量。例如平静呼吸时，频率为 12 次/min，TV 为 500ml，则通气量为 6L/min，肺泡通气量则是从 TV 中减去 150ml，即为 4.2L/min，假如呼吸频率增至 40 次/min，虽 TV 减少但仍可维持每分钟 6L 的通气量，但肺泡通气量则变为 0，相反，如果呼吸频率为 6 次/min，TV 增至 1000ml，肺通气量为 6L/min，但肺泡通气量变为 5.1L/min。因此每分钟过快频率呼吸对肺泡通气并不有利。

（三）通气 – 灌流比（V/Q）

完善的气体交换存在于肺泡和血流之间，也即血流量应与肺通气量相匹配。如在安静时肺泡通气约为 4.2L/min，而通过肺毛细血管的血量约为 5.0L/min，此时 V/Q 为 0.8。在轻量运动时 V/Q 可维持不变。在某些情况下，一部分肺泡可能在气体交换中通气不充分，或者部分毛细血管灌注不充分,这些均可能影响到气体交换,V/Q 不匹配,这一现象称为生理死腔。这种影响对年轻人来说极小,通常可以不计,但对老年人,由于老年性肺气肿使下部肺通气不足,而血流又因重力作用使肺下部灌注较好,上肺部因无肺气肿而通气良好,但血流较少,可出现较大的 V/Q 不匹配。在动力运动中,也可因过度通气而出现 V/Q 改变。在某些病理状态,如肺出血、肺血管栓塞、肺纤维化、哮喘等,可使生理死腔高达 TV 的 50%。

（四）气体交换

O_2 的供应取决于大气中的 O_2 浓度和其分压,由于大气中的气体组成比较恒定,即 20.93% 的 O_2,79.04% 的 N_2,0.03% 的 CO_2 以及少量水蒸气。这一混合气体在一个大气压 (760mmHg) 中不同的气体具有各自的分压,例如 N_2 为 600mmHg,O_2 为 150mmHg,CO_2 为 0.2mmHg。肺泡气与吸入的湿润气体不同(干燥的大气在吸入人体经过鼻、咽喉、气管的湿润作用,其压力实际为 760mmHg − 47mmHg = 713mmHg(其中 47 是指体温 37℃,水分子压约为 47mmHg),且 CO_2 已从血管进入肺泡,因此各气体含量是 $N_2$80.0%,$O_2$14.5%,$CO_2$5.5%,经计算肺泡内 P_{O_2} 为 103mmHg[0.145 × (760mmHg − 47mmHg)],P_{CO_2} 为 39mmHg (0.055 × 713mmHg)。这一分压与血液内和大气中气体交换分压存在明显差别,气体即从分压高处向低处转移,完成肺泡和血液内气体的交换(图 1 − 1 − 2)。

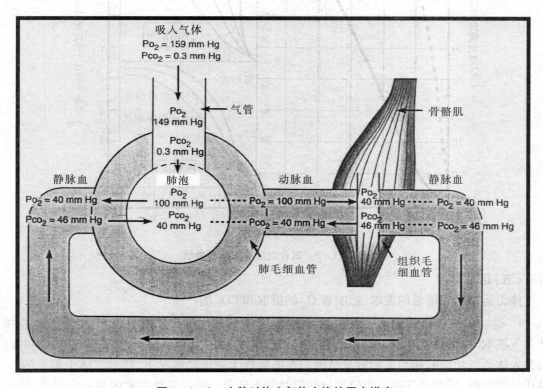

图 1 − 1 − 2　安静时体内气体交换的压力梯度

O_2 在血液中以两种形式存在:溶解于血液中,但量极少仅 0.3ml,其他均以与血红蛋白 (Hb) 结合的形式达到转运的目的。O_2 与 Hb 中的金属成分 Fe^{2+} 相结合,亦即 197mlO_2 与 Hb 相结合:$Hb_4 + 4O_2 \rightarrow Hb_4O_8$。每克 Hb 约可结合 1.34ml$O_2$,如按常人 100ml 血中含 15～

16gHb，即平均约 100ml 血液可结合 20ml 的 O_2。所以转运 O_2 能力的大小，又与 Hb 含量相关。当出现贫血时即可出现供 O_2 不足。

CO_2 转运：在细胞中产生的 CO_2，通过弥散进入血液静脉至肺，其中少量溶解在血浆中（5%），另外约 20% 与 Hb 结合：$CO_2 + HbNH \rightarrow HbNHCOOH$（氨基甲酰血红蛋白）。大量的（60%~80%）是与水结合：$CO_2 + H_2O \rightarrow H_2CO_3$。这一反应很慢，若在碳酸脱水酶（carbonic anhydrase）作用下，此反应可提高 5000 倍。一旦形成碳酸，它又很快离子化：$H_2CO_3 \rightarrow H^+ + HCO_3^-$）。$H^+$ 由 Hb 中的蛋白部分缓冲，以维持血液中的 pH 值，HCO_3^- 则很容易溶解于水中，它从红细胞中进入血浆同时与 Cl^- 交换，即 Cl^- 进入红细胞内以维持离子平衡，其氧合血红蛋白的分离曲线既有规律性，又受体温及血液酸碱的影响，其规律参见图 1-1-3。

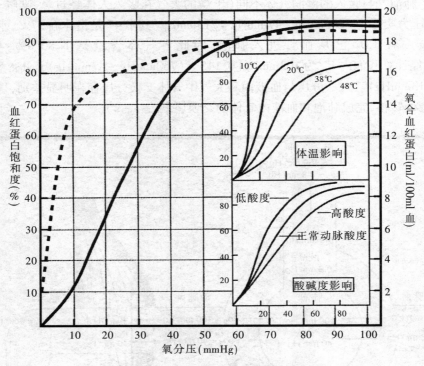

图 1-1-3　氧合血红蛋白分离曲线

（五）运动影响

体力运动由于能量的需求，影响着 O_2 的摄取和 CO_2 的产生。

1. 运动中摄氧量的变化　对摄氧量来说，影响它的生理因素有三个方面：①人体直接从大气获取 O_2 的通气功能。②血液循环运载气体的功能。③组织对 O_2 的摄取利用功能。通常人体通气功能有相当大的容量范围。在需氧极大的运动情况下，呼出气体中剩余的 O_2 量还是很大的，因此通气能力对摄氧量的限制并不显著。而后两种因素因受心输出量、组织内血管网的开放程度和血液有效成分等的影响，它们的容量范围相对较小，因而在很大程度上制约着摄氧量的增大，也即制约着运动能力。

在摄氧量能够满足需氧量的轻或中等强度运动中，只要运动强度不变，即能量消耗恒定时，摄氧量便能保持在一定水平，被称为"稳定状态"。但在运动刚开始的短时间内，因呼吸、循环的调节较为迟缓，O_2 在体内的运输滞后，致使摄氧量水平不能立即到位，而是呈指数函数曲线样逐渐上升，此即做功的非稳态期，或"进入工作状态"，通常是从无氧供能开始，逐渐增加有氧成分，呈特定的摄氧量动力学变化。"稳定状态"是完全的有氧供能，而"进入工作状态"这一阶段的摄氧量与根据稳定状态推断的需氧量相比，其不足部分即无氧供能部分，传统上被称为"氧亏"（oxygen deficit）。

当运动结束进入恢复期时，摄氧量也并非从高水平立即降至安静时的水平，而是通过快、慢两个下降曲线逐渐移行到安静水平。这一超过安静水平多消耗的 O_2，传统上被称为"氧债"（oxygen debt），并认为"氧债"与总的"氧亏"等量。计算运动中的摄氧量与氧债之和减去同一时间安静状态下所需的氧耗，便可得出这一运动时的需氧量。

2. 最大摄氧量 运动时消耗的能量随运动强度加大而增加。以中等强度的固定负荷进行运动时，在到达稳定状态后持续运动期间的每分钟摄氧量，即反映这一运动的能耗和强度水平。Astrand 等在 20 世纪 50 年代的实验就已发现，用自行车功量计进行每次持续 5 ~ 6 分钟的多次运动中，功率 50W 做功时每分钟摄氧量不到 1L。当功率为 100W ~ 200W 时，随功率加大摄氧量亦递次增加。当强度加大到 250W 时，摄氧量达到每分钟 3.5L 后即不再增加或增加极少，此时人的感觉也已到达精疲力竭。这一摄氧量达到最大而不再能增加的值，即被称为最大摄氧量（VO_{2max}/min）。

强度逐级加大的运动实验，可用递增强度方式一次进行。通过这样的运动可以观察到，先是吸气量（VO_2）逐级递增，与心率呈线性关系。当心率上升到 180 次/min 以上时，运动到达一定强度，VO_2 便不再随负荷的加大而增加，脱离了线性而出现平台。此处即是 VO_{2max}。此时若运动强度继续增大，乳酸可大量积聚，呼吸商则可超过 1.10。这是 H^+ 浓度升高、乳酸被缓冲物中和、分解排出更多 CO_2 的结果（图 1 - 1 - 4）。

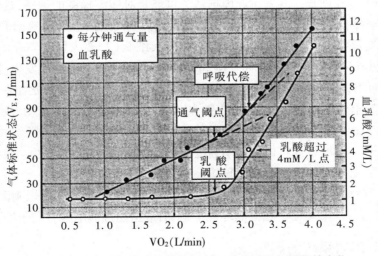

图 1 - 1 - 4 在分级运动中的肺通气、血乳酸和氧摄取的变化

VO_{2max} 的绝对值以每升每分钟为单位（VO_{2max} L/min），相对值以每毫升每分钟千克体重为单位（VO_{2max} ml/kg · min^{-1}）。由于相对值消除了体重的影响，在横向比较中更有实际意义。健康人大运动量后对呼吸的影响见表 1 - 1 - 1 所示。

表 1 - 1 - 1   健康人大运动量后和安静时对呼吸各指标的影响

呼吸的指标	安　静	大运动量
呼吸频率(f)	10 次/min	50 次/min
潮气量(V_T)	0.6L/min	3.2L/min
每分通气量(V_E)	6L	160L
吸气量(VO_2)	0.25L	4.57L
二氧化碳排出量(VCO_2/min)	0.20L	0.52L
呼吸商(RQ)	0.79	1.21
通气氧耗值	6ml/(L·min)	120ml/(L·min)
肺泡通气率(V_D/V_T)	0.30	0.12
肺血流量(Q)	4L/min	26L/min
肺动脉平均压(P_A)	1.87kPa(14mmHg)	3.6kPa(27mmHg)
肺泡 - 动脉氧压力梯度	1.33kPa(10mmHg)	4.00kPa(30mmHg)

3. 运动诱发哮喘(exercise-induced asthma,EIA)   在 1984 年奥运会中,美国运动员竟有 11% 发生运动诱发支气管痉挛。也即运动后出现咳嗽、哮喘和呼吸短促。此现象原因尚未充分阐明。大量研究认为运动一开始儿茶酚胺从交感神经系统中释放,对支气管中平滑肌可产生松弛作用,无论是健康人或哮喘患者均如此,不发生哮喘。但在哮喘患者中接下去即出现支气管痉挛,分泌大量黏液痰,严重者可发生阻塞。此现象常发生在运动 10 分钟后,并在 30~90 分钟内逐渐恢复。其发生原因据认为可能是对体温梯度的敏感,这是因为运动中增加了通气量导致上呼吸道内温度下降,如停止运动,上气道内温度迅速回升,这一"冷"和"温热"刺激了气管黏膜下黏液腺(增加分泌)和肥大细胞(释放大量化学介质如组织胺)引起气管痉挛。另外环境亦极重要。如在湿润环境下运动则 EIA 可以不发生,因此干燥也是一种刺激原。而肥大细胞脱颗粒后常需 2 小时才能重新合成颗粒,因此如在发生哮喘后 2 小时内再运动亦可不诱发哮喘。为防止 EIA 的发生,建议选择合适的运动方法和运动时间,如游泳、各种水上运动、室内活动等项目,运动时间应安排在较为温暖时(例如中午)。在运动前做充分的准备运动,以使机体与运动强度相适应,降低支气管敏感性。减少上呼吸道温度和水分的丢失,必要时可应用药物做预防。

另有运动后咳嗽,主要是由于上呼吸道过度通气而致水分丢失及干燥刺激所引起(并不是温度降低)。这一现象多见。在湿润环境下运动,或适当湿润咽喉有利于停止咳嗽。

五、运动对泌尿系统的影响

正常安静时,心排血量中的 20% 通过肾脏滤过。在运动中,肾血流量减少,尤其在剧烈运动时,肾血流量可下降至安静时的 50%。仰卧位的剧烈运动,肾血流量可在 1 小时内恢复。运动时肾血流量虽减少,但肾小球滤过率仅下降 30%,因而滤过分数反增高近 20%,这一结果可能是因肾小球的出球小动脉发生收缩之故。

1. 运动对水分的影响　运动时,体内水分因蒸发和水分子跨膜运动(transmembrane movement)的综合影响而丢失,尤其是剧烈运动开始时,水分从血液中外移至活动肌细胞中,以后,再从细胞间隙或肌细胞内丧失水分。当脱水相当于体重的 6% 时,血浆渗透压可升高约 20mmol/L。当脱水进一步加重时,此时主要是细胞内水分丢失(该水分是糖原分解、氧化过程中所产生)。经长期训练(如马拉松训练)后,血容量不仅不减少,反而增加,此现象可持续至停止运动后数日。

2. 运动对电解质的影响　剧烈运动后尿 Na^+ 排出量减少。汗中 Na^+ 浓度可达 50mmol/L(安静时为 20mmol/L),但在活动时肌细胞中 Na^+ 浓度不变,血浆中 Na^+ 浓度增至 600mmol/L。K^+ 在运动中的自稳态有很多机制:在轻运动强度时,尿中排 K^+ 量稍增,但做短暂大强度运动时,尿中排 K^+ 量减少。用 ^{42}K 示踪观察在热环境中运动,可发现总 K^+ 减少近 500mmol,而在寒冷环境中无此现象。肌活检证实,活动肌细胞内 K^+ 外流,当血容量因失水而减少时,血 K^+ 浓度反而增高 13%,马拉松运动可增高血 K^+ 0.5mmol/L,80km 长跑时血 K^+ 浓度可再升高,甚至有出现高血钾症的危险。血 Mg^{2+} 浓度和 K^+、Na^+ 相反,在长期运动中可减少 0.2mmol/L,大部分 Mg^{2+} 从汗中流失(汗中含 Mg^{2+} 约 2.3mmol/L)。血 Ca^{2+} 在剧烈运动后常无改变。

六、运动对内分泌的影响

激素是化学信使,它对人体所有功能几乎均有影响。可以调节生长、发育、代谢和生育,且在体力和精神应激下强化身体功能产生适应,维护着内环境的稳定,调节电解质和酸碱平衡等。分泌这些激素的器官即称为内分泌腺。内分泌腺在人体有松果体、下丘脑、脑垂体、甲状腺、甲状旁腺、胸腺、胰腺、肾上腺和性腺,它们体积较小,其重量加起来大概仅 0.5kg,但效应极大。这些激素主要对靶细胞起作用,以改变其特殊的细胞反应或改变细胞内蛋白质的合成率,或改变酶的活性,或改变细胞膜的通透性,或促进分泌等来实现其功能。靶细胞应答能力依赖其特有的受体。例如促肾上腺皮质激素的受体只存在于肾上腺皮质的某些细胞中,而甲状腺素的受体则几乎在体内所有细胞中均存在。在靶细胞和内分泌腺之间又存在着上调和下调的动态关系。上调是靶细胞可在激素水平下具有较多受体应答,下调则是指在长期受到高激素水平刺激下,可使靶细胞反应不敏感,从而在激素刺激下反应降低,此可能包含了受体的减少,从而防止产生过度反应。

激素接受刺激可有 3 条途径:

(1)激素刺激　一种激素可影响另一种激素的分泌,如垂体前叶分泌的激素可对其他靶内分泌腺产生刺激,而这些内分泌腺所分泌的激素量又可反馈至垂体以维持体内合适的激素量。

(2)体液刺激　某些离子或血液、胆汁或其他体液内营养成分的改变可刺激某些激素的释放。例如当血糖增高时可刺激胰腺分泌胰岛素,促使糖进入细胞内而降低血糖。

(3)神经刺激　神经同样可影响激素分泌,如在应激时通过交感神经可激活肾上腺髓质分泌儿茶酚胺(肾上腺素和去甲肾上腺素)。在运动中激活了下丘脑和交感神经以阻抑胰腺分泌胰岛素,提高血液内血糖水平以满足骨骼肌运动的需要。

（一）运动对内分泌腺的影响（表1-1-2）

表1-1-2　运动对内分泌腺的影响

垂体前叶		垂体后叶		肾		肾上腺皮质		肾上腺髓质	
生长激素	↑	加压素	↑	肾素	↑	皮质醇	↑	去甲肾上腺素	↑
促甲状腺素	↑	催产素	↑			醛固酮	↑	肾上腺素	↑
促肾上腺皮质激素	不明								
促性腺激素	无改变								
泌乳素	↑								
内腓肽	↑								

甲状腺		甲状旁腺		胰腺		卵巢		睾丸	
甲状腺素	↑	甲状旁腺激素	↑	胰岛素	↓	雌激素	↑	睾丸素	↑
三碘甲状腺胺素	↑			胰高血糖素	↑	雄激素	↑		

1. 生长激素（GH）　具有广泛的生理活性，它促进细胞分裂、增殖。通过提高氨基酸的转运，促进蛋白质合成，刺激合成核糖核酸或激活细胞核糖体以加快蛋白质合成。生长激素还可降低糖类的利用，从而增加脂质作为能原。在安静时生长激素受下丘脑的生长激素释放激素所调控。而下丘脑又因焦虑、应激、运动等因素通过神经传入冲动对下丘脑产生调控。

运动开始后数分钟 GH 分泌即增加，随着运动强度的增大即可使 GH 大量增多，且运动强度较运动时间的影响更大。因运动促使 GH 分泌增多可促进蛋白质合成，产生肌肥大，促进软骨形成。GH 对促骨骼生长和细胞增生等机制尚不清楚，可能是促进了同化过程。

2. 促甲状腺素（TSH）　也称甲状腺刺激激素，控制甲状腺分泌激素的量。该激素可维持甲状腺的生长和发育以及甲状腺细胞的活性，而甲状腺素主要是调节细胞的代谢，因此在运动中增高，以满足运动需要。

3. 促肾上腺皮质激素（ACTH）　可调节肾上腺皮质的激素分泌，同样它可促使脂肪组织的脂质动用，促进糖原异生和刺激蛋白分解代谢。虽然运动对其影响不明，但有报道称如运动强度大于 25% 有氧能力时，ACTH 可有增高。

4. 泌乳素（PRL）　在剧烈运动和在恢复过程中的 45 分钟内 PRL 增高。同样男性在剧烈运动中亦增高。

5. 促性腺激素　包含了促滤泡激素（FSH）和黄体激素（LH）。在女性 FSH 可促进在卵巢中的滤泡生成并刺激分泌雌激素，LH 协同 FSH 在雌激素分泌的同时，促使滤泡破裂后卵进入子宫。FSH 同样可促使男性睾丸生殖上皮的成长，促进精子发育，LH 可刺激睾丸分泌睾丸素。由于 LH 分泌呈周期性，因此很难说是受运动所影响。另外，焦虑既可升高也可降低 LH 分泌。

6. 垂体后叶激素　垂体后叶是下丘脑的延伸部分，近似于真正的神经组织，它分泌加压素也即抗利尿激素（ADH）和催产素。实际上这些激素合成于下丘脑，由垂体后叶分泌。当需要时通过神经刺激而分泌入血液中。运动可促使 ADH 分泌，也即在剧烈运动中或后增加肾对水分的回吸，可能是因大量出汗后的刺激以帮助保存体液。

7. 甲状腺激素　甲状腺分泌两种与碘结合的激素即甲状腺素（T_4）和三碘甲状腺素

(T_3)，T_4 可提高所有细胞的代谢率，可能是通过作用于酶的活性，如 T_4 可提高基础代谢率达 4 倍。它可促进糖类和脂质的分解代谢，因此高 T_4 可使体重很快下降。运动中游离 T_4（即 T_4 未和血浆蛋白结合）升高，这可提高体温，并使某些激素改变与蛋白的结合，这一暂时改变的重要性尚不明。

8. **肾上腺髓质激素** 肾上腺髓质是交感神经系统的一部分，它通过分泌肾上腺素和去甲肾上腺素（合称为儿茶酚胺）延长和强化交感神经效应。肾上腺髓质分泌（80% 为肾上腺素）是在下丘脑直接影响下进行的。这些激素影响心脏、血管，加快心率，增高血压。运动后儿茶酚胺分泌增加，其分泌量与运动强度一致，运动时间同样也有影响，如在长距离跑步中时间与儿茶酚胺分泌呈负相关。其他影响因素有年龄（相同运动强度下老年人分泌较多）、性别（在相同运动强度下男性高于女性）。运动中儿茶酚胺增高有利于血流合理分布，提高心肌收缩力，能量底物利用，肝糖原分解和脂肪组织的脂肪分解。

9. **肾皮质激素** 肾上腺皮质受脑垂体促皮质激素刺激而分泌。这一类固醇激素根据其功能又可分为盐皮质激素、糖皮质激素和雄激素。

(1)**盐皮质素** 盐皮质素可调节盐（如钠、钾）在细胞外液中的含量（浓度），虽然有 3 种盐皮质素，但其中醛固酮最具生理效应，约占盐皮质激素的 95%，它可调节 Na^+ 从肾的远端肾小管内重吸收，当分泌多时，大量 Na^+ 回吸进入血液内。由于肾在回吸 Na^+ 时与 K^+ 或 H^+ 进行交换，所以醛固酮同样用以维持血 K^+ 和 pH。这些矿物质平衡对神经传导和肌功能极为重要。如果不能进行 Na^+ - K^+ 调节，则神经肌肉活性就不可能存在。醛固酮分泌增加，由于增加了肾对 Na^+ 的重吸收，也增多了体液和血量，这样即伴随着血压升高和心排血量增多。运动时由于交感神经兴奋使肾血管收缩，这又促使肾分泌肾素（rinin），肾素又刺激产生另一种激素——血管紧张素（angiotension），它又刺激肾上腺皮质分泌醛固酮。

(2)**糖皮质激素** 皮质醇（cortisol）也称氢化可的松，是肾上腺皮质分泌的主要糖皮质激素，它主要作用于能量代谢：促进蛋白质分解成氨基酸；进入肝脏通过糖异生作用合成葡萄糖；支持其他激素如生长激素、胰高血糖素的作用；作为胰岛素的拮抗体减少糖摄取和氧化，加快脂质作为能源而被动用，此在运动中极为明显。同样在应激反应中糖皮质激素的分泌可产生理想的适应性效应。运动对糖皮质激素影响报道结果极不一致，常随运动强度、时间、机体健康及营养状况，甚至昼夜节律而不同。大部分研究结果认为随运动强度增大皮质醇分泌增多，并可保持至运动后 2 小时。

(3)**雄激素类** 男性性激素是在睾丸和肾上腺中产生，女性性激素则在卵巢和肾上腺中产生。卵巢是雌二醇和黄体酮的主要来源。肾上腺则合成脱氢表雄甾酮及其碳酸盐，卵巢和肾上腺又是雄甾烯二醇和睾酮主要来源地。睾丸也合成睾酮，女性卵巢仅分泌少量睾酮，相反，男性睾酮可在外周组织中转化为雌激素。在女性血浆中虽然睾酮浓度仅为男性的 1/10，但在运动中可增高，同样还可增高雌二醇、黄体酮浓度。无训练男性运动后 15～20 分钟就可明显增高血清中游离睾酮水平，但长期剧烈运动，如马拉松赛跑后，睾酮水平可降低至安静水平以下。

10. **胰岛素** 主要功能为在所有组织（脑除外）中调节糖代谢。即它可提高糖向肌组织的运输，如无胰岛素则这种转运能力极小。这种由胰岛素介导的糖摄取可降低循环血中糖量，如胰岛素不足，则血糖可升高，最高可达 350mg/100ml，过高的血糖从尿中排出。胰岛素同样作用于脂质代谢,当血糖升高时胰岛素可转运部分糖至脂肪组织合成甘油三酯。在控制很好的胰岛素作用下糖首先作为能量利用。过多的糖则转化为脂肪而被贮存。在运动中随着强度和时间的增加,血糖和胰岛素渐渐降低。这是由于受儿茶酚胺抑制所致,这直接刺激肝糖的转运。由于胰岛素分泌减少,也促使脂肪酸的动用(即脂肪作为能源而被利用)。

(二)训练效应对内分泌的影响

经长期运动后所出现的训练效应对内分泌产生的影响如下:

1. 生长激素　对安静值无影响,有训练者在运动中较少升高。

2. 促甲状腺激素　训练效应不明。

3. ACTH　训练后可使其在运动中增加,这有利于提高运动耐力。

4. 催乳素　有报道指出,训练可降低其安静值。

5. FSH、LH 和睾酮　有训练女性可降低其值,在男性进行长时间力量训练可增高睾酮值。

6. 加压素　有报道指出,有训练者在相同强度运动下可降低其值。

7. 催产素　无报道。

8. T_4、T_3　降低总 T_3 浓度和增高安静时游离 T_4 浓度,在运动中可增高 T_3、T_4 转运。

9. 醛固酮　无明显训练适应性。

10. 皮质醇　训练可提高运动中的量。

11. 肾上腺素和去甲肾上腺素　训练可降低其在安静和相同强度运动中的分泌量。

12. 胰岛素　训练可提高对胰岛素的敏感性,且运动中胰岛素减少的程度减轻。

13. 胰高血糖素　有训练者运动中仅轻微增高血糖水平。

14. 肾素和血管紧张素　无训练效应。

七、运动技能

运动技能是指人体在运动中掌握和有效地完成专门动作的能力,即在准确的时间和空间内大脑精确支配肌肉收缩的能力。随意运动的生理机理是以大脑皮质活动为基础的肌肉活动。因此,学习和掌握运动技能,其生理本质就是建立运动条件反射的过程。一切随意运动,严格地讲都是反射,是脑活动的外部表现,归结为肌肉运动。人的随意运动是从感觉开始,以心理活动为中继,以肌肉的效应活动而告终的一种反射。

人形成运动技能就是建立复杂的、连锁的和本体感受的运动条件反射。大脑皮质运动中枢支配肌肉活动的神经元在机能上进行排列组合,兴奋和抑制在运动中枢内有顺序地、有规律地和有严格时间间隔地交替发生,形成了一个系统,成为一定的形式和格局,使条件反射系统化。大脑皮层机能的这种系统、规律化就称为运动动力定型。因此,运动技能的形成就是建立运动动力定型的结果。形成和再现运动技能的信息源(刺激)来自体外和体内两个方面。

运动技能的形成主要分为泛化、分化、巩固及自动化四个阶段。

1. 泛化过程　初学时,内外界的刺激通过感受器(特别是本体感受器)传到大脑皮质,引起大脑皮质细胞强烈兴奋,而皮质内抑制尚未确立,所以大脑皮质中的兴奋与抑制都呈扩散状态,使条件反射暂时联系不稳定,出现泛化现象。这时,肌肉活动往往是动作僵硬,不协调,不该收缩的肌肉收缩,出现多余的动作,而且很费力。这些现象是大脑皮质细胞兴奋扩散的结果。

2. 分化过程 在不断的练习过程中,大脑皮层运动中枢兴奋和抑制过程逐渐集中,抑制过程,特别是分化抑制得到发展,大脑皮层的活动由泛化阶段进入分化阶段。此时,大部分错误动作得到纠正,能比较顺利和连贯地完成完整动作。基本建立了动力定型,但不巩固。

3. 巩固过程 通过反复学习,运动条件反射系统已经巩固,大脑皮质的兴奋和抑制在时间和空间上更加集中和精确。此时,不仅动作准确,还可出现自动化,即不必有意识地去控制而能完成动作。在环境条件变化时,技术动作也不易受破坏,同时,由于内脏器官的活动与动作配合协调,完成练习时也感到省力和轻松。

4. 动作自动化 指在无意识的条件下完成动作,是运动机能的巩固和暂时联系达到非常牢固的结果。动机、反馈、训练水平是影响运动技能形成与发展的重要因素。

运动技能的形成过程,就是在多种感觉机能参与下同大脑皮质动觉细胞建立暂时性神经联系的过程。特别是本体感觉,对形成运动技能尤有特殊意义。运动训练的方法、技能,大脑皮质机能状态等对运动技能的形成也有重要影响。

八、身体素质

身体素质是人体肌肉活动基本能力的表现,其发展水平不仅取决于肌肉本身的结构和功能特点,还与肌肉工作时的能量供应、内脏器官的机能以及神经调控能力有关,是人体各器官、系统的功能在肌肉工作时的综合反应。

肌肉力量是身体素质的重要标志,其决定因素主要有肌纤维的横断面积;肌纤维类型和运动单位;肌肉收缩时动员的肌纤维数量;肌纤维收缩时的初长度;神经系统的机能状态;年龄、性别、体重。运动训练可以有效地影响肌肉力量,主要表现在:①可使肌原纤维收缩蛋白含量显著增加、肌原纤维增粗、肌细胞内的肌糖原等能量物质大量储备、相关代谢酶的活性增加,从而提高肌肉的收缩能力;②可增加运动中枢同步兴奋能力、改善运动中枢机能协调能力,从而有效提高神经系统的机能水平,发动更多的神经冲动,使更多的运动单位参与兴奋收缩。

(一)肌肉力量训练原则

1. 大负荷原则 肌肉所克服的阻力要足够大,应接近或达到甚至略超过肌肉所能承受的最大负荷。该原则的生理学机制在于,由于肌肉内各运动单位的兴奋性不同,当阻力负荷较小时,中枢只能调动兴奋性高的运动单位参加收缩,随着阻力的加大,参与收缩的运动单位逐渐增多,足够大的负荷对中枢神经的刺激大,能使运动中枢发出更强的信号,从而调动更多的运动单位参加同步收缩,肌肉表现出更大的肌张力。一般低于最大负荷80%的力量练习对提高最大肌力的作用不明显。

2. 渐增负荷原则 逐渐增大负荷,使肌肉经常处于大负荷状态。

3. 专门性原则 指身体部位的专门性和练习动作的专门性。

4. 负荷顺序原则 先大后小,前后相邻的运动避免使用同一肌肉。其生理机制为,大肌肉在训练时运动中枢兴奋面广,兴奋程度高,在提高自身力量的同时,由于兴奋的扩散作用,练习过程对其他肌肉也有良性刺激作用。此外,由于大肌肉相对不易疲劳,可延长练习时间,而小肌肉练习易疲劳,将影响大肌肉练习动作的完成。前后相邻动作若使用同一群肌肉,由于前一动作练习已经使该肌群疲劳,所以完成后一动作时,既不能保证动作质量,又容易出现肌肉过度疲劳和肌肉损伤。而使用不同肌群甚至拮抗肌群,由于交互抑制的原因,一个中枢兴奋,将对其拮抗中枢产生抑制,从而使疲劳肌群得到"积极性休息"而放松。

5. 有效运动负荷原则 要使肌肉力量获得稳定提高,应保证有足够大的运动强度和运动时间,以引起肌纤维明显的结构和生理改变。在运动生理学中,将导致身体产生运动痕迹和效果的最小运动强度叫做靶强度,此时的心率称为靶心率。通常每次力量训练应不少于三组接近或达到肌肉疲劳的力量练习,才能使肌肉力量逐渐提高。

6. 合理训练间隔原则 合理训练间隔原则就是寻求两次训练课之间的适宜间隔时间,使下次力量训练在上次训练出现的超量恢复期内进行,从而使运动训练效果得以积累。通常,较小的力量训练在第二天就会出现超量恢复,中等强度的力量训练应隔天进行,而大强度力竭训练一周进行 1~2 次即可。

(二)耐力素质

耐力是指人体长时间进行肌肉工作的运动能力,也称为抗疲劳能力。按运动时的外部表现可分为速度耐力、力量耐力、静力耐力等;按器官系统可分为呼吸循环系统耐力、肌肉耐力、全身耐力等;按能量供应的特点可分为有氧耐力、无氧耐力。

有氧耐力(aerobic ecdurance)是指人体长时间进行有氧代谢供能为主的运动能力,也叫有氧能力(aerobic capacity)。肌肉要持久地工作,必须有充足的能量供应,因此,充分的氧供应及糖和脂肪的有氧氧化能力是影响有氧耐力的关键因素。影响有氧耐力的主要因素有:最大摄氧能力、肌纤维类型及其代谢特点、中枢神经系统机能、能量供应特点。

长期进行耐力训练,不仅能够提高大脑皮层神经细胞对刺激的耐受力和神经过程的稳定性,而且能够改善中枢间的协调关系,表现为各肌群之间,内脏器官活动与肌肉活动之间更加协调、适应。有氧代谢能力与有氧耐力成正比。

九、老年人的生理特点与运动

随着年龄的增长,老年人的身体发生了显著的变化(表 1-1-3),学习和掌握这些变化的特征,对于从事老年患者的临床康复治疗,有十分重要的意义。老年人运动应当遵循循序渐进、项目适宜、长期坚持、个体化的原则。

表 1-1-3 老年人的生理特点

神经系统	感受器退化,中枢处理信息的能力降低,平衡能力和神经系统的工作能力下降。表现为视力、听力下降,记忆力减退,对刺激反应迟钝,容易疲劳,恢复速度减慢等。
骨骼肌	衰老过程中,骨骼肌退行性变化显著,表现为肌纤维的体积和数量减少,下肢尤其明显。伴随着肌肉体积的减小,肌肉力量也下降,结果动作灵活性、协调性及速度下降。然而,研究表明,经常进行抗阻训练,能促进蛋白质的合成,保持肌肉体积及力量,降低其衰老的速度。
关节	衰老常伴有胶原纤维、关节软骨厚度减小及钙化、弹性丧失,滑膜面纤维化,关节面退化,关节的稳定性和活动性逐渐变差。

骨骼	骨质疏松是老年人中较普遍的现象,尤其是绝经后的妇女。女性约从 30 岁骨骼矿物质开始逐渐丢失,男子约从 50 岁开始。运动能有效防止和治疗骨质疏松症。
心血管系统	氧运输和摄取能力下降。最大摄氧量约在 20 多岁开始以每年 0.4 ~ 0.5ml/kg 速率递减,到 65 岁时下降近 30% ~ 40%。有氧能力的下降受氧运输系统的中枢机制和外周机制的影响。过于肥胖或活动减少会加快最大摄氧量的下降速率。
呼吸系统	肺泡壁变薄、肺泡增大、肺毛细血管数目减少、肺组织的弹性下降及呼吸肌无力等,导致肺泡扩散的有效面积减小、肺残气量增加和肺活量的下降。因此,在剧烈运动时,只能通过增加呼吸频率来提高肺通气量,而不是依靠呼吸深度的增加。坚持有氧运动可提高老年人肺功能,增加最大通气量,抑制与衰老相关的肺功能下降。
血液系统	血液出现浓、黏、聚、凝的状态,临床上称之为高黏滞血症。高黏滞血症可使微循环形态和血液流变发生异常,直接影响到组织及器官的生理功能。血液的黏稠度主要取决于红细胞的压积、血浆黏度与红细胞的变形能力。老年人的纤维蛋白原增加,而纤容能力下降,使血浆浓度增加;机体造血机能下降会使血液中年轻的红细胞数量减少,衰老红细胞增加;过氧化脂质在体内不断积聚以及血管硬化等,都可引起血液黏稠度升高。红细胞变形能力是影响血黏度和血流阻力的重要因素。衰老过程中红细胞膜弹性下降、血沉增加,导致变形能力下降。血液黏度的增加和红细胞变形能力的下降,使血液的流变性降低,循环阻力增加,心脏负担加重。
免疫系统	免疫细胞数量减少、活性下降,尤其是 T 细胞功能受到的影响最明显,免疫功能显著降低。60 岁以上老年人外周血液中淋巴细胞的数量可降至青年时期的 70% 左右。适当的耐力运动,可加强机体的免疫机能。
抗氧化系统	自由基在人体衰老过程中起重要作用。通常认为,过氧化脂质(LPO)含量表示自由基损伤的程度,而超氧化物(SOD)活性反映身体内自由基清除系统的功能状况;组织中的 LPO 随年龄增长升高,而 SOD 则逐渐下降。长期健身运动均能不同程度提高老年人抗氧化系统的功能,阻止 LPO 上升,减慢 SOD 下降,使机体自由基清除系统中的酶活性维持在较高的功能状态。
体成分和体重	老年人瘦体重减少,体脂增加。有氧运动可有效氧化体内脂肪使体重下降,而对去脂体重的影响较小。抗阻运动对减少体脂重和增加瘦体重均有良好效果。
血脂代谢	血液中脂质水平高称为高脂血症,它是动脉粥样硬化的启动因素。中等强度有氧运动能有效地改善脂蛋白和载脂蛋白的代谢。

十、运动与免疫机能

(一) 运动负荷对免疫的影响

运动负荷对人体免疫有影响,适中运动可增强免疫功能,降低患病危险。而大负荷运动对免疫机能有负面作用,主要表现在下列方面:

- 淋巴细胞数量减少,增殖能力降低,影响细胞免疫功能。
- 免疫球蛋白 IgA、IgG 以及重要补体 C3 和 C4 含量显著降低。
- 血浆儿茶酚胺和可的松浓度明显升高,可致免疫细胞数量减少、活性降低。

- 鼻腔中性粒细胞吞噬作用降低,血液粒细胞氧化活性降低。
- NK 细胞的细胞毒性降低;延迟性过敏反应降低。
- 肌肉细胞受损,继发性释放亲炎性和抗炎性细胞因子。
- 机体免疫系统产生细胞因子的能力降低。
- 上呼吸道清除外部病原体的能力受损。
- MHC‐Ⅱ的表达以及巨噬细胞的抗原提呈作用降低。

用图示的方法,可将运动性免疫模式表达为"开窗"理论模式(图1‐1‐5)和"J"型曲线模式(图1‐1‐6)

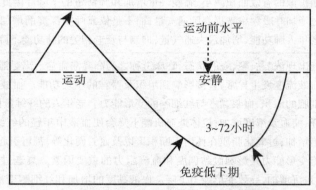

图1‐1‐5 "开窗"理论模式图

大强度运动后会出现免疫低下期(持续3~72h),此时细菌、病毒等极易侵入人体,易感率明显上升,就像免疫系统被打开"窗户"一样。

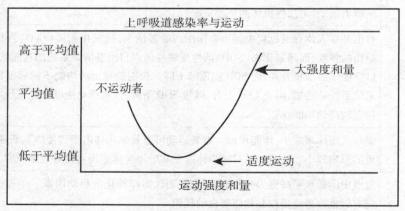

图1‐1‐6 "J"型曲线模式图

研究运动强度与上呼吸道感染率之间的关系发现,如以正常不运动者的感染率为参照,经常适宜中等负荷运动者可明显减低,而大强度运动训练者会明显上升。三者的关系类似一条"J"型曲线。

(二)运动性免疫抑制的可能机理

1. 植物神经系统的作用 植物神经系统发挥免疫调控效应主要是通过神经末梢释放的神经递质等作用于靶细胞膜上的相应受体。研究发现,交感神经兴奋一般抑制免疫,而副交感神经兴奋一般增强免疫。运动时交感神经兴奋而副交感神经受到抑制,故免疫机能受到抑制。

2. 激素、神经递质等的作用　激素、神经递质、神经肽与细胞因子是对免疫机能具有重要调控作用的物质,可分为免疫增强与抑制类调节物质。增强类调节物质主要有:生长素、促甲状腺素、甲状腺素、乙烯胆碱等;抑制类调节物质主要有:肾上腺皮质激素释放激素、促肾上腺皮质激素、糖皮质激素、儿茶酚胺类等,是应激激素。运动时应激激素明显增加。

3. 低血糖作用　运动时血糖降低,一方面导致糖皮质激素这种强烈的免疫抑制剂的分泌;另一方面,淋巴细胞能源不足,免疫机能下降。

4. 氧自由基的作用　急性运动中,体内氧自由基上升,通过攻击免疫细胞膜等途径造成免疫抑制。大负荷运动后恢复期内所发生的较长时间的免疫抑制现象,可能与此阶段氧自由基水平有关。

5. 谷氨酰胺浓度降低的作用　谷氨酰胺是淋巴细胞和巨噬细胞的重要能源物质。肌肉释放谷氨酰胺是免疫细胞利用谷氨酰胺的限速因素,控制着免疫细胞利用谷氨酰胺的速率。当骨骼肌释放谷氨酰胺速率降低时,血浆中谷氨酰胺的浓度降低,免疫细胞利用谷氨酰胺的速率下降,影响到免疫细胞的免疫机能。

6. 免疫抑制素、免疫抑制因子的作用　免疫抑制素由垂体前叶合成,具有较强的免疫抑制效应。应激过程中,免疫抑制素升高。

运动性免疫抑制的生理意义主要在于:免疫抑制节省能量,保持反应适度,保护机体安全;机体利用免疫降低容易患病等提示机体已无法再坚持训练,并强制性地要求机体休息,以此保护机体安全;运动量越大,免疫抑制越深,抑制解除所需时间越长,让运动员得到更加充分的恢复。

十一、运动性疲劳

运动性疲劳(exercise-induced fatigue)是指在运动过程中,机体的机能或工作效率下降,不能维持在特定水平的生理过程。

根据发生部位疲劳分全身性和局部性;根据发生机理分中枢性、外周性和混合性。中枢性疲劳指发生于脑至脊髓部位的疲劳,其特点是:中枢神经系统发生功能紊乱,改变了运动神经的兴奋性,神经冲动的频率减慢,使肌肉工作能力下降;中枢内代谢功能失调,表现为大脑细胞中 ATP、CP 水平明显下降,血糖含量减少,γ-氨基丁酸含量升高,特别是 5-羟色胺和脑氨升高,引起多种酶活性下降,ATP 再合成速率下降,从而使肌肉工作能力下降,导致疲劳。外周疲劳可能发生的部位是从神经肌肉接点到肌肉内部线粒体,主要有神经肌肉接点突出前衰竭、肌细胞膜损伤、肌质网钙离子释放与摄入障碍、线粒体功能下降和收缩蛋白结构与功能异常。对不同疾病患者康复治疗中运动性疲劳的研究应该引起康复医师的重视。

有多种假说来阐述运动性疲劳的产生机理,具有代表性的有:

1. 衰竭学说:疲劳产生的原因是能源物质的耗竭。

2. 堵塞学说:疲劳的产生是由于某些代谢产物在组织中堆积造成的。依据是疲劳时肌肉中乳酸等代谢产物增多,乳酸堆积引起肌组织和血液 pH 值下降,阻碍神经肌肉接点处兴奋的传递,影响冲动传向肌肉,抑制果糖磷酸激酶活性,从而抑制糖酵解,使 ATP 合成速率减慢。另外,pH 值的下降还使肌浆中 Ca^{2+} 的浓度下降,从而影响肌球蛋白和肌动蛋白的相互作用,使肌肉收缩减弱。

3. 内环境稳定失调学说:疲劳是由于机体内 pH 值下降、水盐代谢紊乱和血浆渗透压改变等因素所致。近来,离子代谢在运动性疲劳中的作用越来越受到重视,目前研究比较多的与运动性疲劳有关的离子有钙、钾、镁、硒等。

4. 保护性抑制学说:运动时大量冲动传到大脑皮质的神经元,使其长时间兴奋导致耗能增多,为避免进一步消耗,便产生了抑制过程,这对大脑皮质有保护作用。此外,血糖下降、缺氧、pH 值下降、盐丢失和渗透压升高等,也会促使皮质神经元工作能力下降,从而促进疲劳的发生和发展(保护性抑制)。

5. 突变理论:在能量消耗和兴奋性衰减过程中,存在一个急剧下降的突变峰。由于兴奋性突然急剧下降,减少了能量储备的进一步消耗,同时伴随着肌肉力量和输出功率的突然下降,表现为肌肉疲劳,这是突变理论的主要内容。

6. 自由基损伤学说:自由基是指外层电子轨道含有未配对的基团,如氧自由基、羟自由基、过氧化氢等。在细胞内,线粒体、内质网、细胞核、质膜和胞液中都可产生自由基。由于自由基化学性活泼,可与机体内糖类、蛋白质、核酸及脂类等物质发生反应,因而造成细胞功能和结构的损伤与破坏。目前认为,氧自由基的毒性作用在疲劳发生中有重要意义。

运动性疲劳的判断主要是通过评价肌力、神经系统机能、生物电、主观感觉、运动中心率来实现。

人体在运动过程中和运动后各种生理机能和能源物质逐渐恢复到运动前水平,一般分为三个阶段,即运动中恢复阶段、运动恢复到运动前水平阶段和运动后超量恢复阶段。第一阶段:运动能源物质的消耗占优势,恢复过程虽也在进行,但是消耗大于恢复,所以总的表现是能源物质逐渐减少,各器官系统功能下降。第二阶段:运动停止后消耗过程减少,恢复过程占优势,能源物质和各器官系统的功能逐渐恢复到原来水平。第三阶段:运动时消耗的能源物质及各器官系统机能状态在这段时间内不仅恢复到原来水平,甚至超过原来水平,这种现象称为"超量恢复"。超量恢复保持一段时间后又会回到原来水平。

目前,对运动性疲劳产生机制的认识已从单纯的能量消耗或代谢产物堆积,向多因素综合作用的认识发展。研究水平也由细胞、亚细胞的结构与功能变化深入到生物分子或离子水平;电镜、免疫电镜、微电极、色谱分析同位素示踪、MRI、多聚酶链反应都被用来研究这一现象。运动对骨骼肌收缩蛋白结构和代谢会产生重要影响。超过习惯负荷的运动训练或体力劳动能引起骨骼肌延迟性酸痛(delayed-onset muscular soreness,DOMS)。经研究,提出"组织撕裂"、"组织痉挛"等假说,认为 DOMS 与肌肉损伤和肌纤维的结构改变有关。有的学者把运动引起的骨骼肌超微结构改变称为运动性肌肉损伤(exercise induced muscle damage,EIMD),这些都值得康复医师关注。

(刘克敏)

第二节　运动学中的生物化学问题

当生物体从静态转入运动时,体内化学组成以及物质代谢将发生很大的变化。运动生物化学就是从分子水平研究生物体在进行运动时体内发生的化学组成的变化以及物质代谢和能量代谢规律。

一、运动中的生物化学变化与调节

（一）运动对身体的化学组成及其功能的调节

机体内重要化学物质有蛋白质、核酸、糖类、脂类、无机盐和水等,还含有生命活动不可缺少的多种维生素和激素。运动可以引起生物体产生一系列适应性的变化,如力量训练会使骨骼肌蛋白质合成增多,从而使肌肉变得粗壮;耐力训练将消耗体内过多的脂肪,改变血浆脂蛋白的成分和脂酶的活性,骨骼肌细胞线粒体体积增大,数量增多,从而提高了氧化酶类的活性和呼吸链成分的数量,血红蛋白和肌红蛋白浓度增高等。早期运动生物化学研究主要关注身体化学组成与运动能力和健康的关系,近年来随着分子生物学的研究进展,已注意到运动通过调节生物分子结构而改善竞技能力和健康状况等方面,如运动通过提高肌肉收缩蛋白和神经募集来增强肌力;通过增加 $2,3$ – 二磷酸甘油酸改变血红蛋白构型影响机体的摄氧能力;通过对受体构型变化的影响参与激素的调节;通过调节转运的载体与转运蛋白的数量和质量改善糖、脂肪、蛋白质的吸收和利用等。从生物分子结构角度去阐明运动对身体化学组成的数量及其功能状态如健康状态、运动能力等的关系。

（二）运动对机体能量代谢的动力学调节

运动时能量代谢体系是由两种代谢过程(无氧运动过程和有氧运动过程)和三个供能系统(磷酸原系统、糖酵解系统和有氧氧化系统)组成。人体运动时能量代谢的需求增加,身体内通过无氧代谢和有氧代谢过程进行物质代谢和能量代谢,消耗不同的能源物质,释放能量以完成各种运动动作。人体运动时物质代谢主要涉及基质(substrate)的消耗和代谢产物的变化,如肌糖原在运动时的减少与乳酸的生成及清除、蛋白质的分解与血尿素的增加等,这些都属于运动时代谢动力学方面的研究课题。激烈运动时有机体内发生一系列物质代谢和能量代谢的变化以及有机体与外环境进行着连续不断的物质交换,这是运动生物化学研究重点。例如,在运动时骨骼肌细胞内三磷酸腺苷(ATP)分解的同时必然发生 ATP 的再合成,这样才能保持肌肉持续不断地获得能量,保证其工作能力。ATP 再合成的途径有多种,能够使 ATP 再合成的物质也有多种。根据运动负荷的大小和持续时间的长短,磷酸肌酸(CP)和糖的无氧酵解是再合成 ATP 的无氧途径;糖类、脂肪和蛋白质的氧化是再合成 ATP 的有氧途径。因此,不同运动强度对能量代谢系统的基质如糖、脂肪、蛋白质等代谢也会产生不同的影响,研究这些规律有助于我们根据不同的疾病和健康状况制定切实可行的运动处方。近十多年来,运动时代谢动力学的研究日渐增多,这对深入掌握运动时物质能量代谢规律十分必要,是一个很重要的研究方向。

（三）运动对酶的调节

生物体细胞内各种代谢过程都是通过酶的催化或抑制而发生反应的,酶具有催化各种生化反应,调节和控制代谢速度、方向和途径等作用。运动对代谢的调节主要通过激活或抑制细胞内酶的活性和影响酶分子的合成或降解、改变酶的含量而实现的。运动可以改变代谢过程,以适应生物进化过程中的自然选择,从而不断提高运动能力和健康水平。

（四）运动对激素的调节

主要体现在运动对下丘脑 – 垂体 – 肾上腺轴和下丘脑 – 垂体 – 性腺轴的调节作

用。剧烈运动会引起血液中肾上腺皮质激素先升高后下降,而性腺轴也会受抑制而导致血液睾酮浓度的明显下降,临床表现为运动性低睾酮血症。此外,运动对激素的转运、受体的结合以及激素对细胞内酶的活性和膜通透性的影响等,需要进一步研究的问题还很多。

(五)运动对神经递质的调节

近年来的研究提出5-羟色胺在运动性疲劳发生和发展过程中起着重要的作用。5-羟色胺是一种抑制性递质,会引起嗜睡、困倦感,从而降低运动能力,为减少5-羟色胺生成,可以服用支链氨基酸(亮氨酸、异亮氨酸、缬氨酸)以延缓大脑的疲劳。此外,有关运动与其他神经递质的关系如乙酰胆碱、内啡肽、γ-氨基丁酸、纳洛酮等方面都开展了研究,存在着广阔的研究前景。

(六)竞技运动和健身运动的生化指标

人体的运动能力主要取决于人体各供能系统的供能能力,不同种类的运动,其运动时所需要的能量供应系统也不一样。竞技运动能力的提高与运动训练的方法有明显的相关性,同样健身运动也与适宜的运动处方密切相关。无论是竞技运动训练计划还是健身运动处方的控制与评定都需要一个较为客观并且可以定量的指标,运动生物化学可以作为运动时物质代谢和能量代谢的有效的量化指标用于运动能力和运动负荷的评定。

二、运动和糖代谢

糖是人体活动时不可缺少的能源物质,通过氧化分解释放能量,使 ADP 磷酸化合成 ATP,以维持 ATP 供能的持续。因此,运动时糖的代谢方式与运动能力有直接的关系。本节着重阐述运动时糖的代谢过程及其对运动能力的影响。

(一)糖的分解代谢与能量的生成

糖的分解代谢是人体获得能量的重要途径,也是运动时骨骼肌细胞获得能量的主要方式。在持续 60 分钟以上的运动中,来自糖的能量占总消耗量的 50% ~90% 。糖在体内主要通过三条途径进行分解供能:①在无氧条件下,葡萄糖或糖原经酵解生成乳酸。②在有氧条件下,葡萄糖或糖原经三羧酸循环进行有氧氧化生成水和 CO_2 。③葡萄糖经磷酸戊糖途径被氧化为水和 CO_2 。其中有氧氧化是糖分解的最重要途径。以上三种氧化途径,通过它们的中间产物互相联系以适应整体的需要。

1. 无氧酵解　人体在氧供应不足的条件下(如百米短跑或举重肌肉剧烈活动时产生缺氧情况),葡萄糖或糖原经过许多中间步骤,最后分解成乳酸及产生少量能量,这个过程称为糖的无氧酵解。是在糖酵解过程中虽有氧化还原反应,但不需要氧分子参加的产能途径。

(1)糖酵解的反应过程　糖酵解的反应过程可分为 4 个阶段(图1-2-1):

1)葡萄糖或糖原转变成1,6-二磷酸果糖;

2)3-磷酸甘油醛的生成;

3)丙酮酸的生成;

4)乳酸的生成。

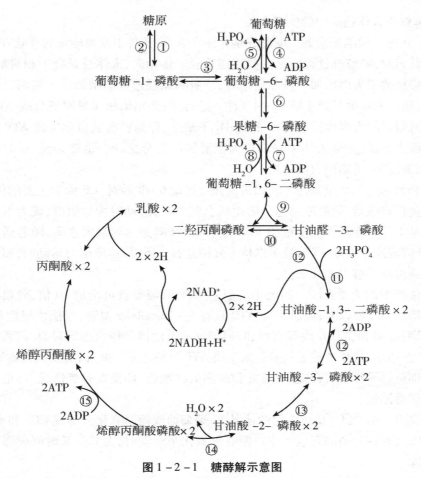

图 1 - 2 - 1 糖酵解示意图

①磷酸化酶,②糖原合成酶,③葡萄糖磷酸变位酶,④己糖激酶,⑤葡萄糖 - 1,6 - 磷酸酶,⑥磷酸己糖异构酶,⑦果糖磷酸激酶,⑧果糖 - 1,6 - 二磷酸酶,⑨醛缩酶,⑩丙糖磷酸异构酶,⑪3 - 磷酸甘油醛脱氢酶,⑫磷酸甘油酸激酶,⑬磷酸甘油变位酶,⑭烯醇化酶,⑮丙酮酸激酶,⑯乳酸脱氢酶。

(2)糖酵解过程中 ATP 的合成 从图 1 - 2 - 1 和表 1 - 2 - 1 看出,每个葡萄糖单位都可生成 4 分子 ATP。若从糖原开始酵解,只消耗 1 分子 ATP,净生成 3 分子 ATP;而从葡萄糖开始酵解,则需消耗 2 分子 ATP,净生成 2 分子 ATP。

表 1 - 2 - 1 糖酵解生成的 ATP 分子数

反　　应	ATP 分子数的增减
肌糖原→1,6 - 二磷酸果糖	- 1
葡萄糖→6 - 磷酸葡萄糖	- 1
6 - 磷酸果糖→1,6 - 二磷酸果糖	- 1
1,3 - 二磷酸甘油酸→2 分子 3 - 磷酸甘油酸	+ 1×2
烯醇丙酮酸磷酸→丙酮酸	+ 1×2
净增 ATP 分子数	+ 2(葡萄糖),+ 3(肌糖原)

（3）糖酵解在人体运动中的生理意义

1）缺 O_2 状态下的能量来源   糖酵解是人体在缺 O_2 条件下获得能量的有效方式。人体处于非运动状态时，糖酵解过程不是主要供能途径。运动时，人体总是处于相对缺氧状态，并且随运动强度的增大而增加。激烈运动时，呼吸和循环速率的增加常不能满足体内组织对氧的需求，肌肉的收缩是处于缺 O_2 的条件下进行的，必须依赖无氧酵解合成 ATP 来维持运动能量。对短时间大强度运动而言，即使 O_2 不缺乏，葡萄糖有氧氧化生成 ATP 的速度也远不如糖酵解来得快，其最大功率输出仅为糖酵解的二分之一。也就是说，短时间的运动时，糖酵解供能越多，运动能力就越强。

2）维持极量运动的能量来源   在以最大强度运动 6～8 秒时，CP 成为主要的供能物质，同时糖酵解过程被激活，肌糖原迅速分解生成乳酸，参与运动时能量供应，成为维持极量运动时重要能量来源。在最大强度维持 30～60 秒时，糖酵解达到最大速率，随着运动时间进一步延长，糖酵解速率逐渐下降，最多维持 1 分钟左右。所以，速度耐力运动时，肌肉所需的能量主要是通过糖酵解方式来获得。

3）高耗能组织的能量来源   运动中心肌对 ATP 的需要量可增加 10 倍，骨骼肌的 ATP 的需要量可增加 100 倍以上，而肌肉含 ATP 只有 5～7mmol/kg 湿肌，仅能供肌肉收缩 1～3 秒，尽管运动时呼吸和循环速度都有增加，但仍远远不能满足体内组织对 O_2 的需要。组织处于缺 O_2 状态活动，必须依赖无氧酵解来生成 ATP 获得能量。此外，有少数代谢活跃、耗能较多的组织细胞，如视网膜、肾髓质、睾丸和成熟的红细胞，即使在有氧情况下，也通过糖的无氧酵解来获得能量。

2. 有氧氧化   糖在 O_2 供应充足的情况下，葡萄糖或糖原氧化分解成 CO_2 和水，同时释放大量能量的过程称为糖的有氧氧化。糖有氧氧化是运动时，尤其是长时间大强度运动的重要能量来源。

（1）有氧氧化的主要过程   葡萄糖或糖原分解成丙酮酸的过程与糖酵解途径相同。缺 O_2 时丙酮酸经乳酸脱氢酶催化还原成乳酸，即糖酵解途径；有 O_2 时丙酮酸在丙酮酸脱氢酶系催化下，氧化脱羧生成乙酰辅酶 A，后者进入三羧酸循环氧化分解成 CO_2 和水，即有氧氧化途径（图 1-2-2）。

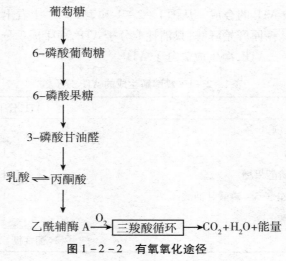

图 1-2-2   有氧氧化途径

有氧氧化过程通常分为三个阶段:

1)葡萄糖或糖原分解生成丙酮酸;

2)丙酮酸氧化脱羧生成乙酰辅酶 A;

3)乙酰辅酶 A 进入三羧酸循环(图 1 - 2 - 3)生成 CO_2 和水。

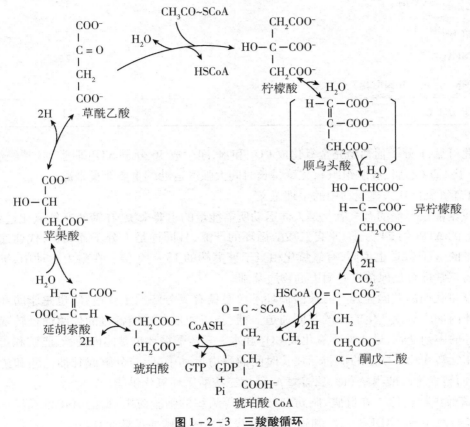

图 1 - 2 - 3 三羧酸循环

(2)糖有氧氧化过程中 ATP 的合成　葡萄糖经有氧代谢过程的三个阶段生成的 ATP 计算如下:

1)葡萄糖至丙酮酸阶段　1 分子葡萄糖(或糖原一个葡萄糖单位)可净生成 2 分子 ATP(或 3 分子 ATP);另外在 3 - 磷酸甘油醛变成 1,3 - 二磷酸甘油酸过程中脱下的两对氢原子,如在骨骼肌、神经组织通过磷酸甘油穿梭经 FAD 氧化呼吸链可合成 4 分子 ATP;如在心肌和肝脏组织则通过苹果酸穿梭经 NADH 氧化呼吸链可合成 6 分子 ATP。

2)丙酮酸至乙酰辅酶 A 阶段　共脱下 2 对氢原子,经 NADH 氧化呼吸链可合成 6 分子的 ATP。

3)三羧酸循环阶段　共脱下 4 对氢原子,其中 3 对为 $NADH + H^+$,1 对为 $FADH_2$,分别经 NADH 和 FAD 氧化呼吸链总合成 11 分子 ATP,另由 GTP 转变为 ATP。这样 1 分子乙酰辅酶 A 经三羧酸循环可合成 12 分子 ATP,那么,2 分子乙酰辅酶 A 经三羧酸循环可合成 24 分子 ATP(表 1 - 2 - 2)。

表 1 - 2 - 2　1 分子乙酰辅酶 A 经三羧酸循环生成的 ATP 分子数

反　　应	ATP 分子数
异柠檬酸→NADH + H$^+$	+3
α - 酮戊二酸→NADH + H$^+$	+3
苹果酸→NADH + H$^+$	+3
琥珀酸→FADH	+2
琥珀酰辅酶 A→（底物磷酸化）	+1
净增 ATP 分子数	+12

　　由此可见,1 分子葡萄糖完全氧化成 CO_2 和水,净生成 36 分子 ATP(骨骼肌、神经组织)或 38 分子 ATP(心肌、肝脏组织),无疑是长时间大强度运动的重要能量来源。

　　(3)有氧氧化在人体运动中的生理意义

　　1)供给能量　糖的有氧氧化是人体运动所需能量的主要来源,在糖的有氧氧化过程中,60% 以上的 ATP(约 24 分子)来自三羧酸循环的产能,且同样是 1 分子葡萄糖,代谢途径的不同产生的 ATP 数量也不同,有氧氧化相当于糖酵解的 18 ~ 19 倍。在耐力运动中,维持有氧代谢的正常进行是保持良好耐力的物质基础。

　　2)能量代谢的共同途径　三羧酸循环不仅是糖有氧分解的重要途径,也是脂肪和氨基酸等在体内彻底氧化产生能量的共同通道。糖、脂肪和蛋白质经各自的代谢途径转变成三羧酸循环的中间产物,进入循环氧化成 CO_2 和水。三羧酸循环也是体内的糖、脂肪和蛋白质等物质相互转变相互联系的枢纽。在长时间的耐力运动中,脂肪分解成甘油三酯和游离脂肪酸,进而转变为磷酸丙糖和乙酰辅酶 A,经由三羧酸循环氧化供能。

　　3. 磷酸戊糖代谢　在肝脏、脂肪和红细胞等组织的细胞液中,糖的氧化可不经三羧酸循环氧化分解生成 NADPH + H$^+$ 和磷酸核糖(戊糖),故称磷酸戊糖途径。

　　(1)磷酸戊糖代谢主要过程　磷酸戊糖途径整个过程可在无氧的条件下进行,磷酸戊糖途径起始物质是 6 - 磷酸葡萄糖,它在以 NADP$^+$(辅酶Ⅱ)为辅酶的磷酸葡萄糖脱氢酶的作用下脱氢生成 6 - 磷酸葡萄糖酸,再经 6 - 磷酸葡萄糖脱氢酶的催化脱氢并脱羧生成 5 - 磷酸核酮糖,后者在酶的催化下转变为 5 - 磷酸核糖或 5 - 磷酸木酮糖。这些 5 - 磷酸戊糖通过相互转变和转酮基、转醛基,最终转变为 6 - 磷酸果糖及 3 - 磷酸甘油醛(图 1 - 2 - 4)。3 - 磷酸甘油醛是磷酸戊糖代谢的中间产物,是与糖的有氧代谢和无氧酵解两种途径相联系的枢纽点。

　　(2)磷酸戊糖途径在人体运动中的生理意义

　　1)供能　磷酸戊糖途径中脱下的氢(NADPH + H$^+$)经生物氧化释放能量合成 ATP。

　　2)抗氧化损伤　NADPH + H$^+$ 是合成脂肪酸、胆固醇和类固醇激素的供 H 体,同时又是还原剂,可以保护酶和蛋白质的巯基不易被氧化。剧烈运动时氧自由基产生增多,还原剂可以预防组织的氧化损伤。

　　3)核苷酸　代谢过程中生成的磷酸戊糖是合成核糖、核苷酸及 ATP 等的原料。

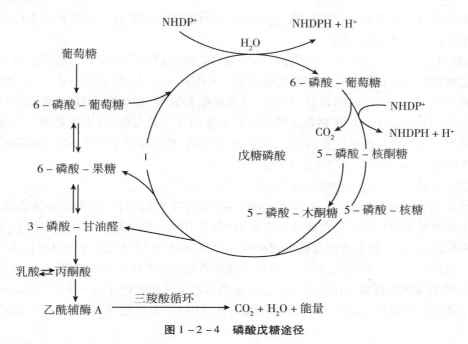

图 1 - 2 - 4 磷酸戊糖途径

(二)运动对糖代谢的影响

糖类在人体中易被消化吸收、运输,也容易被动员,是运动时的主要供能物质。人体中的糖类主要以血糖(葡萄糖)和糖原(肝糖原和肌糖原)两种形式存在,前者是糖类的运输形式,后两者是糖类的贮存形式。因此,运动对糖代谢的影响主要涉及对肝糖原、肌糖原以及血糖三个方面的影响。

1. 对肝糖原的影响 肝脏是葡萄糖异生和输出的重要场所,肝糖原的合成及其分解释放与运动强度和运动时间有关,对耐力运动中维持血糖稳定,保证中枢神经系统和骨骼肌的能量供应起作重要的作用。

(1)运动对肝葡萄糖的生成和释放的影响 运动中为了维持血糖的稳定,肝糖原释放速率与运动强度和运动时间呈正比。肝葡萄糖的生成包括糖原的分解和糖异生。人体安静状态,肝糖原含量为 $1\% \sim 5.6\%$,平均 3% 左右。肝脏输出葡萄糖量为 $100 \sim 156mg/min$。其中 $70\% \sim 75\%$ 来自肝糖原分解,其余 $25\% \sim 30\%$ 由糖异生作用提供。随着运动强度增大和运动时间延长,肝糖原分解和糖异生速率都增加,葡萄糖释放入血液的数量也增多。短时间激烈运动时,肝糖原分解成葡萄糖输出占 90%。长时间大强度运动时,肝糖原分解占肝葡萄糖释放总量比例逐渐减少,而糖异生的葡萄糖占比例进行性增大。当肝糖原接近排空时,其分解减少至最低程度。

运动时肝葡萄糖的释放速率随强度的增大而加快。在长时间低强度运动时,肝脏释放葡萄糖的速率呈现先快后慢的过程。运动前阶段,肝糖原贮量充足,是葡萄糖的主要来源;随着肝糖原逐渐消耗,糖异生过程的基质浓度逐渐上升,后者成为血糖的主要来源。运动后期,肝葡萄糖输出速率下降,糖异生激活和增强,但并不能缓解肝糖原分解的减弱,致使血糖水平下降。

耐力运动后肝糖原贮量增加,因为耐力运动训练降低了运动时肝糖原的分解速率,其机制与激素的应答改变有关。实验发现,经常参加耐力运动者血浆胰高糖素和儿茶酚胺增幅降低,细胞内 cAMP 生成量减少。

(2)运动对糖异生的影响　非糖物质转变为葡萄糖或糖原的过程称为糖异生作用。糖异生的底物有乳酸、丙酮酸、甘油和生糖氨基酸。长时间运动中,糖异生基质的成分和相对作用不断变化:40 分钟以内的运动,动用的基质主要是乳酸,运动强度越大,乳酸的底物作用越大;40 分钟左右的运动,生糖氨基酸的糖异生作用达到最大值,其中葡萄糖－丙氨酸循环成为肌肉－肝脏糖代谢的重要桥梁;长时间运动后期,甘油糖异生作用的重要性随脂肪供能的增多而加大,利用量可以增大到 10 倍。

运动时糖异生作用的生理意义在于:

1)维持运动中血糖稳定　长时间运动的早期阶段(40 分钟以内)肝糖原分解供能为主,糖异生生成的葡萄糖只占肝葡萄糖总输出量的 6% ~ 10%。运动持续至 3 ~ 4 小时,异生葡萄糖急剧增加,占到肝脏葡萄糖总输出的 40% ~ 45%,糖异生的绝对速率可以增加 3 倍。当贮存的肝糖原接近全部排空时,肝输出的葡萄糖几乎全部由糖异生生成提供。

2)有利于乳酸的利用　在缺 O_2 情况下,如剧烈运动时糖酵解过程加强,产生大量乳酸,经血液循环进入肝脏后再合成为肝糖原和葡萄糖,这对更新肝糖原、防止乳酸中毒有重要意义。

3)促进脂肪的氧化分解供能和氨基酸代谢　当脂肪酸氧化分解时,产生大量酮体,脂肪酸和酮体需通过三羧酸循环彻底氧化。在糖供给不足的情况下,糖异生对保持草酰乙酸的足够浓度、促进乙酰辅酶 A 进入三羧酸循环,以维持三羧酸循环的正常进行起主要作用。糖异生作用有助于氨基酸在体内的分解代谢通过此途径转变成糖。

耐力运动对糖异生酶的影响不显著。有实验发现,中等强度运动时,大鼠肝糖异生速率稍有上升,据分析并非是由于糖异生过程的代谢能力增强,可能与运动增加了肝脏的血流量,流经肝脏的基质增多有关。

2. 运动对肌糖原的影响　人体肌肉占体重的 40% 左右,骨骼肌中肌糖原含量为 1% ~ 2%,因此,一般人肌糖原含量约为 300 ~ 400g,某些运动员可达 500g。不同的肌肉肌糖原含量略有差异,股四头肌约为 1.4%、三角肌为 0.92%、腓肠肌为 1.30% ~ 1.60%。

(1)肌糖原在运动中的生理作用　肌糖原是运动的主要能源物质。尽管骨骼肌中肌糖原含量较多,但在安静状态下,人体并不依靠肌糖原分解获得能量,只有当运动时才会动用肌糖原供能。葡萄糖中含氧元素比例高于脂肪,氧化时相对耗氧少产能多。同样 1 升 O_2 用来氧化脂肪时,产生 19.6kJ 的能量,用来氧化肌糖原时却可产生 23kJ 能量。所以,运动时在耗氧量等同的前提下,利用糖的氧化供能可以产生更多的能量。此外,每克肌糖原在贮存时伴有约 2.7g 的结合水,耐力运动时由于肌糖原大量排空,可释放出结合水 1000 ~ 1600ml,这对维持运动过程中水的代谢、满足体内某些生化过程进行和防止脱水有积极意义。

(2)影响肌糖原利用的因素　运动时,肌糖原分解迅速激活。运动中肌糖原的利用受多种因素影响,其中有运动强度、持续时间、运动类型、训练水平、饮食和环境因素等。

1)运动强度　用不同运动强度运动至力竭时,肌糖原的消耗是不同的。①低强度运动(30% 最大摄氧量)至力竭时,肌糖原下降很少,仅为 15%,肌肉主要依靠脂肪酸氧化供能,很少利用肌糖原。②中等强度运动(75% 最大摄氧量)至力竭时,肌糖原消耗 80% ~ 95%,

消耗量最大。③大强度运动（>90%最大摄氧量）至力竭时，肌糖原消耗速率最大，由于强度大时间短，肌乳酸快速增多，抑制了糖酵解进行，肌糖原消耗亦少，仅下降25%。肌糖原的代谢能力决定了有氧运动能力，要提高肌糖原代谢能力应以60%~85%最大摄氧量强度来进行训练。

2）运动时间　运动持续时间也是影响肌糖原利用的一个主要因素。肌糖原的利用与运动持续的时间呈正相关，在运动不同的时间和阶段，肌糖原的利用有不同的特点。60%~85%最大摄氧量强度的长时间运动时，运动开始阶段肌糖原利用速度最快，是由于肌肉收缩的刺激，使肾上腺素释放和局部O_2贮备下降，肌糖原分解比较迅速；运动持续阶段肌糖原利用率减慢，是由于循环系统对运动负荷逐渐适应，保持稳态的有氧代谢；运动最后阶段肌糖原利用率最低，随着持续时间推移，糖原相对减少肌肉补偿的措施是提高血糖吸收和脂肪动用。

3）运动类型　运动强度大致相同的情况下，运动类型不同则肌糖原的利用也有所不同，这是因为参与肌肉运动的肌群不同所致。2小时跑步后，腓肠肌和比目鱼肌的糖原消耗比股外肌多。同样，跑步和骑自行车运动中，虽然设定的运动强度相当，但自行车运动员股外肌的糖原利用高于跑步运动员。由此可见，除了不同肌肉本身存在的肌糖原含量上的差异外，参与收缩的肌群多少与糖原的分解消耗是直接相关的。

4）肌纤维类型　骨骼肌纤维分为三种类型：缓慢氧化型（Ⅰ）、快速氧化糖原分解型（Ⅱa）和快速糖原分解型（Ⅱb）。肌纤维类型的不同，肌糖原的利用量也是不一样，并因运动强度而各异。中等强度长时间运动时，Ⅰ型肌纤维内的糖原下降较快，该类纤维比较适合中低强度的运动；较大强度运动时，首先是募集Ⅱa型肌纤维，最后是Ⅱb型肌纤维；最大强度肌肉收缩时，Ⅱb型肌纤维几乎全部募集，糖原迅速分解，下降量最多。因此，Ⅰ型肌纤维对糖原的利用随运动强度的增大而减少，Ⅱ型肌纤维随运动强度的增大而增加。

5）饮食和环境　运动前30分钟或运动间歇，适量补充含糖食物，可以稳定血糖，抑制脂解作用，减少内源性肌糖原的消耗。运动前促进脂肪动员，如运动前1小时喝咖啡，升高血浆游离脂肪酸的浓度，可增加运动时肌肉氧化脂肪酸的比重，节省肌糖原的利用。环境气温的变化如高温、高原等因素也会影响肌糖原的利用。高温下运动时，肌糖原分解供能增多；低温下运动时，人体利用脂肪供能增多。高原训练的初期，运动时肌糖原利用增多。

（3）肌糖原与运动能力　实验已显示，长时间大强度运动中，肌糖原的贮存量决定了运动持续的时间，直接影响到运动能力；中等强度运动（75%最大摄氧量）时，运动前肌糖原贮存量是运动能力的一个限制因素；低强度运动（50%最大摄氧量）中，肌糖原的贮存量降低并不伴随着运动能力的下降。在短时间或间歇性极量运动时，一般不会引起明显的糖原耗竭，但肌糖原贮备量过低，会抑制乳酸生成，降低无氧代谢能力。因此，肌糖原储量无论是对耐力运动还是力量运动都是重要的，设法提高体内肌糖原的储量，降低运动时糖原分解速率，加快运动后糖原的恢复，并达到超量恢复，对耐力运动能力的提高尤为重要。

3. 运动对血糖的影响　人体正常血糖浓度是3.9~6.1mmol/L（70~110mg/dl）。安静状态下，肌肉摄取血糖的量不多，氧化时耗氧量不到肌肉总耗氧量的10%。运动时，骨骼肌吸收和利用血糖增多，其数量与运动强度、持续时间和运动前肌糖原贮量有关。

（1）血糖在人体运动中的生理意义

1）中枢神经系统的主要供能物质 脑组织对血糖极为敏感，脑的生理活动所需要的能量85%~95%来自葡萄糖的氧化，每日要消耗120~130g葡萄糖。低血糖时首先出现神经系统症状是昏迷，血糖对维持中枢神经系统的正常功能具有重要的作用。

2）红细胞的唯一能量来源 成熟的红细胞没有线粒体，不能进行有氧氧化。红细胞的能量获取主要是通过糖酵解途径（85%~95%），极少部分是通过磷酸戊糖途径（5%~10%）。

3）血糖是运动肌的肌外燃料 运动时骨骼肌不断地吸取和利用血糖，以减少肌糖原的消耗，维持运动能力，防止肌肉疲劳过早发生。

（2）运动对血糖的影响

1）运动强度 短时间极量运动初始阶段，肌细胞不吸收血糖。中等强度运动初期，肌肉吸收血糖快速上升，40分钟内净吸收血糖量是运动前的7~20倍。肌肉对血糖的摄取，在低强度运动时增加2~3倍，剧烈运动时增加4~5倍。这一过程是通过肌肉毛细血管扩张、血流量增大、胰岛素相对增加、促进血糖进入肌细胞、加速糖原合成来完成的。

2）运动时间 随着运动时间的延长，运动肌摄取利用血糖的量保持上升趋势。短时间大强度运动时血糖变化不大，但是运动之后血糖却明显上升，可能由于神经体液和激素的调节加强所致；长时间运动时，血糖下降，这与肌肉摄取血糖增加有关。

3）肌糖原贮量 运动前肌糖原的贮量对血糖吸收的影响较大，正常肌糖原贮量的肌肉，血糖供能只占总能耗的8%，而在低糖原肌肉内，对肌外能源利用的依赖性增高，血糖供能可以高达46%。提示高肌糖原储备可以使运动肌摄取和利用血糖量减少，有利于维持运动中正常血糖水平，延缓运动性疲劳的发生。

（3）运动对血糖的调节 运动对血糖的调节是由神经系统、激素和组织器官的协同作用完成的。升高血糖的激素有肾上腺素、胰高糖素、糖皮质激素、生长激素，降血糖的激素有胰岛素。交感神经的作用是促进肝糖原分解和糖异生增强，具有升高血糖的作用；副交感神经除了对肝脏直接调控外，还可通过激素的分泌间接调节血糖浓度。运动中交感神经兴奋，上述升血糖类激素分泌增多，胰岛素分泌减少，对于维持血糖浓度稳定，保持运动能力非常重要。

（三）运动与乳酸

乳酸既是糖酵解供能系统的终产物，又是有氧代谢供能系统的重要氧化基质，还是肝内糖异生的重要原料。运动过程中乳酸产生过多会导致疲劳的发生，影响运动能力。因此，乳酸常作为运动锻炼和康复处方中判断运动强度的一个重要指标。

1. 运动对乳酸生成的影响

（1）安静时乳酸的生成 安静状态下，肌肉代谢率较低，以氧化脂肪酸为主。肌肉中糖酵解作用很弱，仅生成少量乳酸。有一些耗能较多的组织细胞，仍主要依赖糖酵解途径获得大部分能量，如皮肤上皮细胞、视网膜、肾髓质、睾丸、红细胞等。所以，在安静状态下，血液中总会有一定量的乳酸，其浓度大约是1mmol/L。骨骼肌释放入血的乳酸约占血乳酸量的35%。

（2）运动时乳酸的生成 运动时骨骼肌是产生乳酸的主要场所，乳酸生成量与运动强度、持续时间及肌纤维类型等因素有关。肌乳酸生成和血乳酸有密切关系，运动中肌肉产生的乳酸通过肌细胞膜的被动扩散或主动转运过程进入血液中，使得肌乳酸和血乳酸达到相对平衡状态,所以临床上常采用测定血乳酸来了解肌乳酸的变化。乳酸的生成量通常与运动强度和肌肉的纤维类型有关。

1)低强度运动开始时乳酸的生成 低强度运动开始时,肌肉并不缺氧,几乎不使乳酸增加,而少量乳酸的生成是氧的利用率不高所致。但运动前进行的准备活动对其后运动中血乳酸的清除产生动态影响。研究表明,以乳酸阈(血乳酸为 4mmol/L)负荷强度进行 10 分钟的准备活动,然后 80% 最大摄氧量强度持续运动 5 分钟后测血乳酸值,对照组则不做准备活动,负荷后 5 分钟测血乳酸值,结果准备活动组显著低于对照组(4.62mmol/L ± 0.84mmol/L vs 6.48mmol/L ± 1.67mmol/L,$p < 0.05$)。提示准备活动具有减轻负荷运动中血乳酸积累效应的作用,对延缓运动性疲劳出现有一定意义。

2)亚极量运动时乳酸的生成 长时间亚极量运动时,体内氧气较充分,运动肌的能量主要由糖和脂肪的有氧代谢提供,糖酵解供能所占比例较少。在运动开始阶段,由于肌肉内存在局部缺血,供氧不足,加快了糖酵解的速度;或由于线粒体达最大有氧代谢速率前,细胞质内的丙酮酸和 NADH 的生成速率与氧化速率之间的暂时不平衡,致使丙酮酸和 NADH 堆积,导致运动肌内糖酵解生成的乳酸量明显增多。在亚极量运动的中后期,人体虽达到稳态氧耗速率,但此时仍有一定量的乳酸生成。增加的乳酸可在运动肌内部自身氧化,或穿梭到邻近低强度运动的肌纤维氧化,或进入血液,心肌可以吸收和利用运动肌释放出的血乳酸。而此时运动肌乳酸释放入血液的速率与血乳酸的最大廓清速率大致相等,所以总的结果是不再发生乳酸在肌细胞和血液中堆积,虽然此时乳酸的产生和清除均高于安静状态的 3 ~ 5 倍,但仍处于相对的动态平衡状态。

3)极量运动时乳酸的生成 极量运动时(> 90% 最大摄氧量)血乳酸持续升高直至力竭。由于人体骨骼肌纤维贮存的 ATP 和 CP 的含量很少,只能维持最大功率运动的数秒钟。当超过 10 秒的极量运动时,随着 ATP 和 CP 的消耗,细胞内 ADP、AMP、磷酸和肌酸的含量逐渐增多,从而激活糖原的分解,加快了糖酵解的速度。极量运动训练具有提高血中乳酸最大浓度的效果,能增大肌肉中乳酸浓度的极限。因此极量强度的训练可使糖酵解系统供能达到最高水平,以提高竞技运动成绩。

4)骨骼肌纤维类型 各类肌纤维的生理特征和代谢特性不同,在运动时被募集的程度也不同,故而乳酸的生成量也不一样。Ⅱb 型肌纤维属快速糖原分解型,糖酵解能力非常高,生成乳酸多。运动强度越大,氧气供应不足时,Ⅱb 型肌纤维被募集得越多,肌乳酸生成量也就越多。

2. 运动与乳酸代谢 乳酸代谢是指机体将乳酸消除的生物化学过程。乳酸消除有三条途径:在心肌和骨骼肌内氧化成 CO_2 和水;在肝和肾经糖异生作用转变为葡萄糖或糖原;经汗液和尿液排出体外(图 1 - 2 - 5)。

(1)运动与乳酸的氧化代谢 运动过程中所生成的乳酸半数以上在不同类型的运动肌纤维内重新分配,部分乳酸穿出肌细胞膜进入毛细血管,再运送到非运动肌和心肌氧化和进入肝肾作为糖异生底物。在乳酸代谢的过程中,乳酸直接氧化途径占主导地位。有实验显示,小鼠经长时间力竭运动后 4 小时内,体内乳酸代谢分配比为:直接氧化 55% ~ 70%;生成肝糖原和肌糖原 < 20%;转变为蛋白质成分 5% ~ 10%;转变为葡萄糖和血乳酸 < 2%;其他(氨基酸、三羧酸循环中间产物) < 10%。人体实验也获得了类似结果。

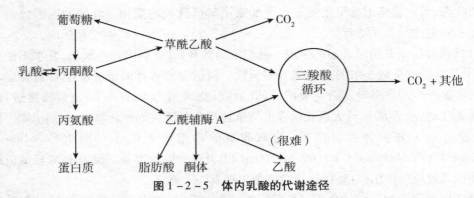

图 1 - 2 - 5　体内乳酸的代谢途径

运动后乳酸的主要去路是氧化,糖异生作用是次要的。通过实验得到,肝脏每分钟最多只能代谢乳酸 0.1～0.28g,仅占人体内乳酸廓清率的 4%～8%;另外肌肉活检的结果也表明,运动时肌糖原大量排空后,经过 1～2 天的恢复仍不能全部恢复其原有的贮存量,而肌乳酸在运动后 0.5～1 小时内即已降低到运动前水平。可见,运动后利用乳酸来合成糖原对于恢复人体糖贮备并不很重要。

(2)运动与乳酸的糖异生　运动中肌肉生成的乳酸大部分被直接氧化,尚有少量乳酸(约占总量的 1/5)经过血液循环进入肝脏,在肝内异生成葡萄糖或糖原;肝葡萄糖再进入血循环系统补充血糖的消耗,或扩散入肌细胞重新合成肌糖原以补充运动中消耗的肌糖原。这一过程称为乳酸循环(图 1 - 2 - 6)。

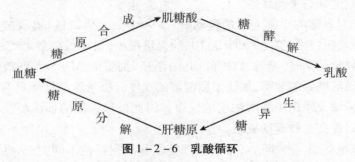

图 1 - 2 - 6　乳酸循环

(3)运动与乳酸消除　长时间亚极量运动的乳酸消除始于运动之初,短时极量运动的乳酸消除发生在运动之后。在运动后恢复期,心脏、肾脏及非运动肌消耗乳酸量大约为每分钟 0.3～0.4g,占恢复期乳酸总廓清率的 15%,通过尿或汗排泄的乳酸量占 5%。所以,运动后大部分乳酸是在收缩肌群中被氧化的。在运动恢复期进行适当强度的放松活动可以使乳酸廓清速度增大 2～3 倍,使乳酸氧化的相对量、绝对量都增加。如运动后处于完全休息状态时,乳酸有 50% 被氧化,但在进行 50% 最大摄氧量的整理活动时,氧化乳酸占乳酸的廓清率上升到 90%,氧化乳酸的绝对量也增加,是休息状态的 3.5 倍。提示临床上给患者制定运动处方时应考虑安排低强度的准备运动和放松运动,以帮助消除疲劳恢复体能。

(4)乳酸代谢的生物学意义

1)乳酸的再利用　运动肌生成的乳酸转移到邻近氧化能力高的 I 型肌纤维氧化,或随血液循环进入心肌和氧化能力低的肌纤维作为氧化代谢底物。

2)恢复运动能力　运动中产生的乳酸可以随血液进入肝脏作为糖异生的原料,加速肝糖原和肌糖原的恢复,维持血糖的平衡。

3)预防酸中毒 乳酸代谢可防止因乳酸过多而引起的代谢性酸中毒,对维持机体酸碱平衡有积极作用。

4)提高能量代谢效率 运动过程中乳酸的清除使酵解终产物不断移去,改善了细胞内环境,保证了糖酵解继续进行,使得糖酵解供能系统能高速率的正常运转,有利于提高糖酵解系统供能效率,增强运动能力。

三、运动和脂肪代谢

脂类一般常分为单纯脂、复合脂和类脂三种类型,单纯脂包括动植物油和蜡;复合脂包括磷脂、糖脂、脂蛋白等;类脂包括胆固醇、维生素 D、雄激素、雌激素和孕激素等。脂类主要由 C、H、O 三种元素组成,糖类的 C:H 比例通常为 2:1,脂类的 C:H 比例更大,如三硬脂酸甘油酯为 18.3:1。故脂肪释放的热能比糖和蛋白质多。

脂肪是人体内含量最多的脂类,主要成分为甘油三酯(TG),正常成年人体内脂肪含量占体重的 10%~20%,女性稍高,肥胖者超过 30% 以上。脂肪主要分布于皮下组织、大网膜、内脏周围和肌肉间等脂肪组织中。人体脂肪的含量可随营养状况和能量的消耗而增减,故这部分脂肪称为可变脂,是体内重要能源的贮存物质,与人体的生命活动和健康有密切的关系。脂肪作为 ATP 的潜在来源的能量储存形式,具有储存量大、体积小等特点。运动时脂肪主要分解成甘油和游离脂肪酸(FFA)参与机体的能量代谢过程。

(一)运动与甘油代谢

人体内储存的脂肪通过分解代谢过程水解成脂肪酸和甘油,运动时脂肪有三种不同的供能形式:①在心肌和骨骼肌等组织中,脂肪酸可经氧化生成 CO_2 和水。这是供能的主要形式。②在肝脏,脂肪酸氧化不完全,产生中间产物乙酰乙酸、β-羟丁酸和丙酮,合称为酮体。酮体参与脂肪组织的脂解的调节。③在肝肾细胞中甘油作为非糖类物质经过糖异生途径转变为葡萄糖,对维持血糖水平起重要作用。

1. 甘油的氧化过程 甘油在磷酸甘油激酶催化下活化,消耗 1 分子 ATP,生成磷酸甘油,然后脱氢生成磷酸二羟丙酮,随之进入糖代谢途径(图 1-2-7)。

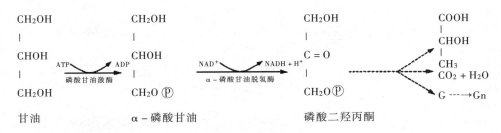

图 1-2-7 甘油的氧化过程

2. 甘油氧化的能量产生 在肝脏,每分子甘油氧化生成乳酸时,释放能量合成 4 分子 ATP;如果完全氧化生成 CO_2 和水时,则释放能量可合成 22 分子 ATP。

3. 运动时甘油代谢的生理意义 在中、低强度运动时,骨骼肌和脂肪组织内脂肪分解加强,释放出游离甘油。骨骼肌细胞缺乏甘油代谢的酶,甘油无法在运动肌中直接供能。脂肪细胞由于缺乏磷酸甘油激酶,故不能催化脂酰辅酶 A 与磷酸甘油生成 TG,直接用于脂肪合成。肝脏含有丰富的磷酸化酶,是甘油进行糖异生主要部位。每 2 分子甘油经糖异生作用,合成 1 分子葡萄糖。在长时间运动时,甘油经糖异生过程合成葡萄糖,补充血糖的消耗,这对维持血糖恒定和保证运动耐力具有一定的意义。但在长时间力竭运动后甘油不是糖异生和糖原合成的主要原料。

(二)运动与脂肪酸的代谢

脂肪参与骨骼肌能量代谢是通过脂肪酸氧化来实现的,甘油不能直接为骨骼肌所利用。脂肪酸的氧化主要发生在有氧代谢运动,运动中由脂肪组织、血浆脂蛋白和肌细胞浆中含有的脂肪经水解获得 FFA。

1. 脂肪酸氧化过程   在胞液内,脂肪酸首先被活化为脂肪酰辅酶 A,然后被转运至线粒体内,通过一系列酶的催化,在脂肪酰辅酶 A 的 β–碳原子上进行脱氢、加水、再脱氢等步骤,结果使 β–碳原子被氧化,最后经硫解作用,脂肪酰辅酶 A 的碳链在 α–和 β–碳原子之间断裂,生成 1 分子乙酰辅酶 A 和留下一个比原来脂肪酰辅酶 A 少两个碳原子的脂肪酰辅酶 A。经过多次 β–氧化就可将脂肪酰辅酶 A 完全降解为乙酰辅酶 A(图 1–2–8)。乙酰辅酶 A 再进入三羧酸循环彻底氧化为 CO_2 和水,同时释放能量合成 ATP。

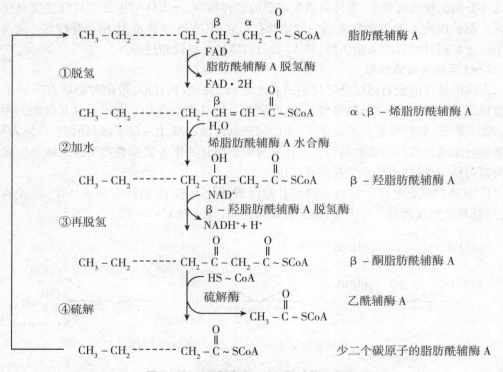

图 1–2–8 脂肪酸 β–氧化过程示意图

2. 脂肪酸氧化的能量产生   各种脂肪酸分解代谢方式基本相同,均能氧化产生能量。释放的能量一部分以热能形式释放,其余部分以合成 ATP 的方式储存,合成 ATP 数目依赖于脂肪酸碳链的长度(碳原子的数目)和碳原子之间的结合方式(单键或者双键)。如 16 碳软脂肪经 β–氧化转变为乙酰辅酶 A 进入三羧酸循环共生成 129 分子的 ATP。

3. 运动中脂肪酸氧化的生理意义

（1）安静时的能量供应 FFA 是安静状态非运动肌的基本燃料，大约50%的血浆 FFA 在流经肌肉的过程中被吸收利用。以氧当量计算出，肌肉吸收的 FFA 等于或接近同步 O_2 的吸收，表明血浆 FFA 的氧化占安静肌的全部有氧代谢。

（2）运动时的能量供应 在长时间的运动中，血浆 FFA 在骨骼肌的供能中起着关键作用。运动时 FFA 连续地从脂肪组织释放入血，血浆 FFA 逐渐升高，运动肌摄取和利用量也相应增多。短时间大强度运动时，骨骼肌摄取血浆 FFA。

（三）运动与酮体的代谢

酮体是肝脏 FFA 不彻底氧化的产物。酮体虽然生成于肝脏，但缺乏利用酮体的酶，只能为肝外组织所利用，所以，酮体生成可作为长时间持续运动时的重要补充能源物质。

1. 运动时酮体的生成 FFA 在心肌、骨骼肌等组织能够彻底氧化，生成 CO_2 和水，但是在肝脏等组织中 FFA 不能彻底进行氧化，经常生成乙酰乙酸、β－羟丁酸和丙酮等中间产物。这三种物质称为酮体。正常情况下，人体血液中只含少量酮体（0.8～5mg/100ml），其中乙酰乙酸约占酮体总量的30%，β－羟丁酸约占70%，而丙酮的含量极微。

肝细胞线粒体内含有各种合成酮体的酶类，是生成酮体的主要部位。而又缺乏利用酮体的酶系，所以酮体是肝内 FFA 不完全氧化时特有的中间产物。其过程如下：①FFAβ－氧化生成的乙酰辅酶 A 可与另1分子乙酰辅酶 A 缩合生成乙酰乙酰辅酶 A；此外，β－氧化进行至最后的四碳阶段也可以产生1分子乙酰乙酰辅酶 A。②乙酰乙酰辅酶 A 再与1分子乙酰辅酶 A 缩合，生成 β－羟－β－甲基戊二酸单酰辅酶 A（HMG－CoA）；③HMG－CoA 裂解为乙酰乙酸和乙酰辅酶 A。乙酰乙酸是酮体成分之一，它可以经脱氢作用生成 β－羟丁酸，也可自动脱羧生成丙酮（图1－2－9）。酮体生成后透过细胞膜进入血液，成为血酮体。血酮体被运送到肝外组织进一步氧化和利用。

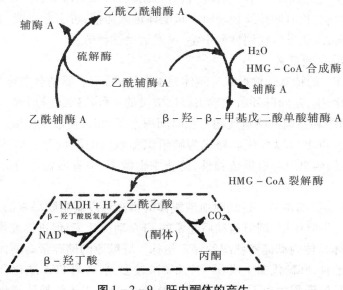

图1－2－9 肝内酮体的产生

2. 运动时酮体的氧化 酮体的氧化主要发生在心肌、骨骼肌、神经系统和肾脏,这些组织的线粒体内有活性很强的代谢酮体的酶系,可以将乙酰乙酸和 β - 羟丁酸转变为乙酰辅酶 A,然后通过三羧酸循环氧化生成 CO_2 和水。丙酮可随尿液排出,或经由肺从呼吸道排出体外。

在长时间持续运动中,肌肉收缩时所需要的能量供应由氧化糖供能逐步过渡到以氧化脂肪供能为主,肝内酮体的生成也随之增加,并为肝外组织所利用。长时间运动时骨骼肌吸收利用血糖增加可能导致血糖浓度的下降,运动时脂肪代谢增强,肝脏输出酮体增加,酮体水溶性较好,且不必和血浆蛋白结合,就能通过血脑屏障和肌肉的毛细血管壁,进入脑组织和肌组织进行氧化。因此,酮体是长时间耐力运动时大脑和肌肉等肝外组织获得能源的一种形式。

3. 运动对酮体的影响

(1)安静状态下酮体的生成率低,而且肝外组织氧化率很强。

(2)短时间剧烈运动(400m 跑或 12 分钟功率车运动),血液酮体的含量并无明显的变化。推测是短时间运动主要是依靠高能磷酸盐和肌肉糖原及葡萄糖酵解提供能量,脂肪动员供能少的缘故。

(3)长时间剧烈运动,强度不大,运动后血液酮体的含量明显增加。运动开始阶段,骨骼肌毛细血管床开放,血液酮体的摄取率大于肝脏酮体生成率,血液酮体发生短暂的下降;随着运动时间的延长,脂肪动员量的增加,肝酮体生成率大于肝外组织的摄取率,且由于长时间的运动,血浆胰岛素水平下降,胰岛素能调节酮体透过细胞膜,影响肝外组织对酮体的利用,而主要转为利用 FFA,使运动时血酮体浓度升高。

(4)血液酮体含量的变化与运动员的训练水平有关。90 分钟相同运动负荷后,经训练运动员的血酮体低于未经训练的正常人,而两者的血糖含量却没有明显的差异。说明经常锻炼的运动员不仅氧化脂肪和利用酮体的机能得到改善,而且也节省了糖的氧化。

酮体是酸性物质,长时间持续运动时大量酮体进入血液,可引起血液 pH 值下降,破坏了内环境的酸碱平衡,从而导致代谢性酸中毒,诱发运动性疲劳。

4. 酮体生成的生理意义

(1)酮体是 FFA 的特殊运输形式 酮体是水溶性的,不需要结合白蛋白转运,易于透过血脑屏障,在肝内产生,是向肝外组织输出提供能量的一种特殊运输形式。

(2)参与脑组织和肌肉的能量代谢 长时间耐力运动时,血液酮体浓度比正常水平增加 3～15 倍,在一定程度上可以替代血糖成为脑组织和肌肉的能量源。当体内的糖储备减少时,血液酮体对降低脑组织对血糖依赖性、防止中枢疲劳、节省血糖保持运动能力具有重要的意义。

(3)参与脂肪动员的调节 运动时血液酮体的增高可以刺激胰岛素的释放,直接或间接地抑制脂肪组织的脂解作用,调节运动后超常的 FFA 动员速率,促进体能恢复。

(4)血、尿酮体是体内糖储备状况的评定指标 肝糖原的储存量对酮体的生成有重要的影响。糖储备充足时,肝糖代谢生成 α - 甘油磷酸较多,后者与 FFA 酯化合成 TG 或磷脂;糖储备下降时,α - 甘油磷酸生成不足,FFA 酯化量减少,FFA 进入线粒体氧化,酮体生成增多。所以,耐力运动中测定血、尿酮体水平可以间接地反映体内的糖储备情况。

(四)运动对脂肪的影响

血浆中的 TG 是与磷脂、胆固醇、胆固醇脂和载脂蛋白以不同比例结合在一起构成各种脂蛋白而存在的,其中乳糜微粒(CM)和极低密度脂蛋白(VLDL)含 TG 较多。血浆 FFA 大部分来自人体脂肪的分解代谢,少量来自血浆中的各种脂蛋白,特别是 CM 和 VLDL 中含有的 TG 的分解。长时间运动时,血浆 FFA 浓度升高,有利于各组织细胞摄取后氧化供能。骨骼肌细胞中的 TG 在运动时也可以水解后释出 FFA 氧化供能。运动时骨骼肌所利用的 FFA 来自肌细胞内 TG、血浆 TG 以及脂肪组织中 TG 的水解。运动中脂肪能量供应随运动强度的增大而降低,随运动持续时间的延长而增高。

1. 运动对骨骼肌 TG 的利用　骨骼肌细胞内的脂肪以脂滴的形式分布在含线粒体丰富的慢肌纤维中,分布在线粒体附近。经常运动锻炼的人,肌细胞内脂肪量与线粒体容积成正相关,其肌细胞内贮存脂肪的量是不经常参加体力活动人的 2.5 倍。肌细胞内 TG 的氧化供能,主要是在进行长时间耐力运动时才起较大的作用。长跑及长距离滑雪后,肌细胞内贮存的 TG 含量降低 30% ~ 50%。运动时不同类型肌纤维所含 TG 消耗程度不同,以氧化代谢能力强的肌纤维中的 TG 消耗最为明显。动物实验证明,强迫大鼠进行长时间运动至力竭,股四头肌的糖原基本上排空,慢肌纤维中 TG 含量降低 70%,中间型肌纤维减少 25%,而快肌纤维中 TG 的含量基本上不变。

2. 运动对脂肪组织中 TG 的利用　体内脂肪组织贮存的 TG 水解后释放出 FFA 和甘油,是运动时利用脂类物质供能的最主要方式。运动时脂肪组织中 TG 的利用受脂肪水解和脂肪动员作用、FFA 运输,及骨骼肌对血浆 FFA 摄取等因素的影响。所谓脂肪水解是指脂肪细胞经脂肪水解作用生成的大部分 FFA 可能进行再酯化;脂肪动员是指脂肪细胞释放到血液循环中的 FFA 量。

(1)脂肪水解　受脂肪酶的调节,而脂肪酶的活性又受多种激素的调节,其中儿茶酚胺可激活脂肪酶,有促脂解作用;胰岛素具有直接抗脂解作用。运动时儿茶酚胺浓度升高,胰岛素浓度降低,为利用脂肪氧化供能替代糖的氧化供能创造了条件,防止低血糖过早出现。

(2)脂肪动员　运动中脂肪组织血流量与脂肪动员有密切关系,甚至成为控制脂肪动员作用的一个重要环节。长时间运动时脂肪组织血流量增多,将已生成的 FFA 及时输送入血,增大了脂肪动员作用。由于不同部位的脂肪组织其血流量增加程度也有所不同,当血流量增大至原来的 3 倍左右时,则有助于增加运动时的脂肪动员。但是在实际上脂肪水解过程中生成的 FFA 量远大于血液的运载能力及运动肌的利用能力,有三分之二的 FFA 参加再酯化过程,只有三分之一的 FFA 被动员进入血液循环。在运动中脂肪动员作用也往往超过了周围组织的利用率,表现为血浆 FFA 浓度升高的同时,FFA 与白蛋白的比值也升高了。动脉血中 FFA 与白蛋白比值大于 3 时,脂肪组织血管阻力增大,影响血液灌注及对 FFA 的运载,所以也使再酯化过程加强。长时间运动后期脂肪大量水解过程中,生成的 FFA 大约三分之二再酯化形成无效的循环。

(3)FFA 运输　血液运输 FFA 有一定的限度,过多的脂肪动员会对人体的运动能力甚至健康造成负面影响。因此,人体内存在着一系列防止脂肪过度动员的机制,这也是骨骼肌不可能在单位时间内过多的摄取及氧化利用 FFA 供能及单独利用脂肪进行大强度运动的重要原因之一。

（4）肌肉对 FFA 的摄取　肌细胞对血浆 FFA 的摄取与利用与其血浆浓度呈正比,脂肪动员率的大小直接影响肌细胞对 FFA 的摄取利用。运动时骨骼肌血流量的增加也对摄取利用 FFA 起到了积极作用。此外,肌细胞膜上存在着许多受体可以与 FFA 结合,由于细胞膜中含有类脂,对 FFA 具有较高度的溶解能力,所以血浆中运来的 FFA 易于迅速进入肌细胞内代谢。

3. 运动对血浆 TG 的利用　血浆 TG 浓度受膳食中脂肪量的影响。摄取高脂膳食时,血浆 TG 在餐后 2~4 小时达高峰,6~8 小时恢复至餐前水平。正常情况下,血浆脂蛋白中的 TG 含量最高约 150mg/dl,在血浆脂蛋白脂肪酶的催化作用下,生成甘油和 FFA,其中 FFA 可以作为能源在运动过程中被利用。经常进行耐力运动的中老年人血浆 TG 浓度只有体力活动少的中、老年人的一半左右,说明耐力运动可以使因年老出现的血浆 TG 浓度上升的趋势明显减缓。耐力运动对血浆 TG 浓度的影响程度也受运动量大小的影响。高血脂的人参加运动量较大的有氧运动,降低血浆 TG 的效应也最为明显。

（五）运动对血浆脂蛋白的作用

血脂的主要成分是血浆 TG 和血浆胆固醇。血浆中含有多种脂蛋白,包括高密度脂蛋白(HDL)、低密度脂蛋白(LDL)、VLDL 及 CM。其中含胆固醇最高的是 LDL(50%);含 TG 最多的是 CM(88%),其次是 VLDL(54%)。耐力运动可以使人的体脂减少,血浆 HDL 浓度增高,LDL 和 VLDL 浓度降低,对于预防和治疗肥胖、冠心病、动脉粥样硬化等生活方式疾病是非常有益的。

1. 耐力运动对血浆脂蛋白的影响

（1）耐力运动对血浆 HDL 浓度的影响　HDL 中含胆固醇 20%,TG5% 左右。耐力运动使血浆 HDL 浓度升高,增加幅度为 20%~25%;HDL/总胆固醇比值也升高。经常参加体力活动的人血浆 HDL 浓度和 HDL/总胆固醇的比值高于伏案工作者,但其变化幅度低于耐力运动员。因此,有氧运动锻炼对血浆 HDL 的影响程度与运动量大小有密切关系。HDL 有 HDL$_2$ 和 HDL$_3$ 两种类型,具有不同的生理功能。已知冠心病、动脉粥样硬化的发病率与 HDL$_2$ 呈负相关,与 HDL$_3$ 无相关性。耐力运动主要影响 HDL$_2$ 的浓度而对 HDL$_3$ 无影响。

（2）耐力运动对血浆 LDL 浓度的影响　LDL 含胆固醇 50%,TG10%。耐力运动后血浆 LDL 浓度平均降低 8%~12%,降低幅度与运动量大小也有密切关系。力量运动和速度运动对血浆 LDL 的影响与伏案工作者基本相同。60%~80% 最大心率运动强度的耐力运动对降低血浆 LDL 浓度的效果最为显著。

（3）耐力运动对血浆 VLDL 浓度的影响　血浆 VLDL 是内源性 TG 的主要运输形式,含 TG50%~70%,胆固醇 10%~15%。清晨空腹状态血浆 TG 主要存在于 VLDL 中,所以测定 VLDL 常可以用来代表血浆 TG 的浓度。耐力运动员血浆 VLDL 相对偏低。血脂正常的人可采用血浆 TG 浓度的 1/5(1/5TG)来推算 VLDL 的浓度。所以,高 TG 血症的人经过耐力运动常易产生 TG 浓度降低的效应,VLDL 也随之降低。

（4）耐力运动对血浆 CM 浓度的影响　血浆 CM 是经消化道吸收在肠黏膜上皮细胞中合成的外源性 TG 的主要运输形式,它不受运动训练的影响而由膳食中脂肪的多少来决定。

2. 耐力运动对血浆脂蛋白的作用机制　目前认为耐力运动通过三条途径影响血浆脂蛋白的代谢:①运动中消耗大量热能。②脂肪在运动中充分水解、动员和利用。③能量代谢增强可以使体内调节脂蛋白代谢的三种酶的活性发生变化,影响脂蛋白代谢。这三种酶是脂蛋白脂肪酶(LPL),肝脂肪酶(HL)和卵磷脂－胆固醇酰基转移酶(LCAT)。

(1)脂蛋白脂肪酶(LPL) 血浆 TG 水解是由 LPL 催化生成 FFA 和甘油。骨骼肌和脂肪组织中 LPL 活性最高。当血浆 TG 浓度较低时,很少会被脂肪组织中 LPL 水解成 FFA,然后重新贮存于脂肪组织内;而骨骼肌的 LPL 仍能充分水解血浆 TG 为 FFA 摄取氧化利用,这对在长时间耐力运动时保证 TG 供能起重要作用。骨骼肌在利用血浆脂蛋白中 TG 的同时,也促进了 HDL 的生成。运动时骨骼肌 LPL 活性显著升高,85km 滑雪后骨骼肌 LPL 活性升高 220% ,20km 跑后 LPL 活性升高 110% ,而脂肪组织的 LPL 活性仅升高 20% 。长时间耐力运动后骨骼肌 LPL 活性升高至少可以维持到运动结束后 12 小时。

在进行长时间运动中除了 LPL 活性升高加速了血浆 TG 水解的速度之外,肝脏合成 TG 的速度减慢,尤其当肝糖原大量排空之后。因而这些因素共同促使血浆 TG 的浓度降低。血浆 TG 主要存于 VLDL 中,当 VLDL 中的 TG 水解后,VLDL 中的其他剩余成分胆固醇、磷脂、载脂蛋白在肝脏中与新生的 HDL 颗粒结合形成新生的圆盘状 HDL,以后不断增加其中胆固醇的含量成为成熟的球形 HDL。因此,进行长时间的耐力运动过程中可以直接使血浆 HDL 浓度增加。

(2)肝脂肪酶(HL) HL 的作用是在肝脏内皮细胞中催化清除 HDL 中的胆固醇,并同时使 HDL 中胆固醇减少转化成为 HDL_3,耐力运动使肝脏中 HL 的活性降低,对于保证血浆 HDL_2 维持在较高浓度水平,预防动脉粥样硬化起到一定的作用。

(3)卵磷脂－胆固醇酰基转移酶(LCAT) LCAT 是由肝细胞合成分泌的脂蛋白代谢的关键酶之一,其作用是将新生 HDL 中卵磷脂分子上的脂酰基转移给胆固醇,生成溶血磷脂酰胆碱及胆固醇酯,使 HDL 中胆固醇酯的含量逐渐增多成熟变成球形。LCAT 也可以加速 HDL 中胆固醇酯非酶催化转移到 LDL 和 VLDL 中以改变其成分。经过耐力运动 7 周后血浆 LCAT 的活性比运动前有明显升高,耐力运动 15 周后血浆 LCAT 的活性增加 100% 。对于改变血浆脂蛋白的成分具有重要作用。

四、运动和蛋白质代谢

蛋白质是生命活动的物质基础,是组成人体结构成分和多肽类激素、神经递质、胺类、酶、核蛋白、抗体以及血浆中一些载体或凝血作用等特殊的功能物质,参与人体的肌肉收缩、氧的贮存与运输、各种生理功能的调节等;氨基酸(amino acid, AA)是蛋白质基本组成单位,在长时间大强度运动时,AA 还可为运动提供 5% ~18% 的能量。因此,蛋白质和 AA 代谢与人体运动能力有着密切的关系。

(一)蛋白质的分解代谢

蛋白质分解代谢是蛋白质首先生成 AA 后再进一步进行代谢,蛋白质的代谢体现于体内 AA 库的动态变化。AA 库是指体内游离存在的 AA。体内 AA 主要来自肠道吸收的外源性 AA、体内蛋白质部分降解的内源性 AA,以及机体代谢中合成的部分非必需 AA。AA 的去向包括用于蛋白质生物合成,合成具有重要生理生化功能的含氮物质(如甲状腺素、肾上腺素等),参加分解代谢转变为氨、α－酮酸或胺类。AA 在体内代谢概况见图 1－2－10。

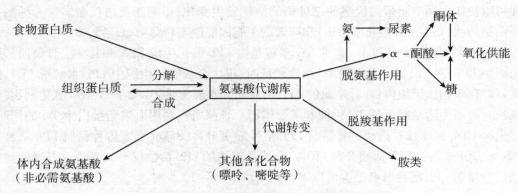

图 1 - 2 - 10　氨基酸在体内代谢概况

1. 氨基酸的脱氨基作用　AA 的脱氨基作用是 AA 分解代谢的主要途径,其方式主要有联合脱氨基作用和嘌呤核苷酸循环等。

(1) 联合脱氨基作用　联合脱氨基过程包括转氨基作用和氧化脱氨基作用两个阶段,其作用方式是:AA 的氨基通过转氨基作用转移到 α - 酮戊二酸分子上,生成相应的 α - 酮酸及谷氨酸,然后谷氨酸在谷氨酸脱氢酶作用下,脱掉氨基又生成 α - 酮戊二酸(图 1 - 2 - 11)。联合脱氨基作用的逆反应也是体内合成非必需 AA 的重要途径。它是体内最普遍的脱氨基作用。

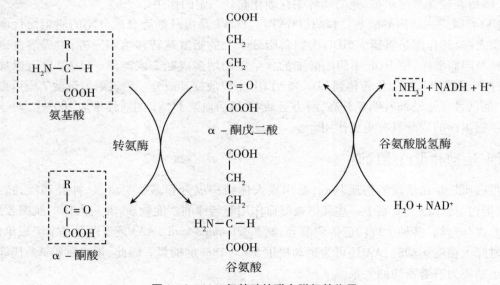

图 1 - 2 - 11　氨基酸的联合脱氨基作用

α - AA 的氨基通过酶促反应转移到 α - 酮酸的酮基上,生成与原来的 α - 酮酸相应的 α - AA,而原来的 α - AA 则转变为相应的 α - 酮酸,这一过程称之为转氨基作用。催化这一作用的酶称为转氨酶。转氨酶催化的反应是可逆的,所以转氨基作用是体内(主要在肝脏)合成非必需 AA 的重要途径。正常情况下转氨酶主要存在于细胞内,各组织中以心肌和肝脏活性最高,而血清中活性最低。当组织坏死、细胞膜破裂或某些原因使细胞膜通透性增加时,转氨酶可大量释放入血,致使血清中转氨酶活性升高。在大运动量训练时,定期测定血清转氨酶(如谷丙转氨酶、谷草转氨酶)的活性可以帮助了解受训者的肝脏和心脏功能状况。

氧化脱氨基作用是在 AA 氧化酶作用下脱氢生成亚 AA,后者再水解产生 α - 酮酸和氨。体内催化 AA 氧化脱氨的酶有多种,其中谷氨酸脱氢酶普遍存在于肝、肾、脑组织,活性较高,其催化的反应在物质代谢联系上起着重要作用。但是由于谷氨酸脱氢酶专一性强,而且在骨骼肌和心肌中活性较低,故不可能承担体内主要脱氨基作用。

(2)嘌呤核苷酸循环　骨骼肌等组织中 AA 主要通过嘌呤核苷酸循环进行脱氨基作用。其具体过程是通过在转氨基作用中生成的天冬氨酸与次黄嘌呤核苷酸(IMP)相作用生成腺苷酸代琥珀酸,后者在裂解酶作用下分裂成延胡索酸和腺嘌呤核苷酸(AMP)。腺嘌呤核苷酸在腺苷酸脱氨酶催化下水解脱掉氨基,生成次黄嘌呤核苷酸。这一反应过程称为嘌呤核苷酸循环(图 1 - 2 - 12)。此外,脑及肝脏中的 AA 也以此种形式脱氨,脑组织中 50% 的氨来自嘌呤核苷酸循环。

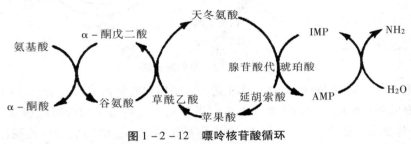

图 1 - 2 - 12　**嘌呤核苷酸循环**

2. 氨的去路　氨(NH_3)对人体神经系统具有毒性影响。正常情况下,经脱氨基作用脱下来的 NH_3 通过鸟氨酸循环生成无毒物尿素和合成谷氨酰胺两条途径迅速分解,不会发生堆积造成对身体的危害。

(1)鸟氨酸循环生成尿素　由于肝细胞内含有尿素合成酶,氨的主要代谢去路是在肝脏合成尿素。鸟氨酸循环的反应过程分为 4 个阶段:①首先在肝细胞内合成氨基甲酰磷酸(反应 1)。②其次在鸟氨酸氨基甲酰转移酶催化下将氨基甲酰基转移至鸟氨酸生成瓜氨酸(反应 2)。③然后在精氨酸代琥珀酸合成酶催化下合成精氨酸(反应 3、4)。④最后在精氨酸酶作用下水解生成尿素(反应 5)。鸟氨酸可重复上述反应,构成鸟氨酸循环(图 1 - 2 - 13)。

尿素生成的总反应可简要表示如下:

$$2NH_3 + CO_2 + 3ATP + 3H_2O \longrightarrow CO(NH_2)_2 + 2ADP + AMP + 3Pi + PPi$$

(2)谷氨酰胺的合成　肝脏、肌肉、脑等组织中含有谷氨酰胺合成酶,在 ATP 供能的情况下,氨与谷氨酸结合成无毒的谷氨酰胺,后经血液运送到肾小管细胞内,被谷酰胺酶水解为谷氨酸和氨。后者与原尿中的 H^+ 结合形成铵盐随尿排出。所以,谷氨酰胺是体内储氨、运氨以及解除氨毒性的一种重要方式。此外,氨可经 α - 酮戊二酸氨基化生成谷氨酸,谷氨酸与其他 α - 酮酸进行转氨基作用,合成非必需 AA。氨还可参加嘌呤碱及嘧啶碱等化合物的合成。

3. α - 酮酸的代谢　AA 脱氨基后所生成的 α - 酮酸有以下三条代谢途径:

(1)生成非必需 AA　α - 酮酸的氨基化需经联合脱氨基作用的逆过程合成非必需 AA。而 α - 酮戊二酸则在谷氨酸脱氢酶作用下直接氨基化生成谷氨酸。

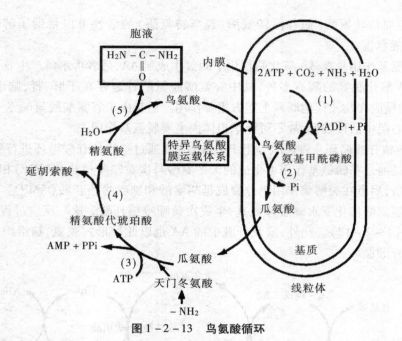

图 1 – 2 – 13　鸟氨酸循环

（2）氧化供能　α–酮酸在体内可通过三羧酸循环彻底氧化成 CO_2 和水，并释放能量。

（3）转变成糖和脂肪　体内多数 AA 脱去氨基后生成的 α–酮酸可经糖异生途径生成糖，这些 AA 称之为生糖 AA。也有些 AA 如亮氨酸可转变为乙酰辅酶 A 或乙酰乙酸，称之为生酮 AA。生酮 AA 可通过脂肪酸合成途径转变为脂肪酸。

综上所述，蛋白质在体内的分解代谢归纳成图 1 – 2 – 14。

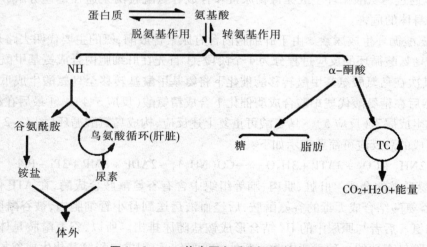

图 1 – 2 – 14　体内蛋白质分解代谢的过程

（二）运动时蛋白质代谢

正常情况下成人体内蛋白质处于稳定转换状态，蛋白质分解的速率等于合成速率，绝大多数蛋白质的数量保持不变。长时间运动时 AA 的氧化速率超过合成速率，且糖异生速率也加快，代谢总量远超过机体游离 AA 的库存总量。长时间耐力运动的中期和后期，由于体内糖原大量被消耗，引起蛋白质分解代谢进一步增强。蛋白质分子分解成 AA 后除经过糖异生作用维持血糖稳定外,AA 的直接被氧化和促进脂肪酸的被氧化利用,对维持运动能力起重要作用。

1. 运动中游离氨基酸库的变化 人体各组织中含有少量的游离 AA,主要来自组织蛋白质的分解、食物蛋白质的分解以及由体内糖代谢的中间产物转变生成。这些不同来源的 AA 在体内组成游离 AA 库,共同参加各种代谢。

(1)人体游离氨基酸库 游离 AA 分布于体内各组织,但总量较少,贮量也存在很大差异。骨骼肌和肝脏是重要的游离 AA 库,大约有 80% 左右的游离 AA 存在于骨骼肌内,肝脏内约含 10% ,肾脏含 4% 左右,血浆游离 AA 仅占 0.2% ~ 6% 。从游离 AA 库的分布情况分析,骨骼肌和肝脏是蛋白质、AA 代谢旺盛的部位,运动中和运动后肝脏内除谷氨酰胺外,各种游离 AA 含量明显增多。血浆游离 AA 浓度反映了骨骼肌和肝脏蛋白质代谢和 AA 的变化。

(2)运动对游离氨基酸库的影响 运动引起 AA 和蛋白质代谢变化时,游离 AA 库的组成、分布和数量也发生相应改变。

1)肌肉游离氨基酸 运动肌内含量增多的 AA 主要有支链 AA、苯丙氨酸、酪氨酸和天门冬氨酸,含量下降的 AA 主要是谷氨酸、谷氨酰胺和丙氨酸。谷氨酸浓度下降,表明肌内 AA 的转氨和氧化作用加强。血液 AA 浓度的变化反映游离 AA 库动态平衡的改变,但不能提供 AA 代谢流通的情况。绝大多数 AA 在运动期间不发生堆积,是由于 AA 从净蛋白质降解的部位动员出后,随血液流至被利用的部位进一步代谢的缘故。

2)血浆游离氨基酸 血浆游离 AA 是体内 AA 在各组织器官之间转运的主要形式,其浓度体现肌肉和内脏之间 AA 的动态平衡。正常人体空腹状态血浆游离 AA 的浓度大约为 2mmol/L。运动时血浆游离 AA 浓度变化程度决取于运动强度和持续时间。60 分钟以内的持续运动,血浆 AA 总量基本不变。由于运动时组织器官中进入血液中的游离 AA 主要是丙氨酸,骨骼肌和心肌都相应增加释放丙氨酸到血液中,且骨骼肌释放丙氨酸的速度与运动强度成正比关系,比安静状态增加 50% ~ 500%,而其他种类的 AA 浓度却无实质性的变化。在超过 2 小时的中等强度持续运动中,血浆 AA 总量有所下降,类似饥饿状态。有趣的是,在 3.75 小时,50% 最大摄氧量强度运动期间,不管给运动员进食多少,都观察不到血浆 AA 总量下降,但血浆酪氨酸浓度仍持续上升,增加量与运动时间相关,这反映蛋白质净分解持续增长,与此同时 AA 的代谢利用也相应增长,使血浆 AA 总量减少。

2. 运动中参与能量代谢的氨基酸 长时间大强度运动时 AA 的氧化增强,AA 氧化供能首先通过 α - 酮戊二酸的转氨基作用,除去氨基,生成 α - 酮酸进入糖有氧代谢产能途径。运动时参与氧化供能的 AA 主要有两大类,一类包括丙氨酸、谷氨酸、天门冬氨酸。这类 AA 经转氨基作用后,直接转变成糖、脂代谢的中间产物,进入相应的代谢过程彻底氧化;另一类是支链 AA,这类 AA 经转氨基后,生成的碳链骨架需要经历一系列反应,最终成为丙酮酸、乙酰辅酶 A 或三羧酸循环的中间产物。

(1)丙氨酸、谷氨酸、天门冬氨酸氧化 肝脏和肌肉内含有丰富的转氨酶,丙氨酸、谷氨酸、天门冬氨酸通过相应转氨酶的催化,脱去氨基,直接转变成丙酮酸、α - 酮戊二酸和草酰乙酸。

丙酮酸和 α - 酮戊二酸直接在三羧酸循环中氧化,草酰乙酸则在磷酸烯醇式丙酮酸激酶的作用下变成磷酸烯醇式丙酮酸,进而转变成丙酮酸进一步氧化。运动时磷酸烯醇式丙酮酸激酶的活性迅速上升,这是提高 AA 转化和氧化能力的重要机制(图 1 - 2 - 15)。

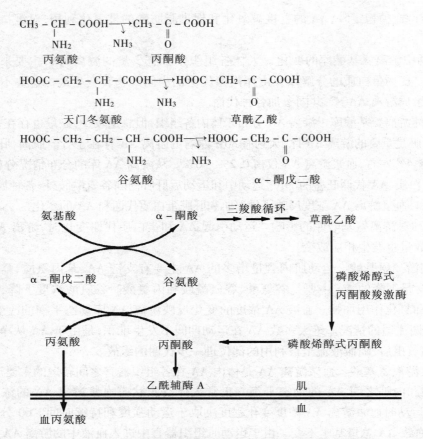

图 1 - 2 - 15　骨骼肌中氨基酸转变成丙酮酸、丙氨酸示意图

耐力训练引起 AA 氧化的适应性变化,表现为转氨基作用加强,丙氨酸氧化成 CO_2 和水的速度加快;谷氨酸脱氢酶的活性增高,嘌呤核苷酸循环速率加快,使谷氨酸氧化脱氨基加强,所以低强度持续运动时肌肉谷氨酸浓度下降明显。

(2)支链氨基酸的氧化　支链 AA 包括亮氨酸、异亮氨酸、缬氨酸三种人体必需的 AA,在运动过程中发挥着重要的能量供给作用。

1)骨骼肌　骨骼肌中催化支链 AA 分解的特异酶支链 α - 酮酸脱氢酶含量占全身总量的 60% 左右,因此,骨骼肌是氧化支链 AA 的主要部位。在安静状态,人体骨骼肌支链 AA 氧化供能占总能耗的 14%;在运动时,特别是长时间持续运动时,支链 AA 在骨骼肌中的能量供给比重明显上升。每分子亮氨酸、异亮氨酸和缬氨酸彻底氧化时可分别合成 42、43 和 32 分子 ATP,在运动时的能量代谢中占有重要地位。

2)肝脏　运动时,肝内蛋白质分解加快,有明显量的支链 AA 释放入血。同时,运动肌内支链酮酸生成增多。在 4 小时低强度耐力运动中,人体内支链 AA 氧化供能约占 AA 供能总量的 60%。亮氨酸是惟一的生酮 AA,实验证实运动时血浆亮氨酸浓度虽然与安静时相同,但是机体氧化亮氨酸速率却提高 2.4 ~ 30 倍,且与运动强度和血浆丙氨酸、谷氨酰胺浓度成比例。业已证明,亮氨酸在丙氨酸、谷氨酰胺合成中起重要作用,运动时肌肉释放丙氨酸、谷氨酰胺的数量增多。据推测人体运动时亮氨酸氧化量的 50% 来自血浆,其余主要由肌细胞内提供。

(3)其他氨基酸的氧化　运动时支链 AA 氧化增强,尚不能证明各种 AA 氧化同步发生增强。例如实验证实人体耐力运动时,赖氨酸氧化不受影响。此外,耐力训练还能导致某些 AA 代谢的适应性变化。发现训练鼠肌内谷氨酸 - 丙酮酸转氨酶活性提高,提示转氨作用增强,生成丙氨酸能力提高;苹果酸脱氢酶活性上升 50%,有利于促进三羧酸循环中间产物转换丙酮酸的能力,从而提高 AA 氧化。

3. 氨基酸的糖异生作用　耐力运动时,AA 还通过糖异生作用合成葡萄糖以补充运动中所消耗的能量。耐力运动早期(<1 小时)血糖的基本来源是肝糖原,但在更长时间的运动中,糖异生代谢逐渐起重要的作用。在生糖各种 AA 中,由丙氨酸合成的葡萄糖占糖异生总量的 20% ~25%,占肝脏葡萄糖输出量的 5% ~8%。因此,丙氨酸经由葡萄糖 - 丙氨酸循环是葡萄糖合成的一个重要途径。

(1)葡萄糖 - 丙氨酸循环　丙氨酸是主要的 AA 糖异生原料。运动中骨骼肌丙氨酸释放量增加 50% ~100%,且与运动强度成正比。在骨骼肌游离 AA 库中,丙氨酸仅占总量 4.4%。动物实验证明,运动时肌肉并没有出现含丙氨酸丰富的蛋白质选择性分解,故认为运动时骨骼肌中必然存在丙氨酸的合成代谢过程。事实上,运动中骨骼肌内的糖分解过程活跃,丙氨酸的浓度迅速升高,其中大部分丙氨酸进入线粒体氧化或还原生成乳酸,还有一部分丙氨酸经过谷丙转氨酶的转氨基作用生成丙酮酸,所以运动时血液中丙氨酸与丙酮酸浓度呈现同步增高。丙氨酸进入血液后被运输到肝脏,作为糖异生的底物异生为葡萄糖,后者进入血液维持血糖正常水平,并被骨骼肌吸收和利用。由此骨骼肌内葡萄糖或肌糖原分解生成的丙酮酸,经 AA 的转氨基作用生成丙氨酸,丙氨酸进入肝内异生为葡萄糖,并再回到肌肉中的代谢过程,称为葡萄糖 - 丙氨酸循环(图 1 - 2 - 16)。丙氨酸生成时的氨基来自谷氨酸,由谷丙转氨酶催化将谷氨酸分子中的氨基转给丙酮酸以生成丙氨酸。除了谷氨酸

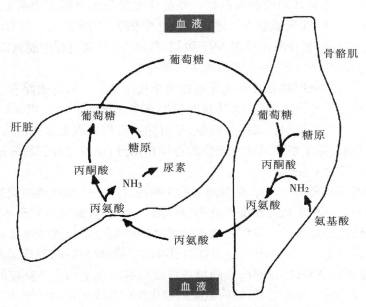

图 1 - 2 - 16　**葡萄糖 - 丙氨酸循环**

外,如亮氨酸、异亮氨酸和缬氨酸等支链氨基与丙氨酸的生成也有密切关系。这些 AA 大多先将氨基转给 α-酮戊二酸使之转化为谷氨酸,使谷氨酸成为调控丙氨酸生成的重要中间过程。

(2)葡萄糖-丙氨酸循环在运动中的生理意义 运动时丙氨酸在骨骼肌内合成,关系到其他 AA 氧化和乳酸代谢,丙氨酸在肝脏转换,关系到有毒的氨的处理和再生葡萄糖。所以,运动时葡萄糖-丙氨酸循环对维持运动能力具有积极意义。

1)将运动肌中糖无氧分解的产物丙酮酸转变成丙氨酸,防止肌细胞内丙酮酸浓度升高,减少乳酸生成量,起着缓冲内环境酸化和保障糖分解代谢畅通的作用,有利于延缓运动疲劳的产生。

2)将运动肌中 AA 的 α-氨基转移给丙酮酸合成丙氨酸,以无毒的形式转运到肝内解毒,避免血氨过度升高,有利于维持运动能力。

3)将运动时骨骼肌释放的丙氨酸运送到肝脏,经过糖异生作用生成葡萄糖,维持血糖浓度稳定,提供运动肌的能量需求,保证运动的可持续性。

4. 运动时骨骼肌的氨代谢 氨的产生与人体的运动有密切关系。运动时机体需要消耗 ATP,一磷酸腺苷在腺苷酸脱氨酶作用下,生成次黄嘌呤核苷酸(IMP)和氨。

$$AMP + H_2O \xrightarrow{\text{腺苷酸脱氨酶}} IMP + NH_3$$

肌肉剧烈收缩时,ATP 浓度可降低到原水平的 60% 左右,ADP 浓度升高 20 倍,AMP 浓度可高约 700 倍。由于 AMP 对肌肉有一定毒性,对肌肉运动不利,故当其量升高时即经腺苷酸脱氨酶催化水解生成 NH_3 和 IMP,解毒后肌肉内的腺苷酸、IMP 可又重新生成 AMP 以及三羧酸循环的中间代谢物延胡索酸及 NH_3,以利于运动的需要。

(1)血氨 氨能够透过细胞膜,在体内大量集聚会产生毒性作用。正常情况下,血氨为 6~36μmol/L。

1)来源 氨的来源有外源性和内源性。外源性主要是来自肠道细菌分解的蛋白质腐化,每天约产生 4 g 左右,是安静状态人体血氨的主要来源。内源性来自谷氨酰氨的脱氨基、谷氨酸的氧化脱氨、嘌呤核苷酸循环中 AMP 脱氨、其他 AA 代谢过程中脱氨以及单氨类神经递质在单氨氧化酶催化下脱氨,与人体的运动状态有关。

2)廓清 人体必须及时将氨转变成无毒性物质排出体外。氨的去路有三条:①在肝脏经鸟氨酸循环合成尿素排出体外,占人体排氨量的 60% ~90%。②合成 AA 和一些含氮化合物。③在脑、肝、肌肉等组织合成谷氨酰氨,是解除氨毒性的重要途径。运动时骨骼肌能释放较多的谷氨酰胺,除了解除运动时产生的毒性作用外,也参与肝脏的尿素合成;运动后的恢复期中还可用于 AA 合成。

3)血氨增高与运动能力 NH_4^+ 是糖酵解的主要限速酶——果糖磷酸激酶的激活剂,嘌呤核苷酸的脱氨对运动初期加速糖酵解有积极作用。所以,短时间的激烈运动骨骼肌中氨的生成和运动强度有密切关系。激烈运动或持续性运动均可以导致高氨血症,血氨增高是引起中枢性疲劳的因素之一。严重的高血氨明显抑制中枢神经系统,导致运动能力下降,思维连贯性差,严重者出现昏迷。此外,氨的增高可以影响许多生物化学反应的正常进行,如降低丙氨酸的利用和减少摄氧量,抑制丙氨酸的羧化作用和线粒体的呼吸作用,危及三羧酸循环的正常进行。

（2）血尿素 尿素是蛋白质代谢的终产物。在蛋白质和 AA 的代谢过程中,先脱下氨基,氨经由鸟氨酸循环转变成尿素,尿素经肾脏排出体外。安静状态下尿素的生成和排泄处于平衡状态;当运动时蛋白质和 AA 分解代谢增强,尿素产生增多。一般来说,30 分钟以内的运动血尿素变化较小,只有在长时间大强度运动时,血尿素明显增高。运动可以通过以下机制导致血尿素的增高:①葡萄糖 – 丙氨酸循环增强,转运至肝内的丙氨酸增多,尿素产生增多。②运动加快了肌肉内酶的新陈代谢,其分解代谢的最终产物尿素增多。③长时间激烈运动,肌肉内能量平衡遭到破坏,ATP 不能及时合成,生成的 AMP 在肌肉内脱氨基转变为尿素,使其增多。④运动时肾脏血流量减少,尿素廓清速度减慢,致使尿素在血液中潴留。

五、运动与非热能营养素代谢

营养素包括热能营养素和非热能营养素,前者是指在体内承担能量供应的营养素,如糖、脂肪和蛋白质;后者是维持正常人体生命活动所必需的一类营养素,虽然在体内代谢过程中不直接供能,却是能量物质代谢过程中不可缺少的物质,如水、无机盐和维生素。

（一）运动与水代谢

水是一种营养素,是所有营养中最重要的一种,也是人体内含量最多的成分。水是体液的主要成分,是生命内各种化学反应的介质,对于生命不可缺少的许多化合物都由于其溶于水而得以利用。在人体,年龄越小体内含水量越多。胚胎约含 98% 的水分,成人体液约占体重的 60% 左右,其中细胞外液约占体重的 20%,细胞内液约占体重的 40%。体液广泛分布于细胞内外,构成人体内环境。人的体液由水、电解质、低分子有机物和蛋白质等组成,其中水占 90% 以上。水是生命的介质,体内缺水不仅影响运动能力,严重时甚至危及生命。

1. 水的生物学功能 水是仅次于氧气的维持生命所必需的物质,人体只有在水分充足时才能维持良好的细胞代谢功能,调节体温,获得最佳体能。人体水分的含量与人体的体表面积成正比,因此,水分对机体的散热功能和血容量的调节具有特别重要的作用。

水具有下列重要的生物学作用:

（1）构成体液 是维持生命和保持每个细胞外型,以及构成每一种体液所必需的物质。

（2）生物化学反应的场所 水作为各种物质的载体,参与物质的消化吸收、生物氧化并运走废物,保证代谢能正常进行。机体内的大部分生物化学反应都是在细胞中进行的,并由此完成各种新陈代谢和生理活动。

（3）调节体温 体温的调节可以通过蒸发、排泄、对流、辐射等方式进行,其中以水为媒介的散热方式有蒸发、排泄和对流。水的比热大,蒸发热也大,1g 汗液在 37℃时完全蒸发可散发 0.58kcal（1cal = 4.1868J）的热量,所以蒸发少量的汗就能散发大量的热。此外,水的流动性大,随血液迅速分布全身,细胞内液、组织间液和血液之间的交换非常快。因此,机体运动时产生的热量可以为水吸收,同时通过皮肤汗液散热,使体温下降,故对调节体温相对稳定十分有效。

（4）维持水电解质平衡 在细胞内外分布的各种无机盐、蛋白质和氨基酸等各具特色,其中水的含量多少关系到体液各部分合适的容量、分布和组成,与渗透压平衡、酸碱平衡以及电荷平衡保持相对稳定有密切的关系。

（5）参与脏器生理功能的调节 关节液对于关节活动起润滑作用,对人体组织和器官起到一定的缓冲保护作用;食道与胃肠道保持湿润有助于食物的吞咽和蠕动及残渣的排泄;保持肺泡湿润,有助于气体交换;眼房液有助于眼球的运动;内耳的淋巴液有利于声波的传导。

事实上,水是一切生命唯一必需的物质,没有空气,某些生物体可以活着,然而没有水任何生物都不能生存。如果缺水,成年人只能存活 4~5 天。

2. 影响水平衡的因素 体内水的含量不足或过剩都不利于健康。机体一般具备了调节体液平衡的能力。正常情况下,口渴提供了缺水信号,而多余的水主要从尿、汗中排出。尽管体内水的平衡一般可以由机体控制,但是,还要受下列一些因素的影响。

(1)年龄 随着年龄的增大,对水的需求量也逐步下降,成年人每天水的正常流通率占总体水的 6% ;而婴儿期大约是 15% ,因为婴儿相对于体重的表面积较大,皮肤失水量也就大;婴儿肾脏浓缩尿的能力不如成人。

(2)体力活动 体力活动会引起体内水分丢失增加。为了防止机体过热,通过排汗和增加呼吸道水蒸汽的排出来维持体温平衡。虽然排汗丢失了相当量的钠,但是水的丢失更显著。失水量超过体重的 2% 时,如果不补充失水,体力会下降 10%~15% ;失水量超过体重的 5% 时,运动能力可下降 10%~30% 。

(3)温度 高温环境下体力活动的增加会使皮肤和肺的排水量增加 3~10 倍。在炎热干燥的天气下,人体生存所需要的水量也相应增加。长时间体力活动而出汗过多会引起失水,如不予补充水就会发生中暑,使人体功能衰竭。在炎热的环境里进行剧烈运动,很快会出现严重的缺水症状,必须随时补充水分,以保持体力。

3. 水的补充 人体每日从食物和饮料中获取所需水分,对于成人而言,每人每天估计从食物中摄取约 1000ml 的水,从饮料中获取约 1200~1500ml 的水,此外,体内代谢约产生 300ml 的水。人体每排泄 1 g 代谢废物需耗水 15ml 作为溶剂。成年人正常每日排泄 35 g 废物,每天至少排尿 500ml ,这也是人体的最低尿量。此外,人体每天约分泌消化液 8300ml ,在食物消化吸收的过程中基本上又全部收回,如果发生长时间呕吐或腹泻时,则会丧失大量的消化液。

一次大强度、大运动量训练的排汗量可高达 2000~7000ml ,如果不及时补充水分,会导致人体运动能力的明显降低,严重者危及生命。补充机体所需要的水分可以通过三个途径:①饮用水和饮料。②吸收固体食物中的水。③吸收脂肪、糖和蛋白质分解时产生的代谢水。一般成人每天需水量为 2000~2500 ml,运动时饮水量需要根据年龄、气候、运动强度等来定,总的原则是少量多次,既可预防失水,又可避免增加胃、心脏、肾脏的负担,反之则会影响运动能力。为了预防运动时缺水,可在运动前饮水 300~500 ml。运动中饮水也应少量多次,1 小时不宜超过 800ml,水温以 8℃~12℃ 为宜。

(二)运动与无机盐

无机盐是人体内的组成部分,总量约占体重的 5% ,总储存量约 43~44g/kg 体重。其中含量较多的有钙、镁、钾、钠、磷、硫和氯 7 种元素。每日体内需要量在十分之几克到几克,称为常量元素。其他元素机体每日需要量从百万分之几克(μg)到千分之几克(mg),称为微量元素。已知人体必需的微量元素有铬、钴、铜、氟、碘、铁、锰、钼、硒、硅和锌等。六分之五的无机盐储存于骨骼内。

无机盐虽不供给能量,但对维持机体正常功能具有重要的作用。其生物学作用有:①人体组织成分的重要原料,如骨骼、牙齿等。②维持渗透压平衡,调节细胞内外水分子的转移和物质交流。③维持酸碱平衡,稳定内环境。④维持神经肌肉的兴奋性,保持正常的应激能力。⑤激活酶和激素,参与物质代谢。此外,运动能力与无机盐也有密切的关系,运动员为了提高运动能力,可通过饮用各种无机盐饮品,以预防过量的无机盐丢失。

1. 人体无机盐分布与组成

(1)体液中无机盐分布 人体液中含有大量的电解质,对维持人体内环境的渗透平衡和酸碱平衡起着重要的作用(表1-2-3)。其中各系统中的阳离子与阴离子总数相同,以保持电荷平衡,维持体液的电中性。组织间液中无机盐的种类和血浆完全相同,但蛋白质含量远低于血浆。故而血浆的胶体渗透压可以使水和小分子化合物从组织间液进入血浆,保证血浆容量的稳定以及血浆和组织间液之间的物质交换。从离子分布来看,细胞内液和细胞外液截然不同。细胞内液中阳离子以 K^+ 为主,阴离子以 HPO_4^{2-} 和蛋白质为主。细胞内液中的蛋白质含量又多于血浆,这有利于细胞内和细胞间液之间的物质交换。

表1-2-3 **人体体液的电解质分布**

电 解 质		血浆(mmol/L)	组织间液(mmol/L)	细胞内液(mmol/L)
阳离子	Na^+	142	147.0	15
	K^+	5	4.0	150
	Ca^{2+}	5	2.5	2
	Mg^{2+}	3	2.0	27
	总量	155	155.5	194
阴离子	HCO_3^-	27	30.0	10
	Cl^-	103	114.0	1
	HPO_4^{2-}	2	2.0	100
	SO_4^{2-}	1	1.0	20
	有机酸根	6	7.5	
	蛋白质	16	1.0	63
	总量	155	155.5	194

(2)其他主要部位无机盐分布 人体骨骼中含有丰富的钙、磷、镁等无机盐,构成骨骼的主要无机成分如羟磷灰石结晶。骨骼在维持细胞外液钙、磷的含量方面起着重要的作用。人体骨骼肌中也储存一定数量的 Ca^{2+},并参与骨骼肌的收缩和控制。

2. 缓冲液 在生命活动过程中,体内不可避免地会产生含酸性的代谢产物如碳酸、乳酸等和碱性物质如 HCO_3^-、HPO_4^{2-} 等,正常情况下,机体能够处理酸、碱性物质的含量和比例,维持体液 pH 值的恒定范围,称之为酸碱平衡。

酸是指释放出 H^+ 的物质,是 H^+ 的供体,如碳酸、磷酸、盐酸、硫酸等。碱是指能够接受 H^+ 的物质,是 H^+ 的受体,如 HCO_3^-、OH^- 等。在普通膳食条件下,正常人体内酸性物质的产量远远超过碱性物质。因此人体在生命活动过程中不断遭受酸或碱性物质的侵袭,但人体能够通过体内的调节机制来维持酸碱的平衡。这种调节机制主要是依赖于各组织内的缓冲系统以及肺的呼吸和肾脏的排泄来完成。所谓缓冲系统是由一种弱酸及其弱酸盐所组成的,具有缓冲酸碱能力的混合溶液。体内主要存在着三对缓冲系统,即碳酸盐缓冲系统、磷酸盐缓冲系统和蛋白质缓冲系统(表1-2-4)。通常人体的电解质处于相对比较恒定的状态,在短时间激烈运动时,体内不发生电解质明显的丢失;在热环境下长时间运动时,大量出汗可以造成电解质的大量丢失,必须及时补充电解质,保持酸碱平衡,防止机体因内稳态失调而影响运动能力。

表 1-2-4 体液缓冲系统

组织	pH 值	缓冲系统	弱酸	弱酸盐
血浆	7.35~7.45	碳酸氢钠/碳酸	H_2CO_3	$NaHCO_3$
		磷酸氢二钠/磷酸二氢钠	NaH_2PO_4	Na_2HPO_4
		蛋白质钠盐/蛋白质	蛋白质	蛋白质钠盐
红细胞	7.35~7.45	碳酸氢钾/碳酸	H_2CO_3	$KHCO_3$
		磷酸氢二钾/磷酸二氢钾	KH_2PO_4	K_2HPO_4
		血红蛋白钾盐/血红蛋白	血红蛋白	血红蛋白钾盐
		氧合血红蛋白钾盐/氧合血红蛋白	氧合血红蛋白	氧合血红蛋白钾盐

3. 几种重要的无机盐

(1)钙 是人体内最丰富的无机盐,占无机盐总量的40%,成人体内含钙总量为1200g。99%的钙以磷酸钙和碳酸钙等形式构成骨骼、牙齿,并维持骨的强度。其余1%广泛分布在软组织细胞和细胞外液中。钙有重要的生理功能:①调节肌肉的收缩和舒张。②维持神经冲动的传递。③参与凝血过程。④参与许多激素的分泌和激素释放因子。⑤激活肌细胞内的 ATP 酶。⑥分解脂肪的酶等。体内所有的钙都来自食物,钙的日摄入量依个体差异而定,并有不同的标准。运动时通过排汗丢失的钙较多,故每日补充的钙量应略多些,约为1~1.25g。奶类、豆类、蔬菜、海带等食品中含有丰富的钙。

(2)磷 占成人体重的1%,约为体内无机盐总量的四分之一。80%的磷以无机盐形式与钙结合组成骨骼和牙齿,其余20%以有机结合的形式分布于软组织细胞及体液中。磷与钙两者之一无论缺少或过多都会干扰另一元素的正常利用,通常以一定的比例存在于血清中。磷存在于全身的每一个细胞中,有着十分重要的功能:①参与几乎所有的代谢反应,如能量转移需借助腺苷三磷酸和肌酸磷酸、脂肪酸的运输有赖于磷脂等。②构成核糖核酸(RNA)和脱氧核糖核酸(DNA)。③是维持渗透压和酸碱平衡的重要元素。④参与许多重要酶系统的组成。磷比钙容易吸收,吸收率达70%,几乎所有食物都含磷,缺磷是极少见的。运动时体内磷代谢过程加强,从尿中排出磷酸盐也增多。可在膳食中适当增加含磷的食物,如奶类、蛋类、肉类等的供应。但过量的磷酸盐会引起低血钙,导致神经兴奋性的增强,发生手足抽搐和惊厥。

(3)铁 成人体内仅含铁约3~5g,其中70%的铁以血红蛋白形式存在,其余的大部分以铁蛋白和含铁血红素的形式储存在肝脏、脾脏和骨髓中。其重要的生理功能是血红蛋白、肌红蛋白、过氧化氢酶和过氧化物酶等多种酶的重要成分,在氧气的转运和细胞呼吸上起着重要作用。人体对膳食中铁的吸收率存在差异,肉类为30%,鱼类为15%,谷类、蔬菜中的铁仅10%可被吸收。铁的缺乏较任何其他营养素的缺乏都要普遍。剧烈运动时铁量丢失增加,肌肉重量的增加对铁的需求也会增加,故运动员要注意铁的补充,每日需10~40mg。动物肝脏、蛋类、绿叶蔬菜等食物中都含有丰富的铁。

(4)氯和钠 成人体内钠总含量为每 kg 体重约1g,其中50%在细胞渗透压、水平衡和酸碱平衡中起主要作用。钠离子(Na^+)又是胰液、胆汁、汗液和眼泪的组成成分,钠与肌肉收缩和神经功能密切相关,并对糖类的吸收起特殊作用。氯离子(Cl^-)被用于产生胃酸,帮助维生素 B_{12} 和铁的正常吸收,参与淀粉酶的激活,抑制随食物进入胃内的微生物的生长。氯和钠的主要来源是食盐,机体对氯的需要量约为钠的一半,正常情况下,成人每天有 1.1 ~ 3.3g 食盐(氯化钠)足以满足需要。运动时大量出汗,丢失盐分较多,如跑一次马拉松丢失氯化钠达 15g 之多。运动中缺盐时会软弱无力,容易疲劳,严重时发生肌肉痉挛、恶心、头痛。但长时间饮食盐分过多,易诱发高血压,也可造成浮肿。因此,除非剧烈运动或大量出汗,不必增加食盐量。

(5)钾 约占体内无机盐含量的 5%,人体内无机盐元素除钙和磷外,钾位居第三。98% 的钾存在于细胞内,其生理功能:①维持细胞内的渗透压和酸碱平衡。②帮助营养物质在细胞内外的转移。③参与糖原和蛋白质代谢。④维持细胞内某些酶的活性。血钾过高时,会引起肌肉张力降低,心肌收缩无力;缺钾可引起心律失常,肌肉衰弱和烦躁。在高温下运动时,汗钾与尿钾排出总量可达 6g/d。因此,运动员每天需钾量为 1 ~ 5g,正常膳食钾的摄入量即可满足要求。

(6)镁 在成人体内含量约 20 ~ 30g,其中 60% 以磷酸盐的形式存在于体液内,肝与肌肉内镁浓度最高。其生理功能是:①是骨与牙齿的组成成分。②参与多种酶的激活,尤其是可激活将磷酸根从 ATP 向 ADP 的转移。③缓解神经冲动和肌肉收缩,与钙的兴奋作用相拮抗。镁摄入过多会扰乱钙、磷代谢,而镁缺乏则易引发肌肉痉挛和心率过快。镁广泛地分布于各种食物中,运动员每日约需 300 ~ 500mg,正常膳食可满足日需要量。

(7)硫 在体内约占体重的 0.25%,成年男性约为 175g。身体的每一个细胞都含有硫,唾液、胆汁、激素和胰岛素中均含有硫,毛发、皮肤和指甲中硫的浓度最高。其生理功能:①是胱氨酸、半胱氨酸和甲硫氨酸的组成成分。②合成胶原。③是维生素 B_1 和生物素的成分并参与脂肪代谢。④是辅酶 A 的成分并参与能量代谢。⑤解毒作用,一些含硫化合物可将有毒物质,如酚类和甲酚类物质,转化为无毒的形式,然后从尿排出。富含硫的食物有蛋类、鱼类、肉类、谷物、豆类等。

(8)锌 人体内约含 2 ~ 4g 锌,是除铁之外含量最高的微量元素。锌在体内分布广泛,皮肤、毛发和指甲中均有较高的含锌量,肝脏、血液含量中则很少。其生理功能:①参与许多酶的组成并与许多酶的活性有关。②参与红细胞运输二氧化碳。③参与骨骼的正常骨化。④参与蛋白质和核酸合成。⑤与味觉敏感性有关。⑥促进创伤和烧伤的愈合。人体每日由尿排出锌约 300 ~ 700μg,锌亦能随汗液排出。锌对运动员十分重要,缺锌是产生赛前紧张综合征的主要原因之一。长时间持续运动和排汗量增多时会引起锌丢失相应增多,补充适量的锌有助于改善运动能力。正常膳食可满足日需要量,但运动员每日应摄入 30 ~ 45mg。锌存在于动物性食品、豆类和小麦中。

(9)铜 成人体内铜总含量为 100 ~ 150mg,以肝、脑、心、肾、胰中含量较高。其生理功能:①是许多金属酶的辅助因子。②参与多种代谢反应。③是许多酶的组成成分如细胞色素氧化酶、超氧化物歧化酶、过氧化氢酶、酪氨酸酶、单胺氧化酶以及抗坏血酸氧化酶等。当体内铜缺乏时就会影响这些酶的活性,导致相应的代谢和生理功能障碍。

(10)铬 是人类必需的微量元素,在糖、脂代谢中起着重要的作用。是胰岛素的辅助因子,能够促进胰岛素发挥效应,因而间接地促进肌肉增长。研究发现,人们缺铬的现象是普遍存在的,运动更将引起铬元素的缺乏。缺铬时会出现类似糖尿病的症状,如口渴、尿频等。

(三)运动与维生素代谢

1. 维生素的分类和功能   维生素是一类具有生物活性、维持人体正常代谢和机能所必需的营养素。维生素的种类很多,化学结构差异很大,通常按其溶解性可分为两大类,一类称脂溶性维生素,另一类称水溶性维生素(表1-2-5)。

表1-2-5   维生素的分类及其主要生理功能

种类		主要生理功能
脂溶性维生素	维生素 A	维持正常视力,保护皮肤,促进骨骼和牙齿正常发育。
	维生素 D	促进肠道钙磷吸收,促进生长和骨骼钙化。
	维生素 E	促进凝血酶系的合成,防止出血。
	维生素 K	与生殖功能有关,抗氧化作用。
水溶性维生素	维生素 C	形成和维持骨胶原,促进伤口愈合,有助于铁的吸收和转移,增强毛细血管壁和血管健康,促进叶酸代谢。
	维生素 B_1	参与 α - 酮酸脱羧作用,抑制胆碱脂酶活性保持神经正常传导。
	维生素 B_2	参与氨基酸、脂肪和糖的代谢,与肾上腺功能有关。
	泛酸	与能量代谢过程密切相关。
	维生素 PP	作为两种重要辅酶的成分,与细胞呼吸有关。
	叶酸	促进正常血细胞形成,与细胞分裂和繁殖有关。
	维生素 B_6	构成转氨酶和氨基酸脱羧酶的辅酶成分。
	维生素 B_{12}	促进红细胞的发育与成熟,是生物合成核酸和蛋白质的必要因素之一。
	维生素 H	在糖脂代谢中起辅酶作用,参与脱羧和脱氨过程。

(1)脂溶性维生素   在脂肪存在的情况下被肠道吸收,可大量存在于体内,过量可致中毒。这类维生素包括维生素 A、D、E、K 等,都不溶于水,只能溶于脂肪及脂肪溶剂如苯、乙醚、氯仿等。食物中常与脂类共同存在,在肠道吸收时也需要脂肪的帮助。

(2)水溶性维生素   随水分在肠道吸收后进入血液,其在体内的贮存量不大,多余的即随尿排出,因此每天都应从饮食中得到补充。这类维生素包括维生素 B_1、维生素 B_2、维生素PP、维生素 B_6、泛酸、生物素、叶酸、维生素 B_{12}、维生素 C 等。维生素复合物在体内通过构成辅酶而发挥其对物质代谢的影响。这类酶在肝内含量丰富。

每种维生素在体内均履行着特殊的功能,它们不构成身体组织,也不供给热能,其营养价值一般是通过组成辅酶或辅基的形式,参与体内的物质和能量代谢。维生素在体内不能合成(维生素 D 除外),必须由食物供给。各种维生素功能各异,不能相互代替。维生素缺乏可以导致一些疾病的发生,如糙皮病、坏血病和脚气病等。

2. 维生素与运动能力   维生素不仅为保证身体健康所必需,有些维生素更直接影响到人体的运动能力,成为提高运动成绩的限制因素。

（1）维生素 B_1　是糖代谢中丙酮酸脱氢酶的辅酶成分,与神经递质乙酰胆碱的合成与分解有关。因此,对维持正常神经肌肉的传导功能具有重要的作用。维生素 B_1 缺乏时,运动后丙酮酸和乳酸堆积,使机体容易发生疲劳,并可引起乳酸脱氢酶和乙二醛酶活性减低,影响心脏功能。当维生素 B_1 充足时,可促进肌肉内磷酸肌酸和糖原的合成,加速运动后血乳酸和丙酮酸的消除,提高耐久力。

（2）维生素 B_2　是构成体内多种呼吸酶的辅酶组成成分,与细胞呼吸的关系密切。缺乏维生素 B_2 直接影响骨骼肌有氧代谢能力,引起肌收缩无力,耐力下降。

（3）维生素 PP　是构成脱氢酶的辅酶,如辅酶Ⅰ（NAD^+）和辅酶Ⅱ（$NADP^+$）,在生物氧化过程中起着传递氢体的作用,参与有氧代谢和无氧酵解供能,与运动时的有氧耐力和无氧耐力有关。运动后参与合成代谢,加快体力恢复。

（4）维生素 B_6　又称磷酸吡哆醛,是氨基酸脱羧酶的辅酶,参与蛋白质的分解和合成代谢,与提高力量训练素质有关。

（5）维生素 C　具有很强的还原性,有可逆的氧化还原作用,参与氨基酸和蛋白质代谢。运动使机体的维生素 C 代谢加强,短时间运动后血液维生素 C 含量升高,但长时间运动后下降。不同运动负荷后,组织中的维生素 C 均表现为减少。运动机体维生素 C 不足时,白细胞的吞噬功能下降。过度训练时,血液中维生素 C 的水平和白细胞吞噬功能都下降。维生素 C 还有提高耐力、消除疲劳和促进伤口愈合的作用。

（6）维生素 A　是形成眼视网膜中视紫红质的原料,具有保护角膜上皮防止角质化的作用。缺乏时肾上腺皮质可萎缩,性功能紊乱。因此,要求视力集中的运动项目,如击剑、射击、滑翔、乒乓球等运动员的维生素 A 不足必然会影响运动能力。

（7）维生素 E　具有抗氧化作用,促进蛋白质的合成和防止肌肉萎缩等生物学作用,可提高肌肉力量。其提高运动能力的机制主要在于通过改善循环系统,使肌肉和心脏组织的微血管舒张,增加动脉血流量,提高组织对氧的利用,减少耗氧量,促进运动耐力的发展。

六、运动时的能量代谢及其补充

生物体内能量的产生、贮存和利用过程,称为能量代谢。从运动生物化学原理分析,运动能力常指运动时能量供应与利用的能力。不同运动能力和功能状态的人,运动过程中体内能量代谢特点也有所不同。因此,应根据不同运动类型时物质代谢和能量代谢的特点,科学地制定运动处方,选择适宜的运动负荷,恢复患者的运动能力,提高健康水平。

（一）运动时能量代谢特点

运动是人体生命活动过程中的一种形式,物质代谢和能量代谢是人体生命活动的基本过程。运动时,肌肉收缩的直接能源是 ATP,肌肉中 ATP 被消耗的同时,必须有新的 ATP 及时补充供能。所以,机体 ATP 再生能力将直接影响运动能力。运动时肌肉的能量供应涉及两个分解代谢与三个供能系统。以无氧分解合成 ATP 的称为无氧代谢供能,以有氧分解合成 ATP 的称为有氧代谢供能。在无氧代谢供能中,又分为磷酸原供能和糖酵解供能两大供能系统。

1. 运动时的能量供应系统　运动时能量代谢常分为三大供能系统,即磷酸原供能系统、糖酵解供能系统和有氧代谢供能系统。

(1)磷酸原(ATP-CP)供能系统 磷酸原供能系统主要由 ATP 和 CP 组成,由于其分子中含有高能磷酸基团,通过转移磷酸基团过程释放能量,所以称为磷酸原,由此构成的供能系统称为磷酸原供能系统。ATP 是肌肉工作时的唯一直接能源。ATP 在骨骼肌中贮量少,在以最大强度运动时,不足维持肌肉做功 1 秒钟。在 ATP 消耗的同时,CP 迅速分解,把高能磷酸基团转给 ADP,使 ADP 磷酸化合成 ATP,以维持 ATP 浓度的相对稳定。由于 ATP 和 CP 分解供能的速度极快,所以,构成的供能系统的输出功率最大,约为 50W/kg 体重,是速度、力量项目运动时的主要供能系统。由于 ATP、CP 在骨骼肌中贮量少(后者为 15~20mmol/kg 湿肌)、供能时间短,最大强度运动时,供能约为 6~8 秒。但磷酸原在运动时最早起动,最快被利用,为激活糖酵解等系统供能提供过渡时间。所以,在短时间激烈运动中,磷酸原供能系统起着非常重要的作用。

(2)糖酵解(乳酸能)供能系统 糖经无氧氧化分解生成乳酸的同时释放能量,使 ADP 磷酸化合成 ATP,这一供能系统称为糖酵解供能系统。在激烈运动时,由于机体缺氧,造成细胞浆中丙酮酸和 $NADH + H^+$ 的大量堆积,在乳酸脱氢酶的催化作用下,还原生成乳酸。乳酸生成后离解成 H^+ 和 L^-,随着运动时间的延长,乳酸生成及堆积增加,内环境 pH 值不断下降,反过来抑制磷酸果糖激酶(PFK)等酶的活性,抑制糖酵解过程。所以,以最大速率糖酵解供能一般不超过持续运动 2 分钟。由于糖酵解过程合成 ATP 的方式是底物水平磷酸化,合成 ATP 的速率较快。所以,糖酵解供能的输出功率较大,是磷酸原供能的一半,约为 25W/kg 体重。糖酵解供能时间比磷酸原长,这对需要速度和速度耐力的运动十分重要,是 1~2 分钟大强度运动时主要的供能系统。

(3)有氧代谢供能系统 在供氧充足的条件下,糖、脂肪、蛋白质等彻底地氧化生成 CO_2 和水,同时释放能量供 ADP 磷酸化合成 ATP,这一供能系统称为有氧代谢供能系统。O_2 是该系统供能过程中的限制因素,由于有氧代谢供能的产物是 CO_2 和水,所以,对供能过程无大的影响,其供能主要受氧和能源物质贮量的影响。从贮能数量而言,人体脂肪贮量可满足任何耐力运动,但脂肪供能也受其他因素的影响。因此,有氧代谢供能系统的供能时间长,是长时间耐力运动时主要的供能系统。由于糖氧化分解时所需的 O_2 比脂肪少,氧化分解供能的速率比脂肪快,所以,糖氧化供能的输出功率比脂肪大,约 12.5W/kg 体重,是脂肪的一倍。对长时间亚极量运动而言,糖的贮量对运动能力有较大的影响。

(4)运动时各供能系统的相互关系 三大供能系统是人体处于不同活动水平上,获氧量不同,代谢特点不同,而进行的紧密相连、不可分割的供能系统。如安静和低强度运动时主要是以有氧代谢为主;随着运动强度的增大,机体动用无氧代谢供能的比例增加,并逐渐转入以无氧代谢供能为主,运动强度越大,机体动用无氧代谢供能的比例就越大。不同性质运动时,机体提供能量的供能系统主次有别,但没有绝对的界限。分析肌肉工作时能量供给的基本过程显示:机体首先是磷酸原供能系统供能,随着糖酵解供能系统供能的加强,逐渐过渡到以糖酵解供能系统供能为主,随着运动时间的延长,又逐渐过渡到以有氧氧化供能系统供能为主(图 1-2-17)。一般来说,运动锻炼可以改善和提高各供能系统的供能能力。

2. 运动时能量供应过程 不同的能源物质分解供能再合成 ATP 的速率不同,其中以贮存在肌肉中的 CP 再合成 ATP 的速率最快;其次是糖的无氧酵解合成 ATP;最后是糖、脂肪、

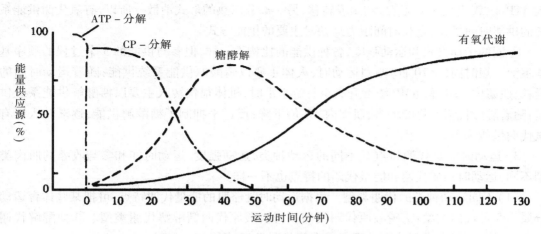

图 1 - 2 - 17　骨骼肌能量供应生化过程的顺序和数量关系

蛋白质的有氧氧化合成 ATP,共同构成了体内运动时能量供应的基本过程。

(1)ATP 直接供能　ATP 分子中含有两个高能磷酸键,在体内高能键水解所释放的自由能可达 8 ~ 12 kcal 或更多一些。ATP 在 ATP 酶的催化作用下,水解释放能量,供肌纤维收缩利用。

$$ATP + H_2O \xrightarrow{ATP\ 酶} ADP + Pi + 能量$$

(2)磷酸肌酸(CP)转化　运动开始时,机体首先是分解贮存在肌肉中的 ATP 供能,当 ATP 分解生成的 ADP 增多,ATP/ADP 比值下降时,随即激活肌酸激酶(CK),催化 CP 分解,把高能键转给 ADP 生成 ATP,使 ATP/ADP 比值升高或保持相对的稳定状态。所以,CP 是体内的快速供能物质,是短时间极限运动时主要的供能物质。

$$CP + ADP \xrightarrow{CK} ATP + C$$

(3)ADP 的缩合　当 ATP 大量被消耗,肌浆中 ADP 浓度升高时,即激活存在肌原纤维附近的腺苷酸激酶,又称肌激酶(MK)。MK 被激活后,催化 2ADP 缩合生成 ATP 和 AMP。

$$ADP + ADP \xrightleftharpoons{MK} ATP + AMP$$

这一反应过程与 CP 分解供能相比,所合成的 ATP 的数量较少。一般认为,这一化学过程缺乏重要的供能价值。但如果用药物抑制 MK 的活性,即使肌肉中存在足量的 ATP 和 CP,仍然相当迅速导致肌肉疲劳。近年的研究揭示 2ADP 缩合过程可能在细胞能量转换中起特殊的调节作用。

(4)糖酵解供能　当激烈运动超过数秒钟,肌浆内 ADP 和 AMP 浓度上升到一定水平时,激活无氧酵解酶系的活性,开始无氧酵解供能。由于糖酵解供能过程不需要氧,其生能的方式是底物水平磷酸化,供能速率仅次于磷酸原供能系统,而供能时间比磷酸原供能系统长,供能最大速率约在 30 ~ 90 秒。所以,是速度耐力项目主要的供能方式。

(5)有氧代谢供能　在体内氧充足的条件下,糖、脂肪、蛋白质等能源物质在有氧代谢酶系的催化下,彻底氧化成 CO_2 和 H_2O,同时释放能量合成 ATP 的过程,称为有氧代谢供能。有氧代谢供能系统是细胞内合成 ATP 的最有效方式,约占细胞生成 ATP 总数的 90%,是生命活动的能量主要来源。在运动时,有氧代谢供能系统所释放的能量一部分用于磷酸化合成 ATP,以 ATP 的形式贮存、利用或转移,另一部分以热的形式消散。所以,有氧代谢供能系统的供能时间最长,是长时间耐力运动时主要的供能方式。

不同的运动方式和运动强度,各种供能的比例不一样,但参与供能的 5 个过程的顺序基本不变。短时间(<10 秒)激烈运动时,人体主要以磷酸原供能系统供能;随着运动时间的延长,肌浆内 ADP 和 AMP 浓度升高至一定水平时,机体很快转入主要以糖酵解供能系统供能;随着乳酸代谢产物的增多,肌肉内 pH 值下降,反过来抑制了糖酵解供能,逐渐转入以有氧代谢供能为主。

3. 运动时能量代谢特点　不同的运动种类,运动强度、运动时间和参与收缩的肌肉类型不同,运动时物质代谢和能量代谢的特点也不一样。

(1)不同运动种类的代谢类型　根据运动时骨骼肌的能量代谢特点,可把某些体育运动分属为 5 种代谢类型:①磷酸原代谢类型。②磷酸原代谢糖酵解代谢类型。③糖酵解代谢类型。④糖酵解和有氧代谢类型。⑤有氧代谢类型(图 1 - 2 - 18)。

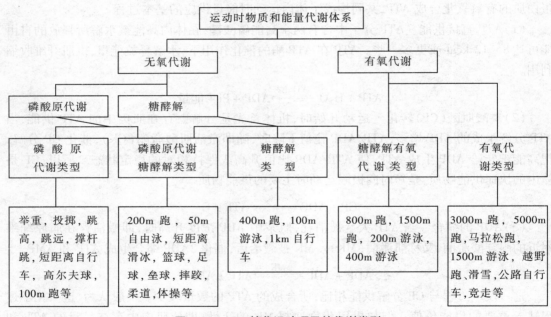

图 1 - 2 - 18　某些运动项目的代谢类型

(2)不同时间全力运动时代谢供能的特点　在运动中各供能系统的供能比例很难确定,但供能系统的最大输出功率与人体运动的最大输出功率基本一致。在 1 ~ 3 秒全力运动中,基本上由 ATP 供能,在 10 秒以内全力运动时,ATP、CP 为主要的磷酸原系统起主要供能作用,持续 30 ~ 90 秒是糖酵解供能为主的阶段,约 2 ~ 3 分钟后,糖有氧供能逐渐增加,超过 3 分钟以上的全力运动,主要由有氧代谢供能。随着运动时间延长,最大功率输出逐渐减少,供能的能源物质相应由糖氧化为主逐渐转变成氧化脂肪供能为主。

(3)不同运动强度的能量代谢特点　由于不同运动项目中起主导作用的能量系统不同,因此,在选择训练方法和掌握运动量时,还必须了解其各种供能代谢分布特点,从而较科学地制订运动训练计划。

（二）运动中的能量补充

运动中能量的补充主要是指营养素的补充，包括糖、脂肪、蛋白质、水、无机盐和维生素等物质。这些物质对维持正常生命活动、维持运动能力、提高运动耐力是不可缺少的。运动中随着能量的不断消耗，必须要有新的能量及时补充，保证机体新陈代谢的正常进行。

1. 合理能量补充有助于提高运动能力和恢复体力　合理的能量补充是运动锻炼的物质基础，对身体功能状态、体力适应过程、运动后体力的恢复及防治运动性疾病具有良好作用。

（1）合理营养提供运动适宜的能源物质　任何形式的运动均以热能的消耗为基础，但体内能源贮备有限，如果无充足的可利用的能源物质，即当体内糖原水平极低时，便不能满足不断合成 ATP 速率的要求。因此需注意摄取含碳水化合物丰富的食物，以保证体内有充足的肌糖原贮备。能源物质在人体内贮存或分解需要一系列辅酶的催化，维生素和微量元素多数是辅酶的组成成分或激活剂，这些营养素即使是轻度缺乏也可影响运动能力。

（2）肌纤维中糖原的水平与运动外伤的发生有直接的关系　有研究报告，当快收缩肌纤维中糖原耗尽时，人体控制及纠正运动的能力受到损害，运动外伤的发生增加；如在运动前提高体内肌糖原的水平及促进运动后糖原的恢复，将起到预防外伤的作用。

（3）合理营养有助于剧烈运动后的恢复　运动能力恢复的关键在于恢复身体的代谢能力，这包括肌肉及肝脏的糖原贮备、关键酶的浓度（维生素 B 复合体及微量元素等）、体液、元素（如铁）的平衡及细胞膜的完整性等。这些代谢能力的恢复主要借合理营养的措施才得以实现。

（4）合理营养可减轻或延缓运动性疲劳　引起人体运动能力下降的常见原因如脱水、体温调节障碍引起的体温增高、酸性代谢产物的蓄积、电解质平衡失调所致的代谢紊乱、能源贮备物的耗损等，均可在合理营养的措施下延缓疲劳的发生或减轻其程度。

2. 物质代谢相互联系　热能性营养物质主要是糖、脂肪和蛋白质，这些物质在代谢过程中的变化是密切相连的。运动时物质的代谢供能种类和数量除取决于运动性质外，还取决于体内糖、脂肪和蛋白质的相对含量，蛋白质代谢或脂肪代谢进行的强度决定于糖代谢进行的强度，反之亦然。糖、脂类和蛋白质之间存在密切的代谢转换关系，是通过它们共同的中间代谢产物来实现的（图 1-2-19）。

（1）糖代谢与脂肪代谢的相互关系　糖代谢的中间产物有乙酰辅酶 A 和磷酸二羟丙酮，前者是合成脂肪酸和胆固醇的主要原料，后者可以转变成甘油。甘油和脂肪酸进一步反应，生成脂肪，所以糖在体内可转变成脂肪。食糖多，缺乏体力锻炼的人容易长胖，正是糖转变成体脂造成的。反之，脂肪很难转变成糖。脂肪水解产物甘油能够转变成磷酸二羟丙酮，进入糖代谢途径，再通过糖异生作用转变成糖。脂肪酸能够氧化生成乙酰辅酶 A，由于乙酰辅酶 A 不能直接转变成丙酮酸，乙酰辅酶 A 转变成柠檬酸是不可逆反应，故乙酰辅酶 A 只能经三羧酸循环转变成草酰乙酸后，才能变成磷酸烯醇式丙酮酸，进一步变成糖。这一系列反应过程步骤复杂，故脂肪酸转变成糖的数量很少。可见，糖可以大量转变成脂肪，但脂肪只能少量转变成糖。

（2）糖代谢与蛋白质代谢的相互关系　氨基酸的碳链可以依靠糖合成，丙酮酸是糖代谢的重要中间产物，丙酮酸经过三羧酸循环可变成 α-酮戊二酸，丙酮酸也可变成草酰乙酸，

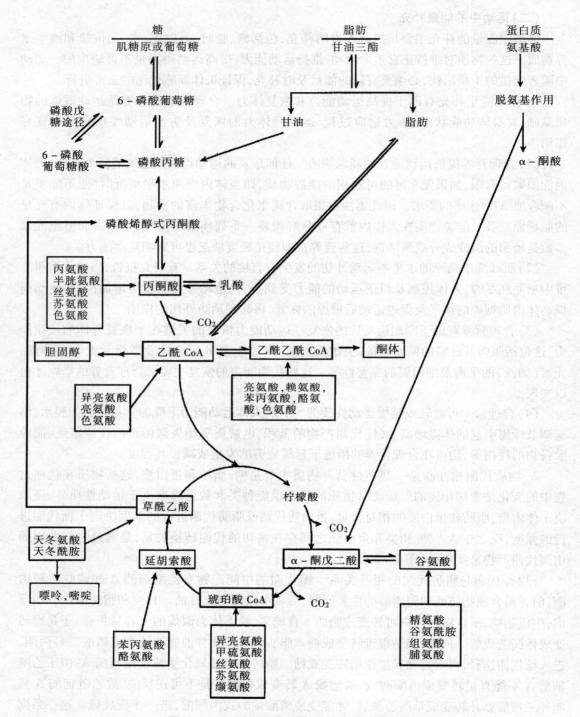

图1-2-19 糖、脂肪、氨基酸代谢之间的关系

此三种酮酸可经氨基化作用或转氨作用分别生成丙氨酸、谷氨酸及天门冬氨酸。由于人体不能利用糖合成必需氨基酸,所以,不能用糖代替食物蛋白质的补充。蛋白质首先水解为氨基酸,经过脱氨基可变为α-酮酸,再经三羧酸循环变成草酰乙酸,后者在磷酸烯醇式丙酮酸羧激酶催化下变成烯醇式磷酸丙酮酸,并沿酵解途径逆行生成糖原。如精氨酸、组氨酸、脯氨酸、鸟氨酸、瓜氨酸均可通过谷氨酸转变成 α - 酮戊二酸,再转变成糖原。苯丙氨酸、酪氨酸可以先转变成延胡索酸,沿三羧酸循环变成草酰乙酸,再转变成糖原。丝氨酸、甘氨酸、苏氨酸、色氨酸、胱氨酸、缬氨酸、半胱氨酸等均可先转变成丙酮酸,再变成糖原。另外,异亮氨酸、亮氨酸、甲硫氨酸可转变成琥珀酰辅酶 A,也可以转变成糖原。

(3)脂肪代谢与蛋白质代谢的相互关系 由脂肪合成蛋白质的可能性是有限的。脂肪水解所形成的脂肪酸,经 β - 氧化作用生成许多分子乙酰辅酶 A,后者与草酰乙酸缩合后,经三羧酸循环变成 α - 酮戊二酸,后者经氨基化或转氨作用生成谷氨酸。脂肪酸不能转变成必需氨基酸。由脂肪酸转变来的氨基酸的种类和数量十分有限,实际上仅限于谷氨酸,而且需要草酰乙酸存在。因此,机体几乎不利用脂类合成蛋白质,故不能用脂类代替食物蛋白质的补充。蛋白质可在动物体内转变成脂肪,不过这种转变可能是间接的,因为生酮氨基酸,如酪氨酸、苯丙氨酸、亮氨酸、异亮氨酸等可以在代谢过程中生成乙酰辅酶 A,后者经脂肪酸合成途径生成脂肪酸或胆固醇。此外,甘氨酸和丝氨酸还是合成磷脂的原料。

3. 运动与糖的补充 糖是运动中重要的能源,运动时运动肌摄糖量为安静时的 20 倍以上。体内的糖的储存与运动种类和运动强度呈正比,当糖储存量减少时,不仅机体耐力下降,而且也影响速度,使机体的最大输出功率下降。如何利用糖来提高运动能力已受到广泛的重视。

(1)运动时糖的需要量 运动员摄取平衡的混合膳食中碳水化合物的供给量按其发热量计算为总热量的 50% ~60%,大强度耐力训练运动员的碳水化合物供给量应为总热量的 60% ~70%,缺氧运动项目为 65% ~70%。

(2)食物中糖的来源 食物中糖的主要来源是五谷类,如米、麦、高粱及玉蜀黍等;豆类和根茎类如白薯、土豆等也是糖的良好来源;水果含有少量的糖;蔬菜含糖较少,主要为无机盐、维生素和纤维素。动物性食物几乎不含糖。

(3)补糖的方法和措施

1)补糖时间 运动前 10 ~30 分钟或 2 小时前均可补糖,都有助于运动时血糖升高。但是运动前 60 ~90 分钟之间补糖,会引起胰岛素反应,使胰岛素分泌增加 3 ~4 倍,导致血糖下降;同时,胰岛素的抗脂解作用还将减少运动中对自由脂肪酸的利用,影响运动能力。一般认为 60 小时以内的运动,补糖的效果甚微。因为在 1 小时运动中肌肉最多摄取葡萄糖 50g,补糖的意义不大。但对马拉松跑之类的长距离运动有一定价值,因为马拉松比赛中途退出者多数有血糖显著下降现象,能坚持到底成绩优异者,一般血糖多不下降或下降很少。有研究指出,在 3 小时自行车运动中补给蔗糖后,引起受试者呼吸商升高,提示外源糖在运动中被利用,以 50% 最大摄氧量运动 4 小时,外源糖的氧化比率可占总糖代谢的 55% 和总能量消耗的 24%,所以在长时间运动中补糖是有意义的。

2)补糖量 在运动中,一次性补糖与多次性补糖相比,多次分量饮糖水效果较好,使糖入血后引起的各种激素反应小,运动结束时血糖浓度高,能量来源相对稳定。有研究指出,在以 45% 最大摄氧量强度的运动中,补给含 120g 葡萄糖的饮料,时间分 4 次服用,使运动耐力增加,跑步时间比对照组延长约 11.6%(给糖组耐力跑平均为 299 分钟,对照组平均为 268 分钟)。运动中,一次服葡萄糖、蔗糖不能过多,每次不要超过 2g/kg 体重,否则会引起恶心、呕吐等不适反应。运动后补充糖最好在运动结束后的 2 小时以内,至多 6 小时以内,因为在 6 小时以内可使存入肌肉的糖达到最大量。

3)补糖种类 有米饭、巧克力、蛋糕、葡萄糖、果糖、蔗糖、蜂蜜(含果糖丰富)、各种运动饮料等含糖丰富的食物,可根据情况选择食用。多种糖混合使用效果更好。如可以配制由单糖、双糖、低聚糖组成的混合饮料。低聚糖由短链葡萄糖组成,甜味较低,能不断补充血糖,同时在运动中饮入,不减少水分吸收,不影响胃排空,是补糖的好品系。

4)补糖的方式 运动前补糖常采用糖原填充法或赛前服用含糖饮料或高糖食物 3 种措施。①糖原填充法是赛前 1 周进行一次力竭性运动(85% 最大摄氧量,强度运动 1 小时),其后 3 天进行中等强度的运动并进行低糖膳食(每天 250 ~ 300g 糖),使体内糖储备进一步下降,赛前最后 3 天减少负荷,同时服用高糖饮食(每天 500 ~ 600g 糖,占总热能的 60% ~ 70%)。另外,蛋白质、维生素、无机盐和水作为高糖的一部分予以保留,此种措施可使肌糖原达到超量恢复(约增加 2 ~ 4 倍)。此法有一定副作用,如恶心、呕吐、肌肉无力、肌红蛋白尿、心肌缺血缺氧等症状。②改良糖原填充法,即不采用前 3 天的力竭性运动和低糖膳食,直接在赛前 3 天进行高糖膳食。③运动中补糖多数采用饮用含糖饮料的方法,少量多次饮用,也可以在运动中食用易消化的含糖食物(如面包、蛋糕等)。采用饮料或液体形式补糖时,液体总容量一次不超过 600ml 为宜。实验显示,补液量在 600ml 以内时,补液量越大排空越快;而 >600ml 时,液体的排空率与量的关系不大。一般的运动强度对糖溶液的排空率没有影响,但当运动负荷强度超出 65% ~ 70% 最大摄氧量时,则胃的排空率会大幅度延缓。此法仅在超长时间(>2 ~ 3 小时)运动中应用。

4. 运动与蛋白质的补充 蛋白质对运动能力的影响主要表现在肌肉质量的增加、预防运动性贫血以及身体机能调节方面。在力量运动项目中,较高的蛋白质膳食有助于肌纤维中蛋白质的合成,使肌纤维增粗,从而提高肌肉的收缩力量。

(1)运动时蛋白质的需要量 氮平衡的实验研究显示运动员的蛋白质需要量比一般人高。日本及东欧一些国家提出运动员应获得蛋白质 2g/kg 体重或甚至 2g 以上,而西欧一些报告提出 1.4g/kg 体重即可满足运动员的需要。国内根据估测氮平衡的实验结果,提出运动员蛋白质的供给量应为总热能的 12% ~ 15%,约为 1.2 ~ 2.0g/kg 体重。运动员在减轻或控制体重阶段,由于膳食总热能不足,需要注意加强蛋白质的营养密度,由于增加热能摄入量将改善氮存留,即当热能摄入量增加时,蛋白质的需要量减少。此外,蛋白质的需要量还受糖原贮备的影响,比较 3 天无糖膳食和高糖膳食在 61% 最大摄氧量强度 1 小时运动后血清和汗液尿素的结果,发现高糖膳食后血尿素氮无改变,但汗尿素氮丢失了 600mg/h,而无糖膳食后血清尿素氮显著增加和汗尿素氮丢失增加。

(2)蛋白质的来源 蛋白质的食物来源分为动物性和植物性两大类。动物性蛋白由于动物在进化和分类上与人更接近,其 AA 比例的可用性更高。植物性蛋白则相对较差。谷类食物存在着 AA 比例不平衡和某种 AA 含量过低而限制了此种蛋白质的营养价值,如谷类的第一限制 AA 为赖氨酸,第二限制 AA 是苏氨酸和色氨酸,豆类的限制 AA 是蛋氨酸和胱氨酸。为了提高食物蛋白质的机体生物利用程度(生物价),可将谷类和豆类食品混合食用,而使 AA 的比例平衡,通过一定比例的互补使得植物性蛋白的生物价接近动物性蛋白。运动员的蛋白质营养不仅应满足数量的要求,质量上至少应有 1/3 以上必需氨基酸齐全的优质蛋白质。解决运动员的蛋白质营养也可利用大豆类和谷类食物的互补作用,采用谷类主食和豆类食物混合食用,以提高蛋白质的生物价。互补的两种食物,最好同时食入,使必需氨基酸同时入血,以利组织利用。

(3)过量补充蛋白质的副作用　蛋白质的需要量不是越多越好,过量补充 AA 或蛋白质会引起一系列的副作用。如蛋白质的酸性代谢产物会使肝、肾负担增加,导致肝和肾的肥大并容易疲劳,大量蛋白质会导致机体脱水、脱钙、痛风。高蛋白对水和无机盐代谢不利,有可能引起泌尿系统结石和便秘,高蛋白食物常伴随高脂肪的摄入,会增加中年后形成动脉粥样硬化和高脂血症的危险性。由于全部 AA 进入一个代谢池,AA 池中的成分取决于进入的 AA 及 AA 利用的情况,当 AA 超出即时的需要时,便转变为能量或贮存为脂肪。运动员摄入单个 AA 的成分,会改变 AA 池的平衡。因此,运动员在平衡膳食条件下,不必要补充 AA,尤其要注意不过量补充 AA 或蛋白质。

5. 运动与脂肪的补充

(1)运动时脂肪的供应量　运动员膳食中适宜的脂肪量应为总热量的 25% ~ 30%。高脂肪膳食时氮的利用率较低。由于脂肪不容易消化,在胃内停留的时间长,而运动中机体的消化功能常处于抑制状态,因而不提倡在训练前食用高脂肪饮食。脂肪的代谢产物蓄积会降低耐久力并引起疲劳,过多食用脂肪会降低蛋白质和铁等其他营养素的吸收率,过多的脂肪食物常会带入外源性的食物胆固醇,引起高脂血症。因此应当限制在运动员膳食中过多采用脂肪。然而脂肪不足时,食物的质量及味觉受影响,食欲下降,也会造成食物的摄取量减少,而且运动员的膳食要求量少质精、发热量高,所以不可过多减少脂肪的供给量。登山运动员因为经常处于缺氧状态,膳食中的脂肪量比其他运动员更应减少些。游泳及冬季运动项目,如滑雪、滑冰等,因机体散热量较大,食物中脂肪发热量可比其他项目高些,但也不宜超过总热量的 35%。

(2)脂肪的来源　主要分为动物性食物(如猪油、牛油、羊油、奶油髓及蛋黄等)和植物性食物(如芝麻、棉子、菜子、茶子等含有大量脂肪,加工后制成的植物油)。此外,花生、核桃、杏仁、松子及黄豆都是含脂肪丰富的食物。一般认为食物脂肪中应有 80% 来自动物性食物,因为奶油、蛋黄及鱼油等几种脂肪中脂溶性维生素及磷脂的含量较高。奶油及蛋黄中的脂肪,不仅含有丰富的维生素 A 和 D,而且容易消化。奶油、可可油、黄油中含有较多的中短链脂肪酸,中短链脂肪酸不经淋巴转运入血,氧化快而完全,在体内不蓄积,有降低血液游离脂肪酸和减少胆固醇合成的作用。猪油及牛油的消化率低。植物性脂肪虽不含脂溶性维生素,但消化率高,而且所含必需的脂肪酸也比较完全。

食物中的胆固醇虽然吸收率较低,且有一定限量,许多实验已证明限制胆固醇摄入量可以降低血胆固醇水平,人群调查也观察到膳食胆固醇与动脉粥样硬化呈正相关,所以主张健康人一天胆固醇摄入量不超过 300mg。动物性食品胆固醇含量较高。

6. 运动与维生素的补充　体内维生素以不同的方式参与调节机体的各种代谢过程,还常常作为良好的抗氧化物质。运动训练使物质代谢和能量代谢加强,组织更新加快,维生素的利用和消耗增多,当运动员在膳食中得不到足量维生素以补充时,即可引起一系列维生素缺乏症,影响运动能力和身体功能。多年来的营养调查表明,运动员容易发生 B 族维生素和维生素 C 缺乏或不足,由于 B 族维生素和维生素 C 是水溶性的,运动训练期间,从汗液和尿液中排泄增多,影响铁等无机盐的吸收和利用,容易出现运动性贫血症状。

（1）维生素的需要量　运动员的维生素需要量受膳食供应、运动强度等多方面因素的影响。运动员在热能营养充足和平衡膳食的情况下,一般不会发生维生素缺乏,但在大运动量训练或减体重期、热能营养不能满足需要时,或添加食物的营养密度不够时,应适当补充维生素制剂,以预防维生素的营养不良。补充维生素时应注意从富含各种维生素的食物中摄取所需要的维生素,但在长期大强度训练和比赛时期,食物中提供的维生素不能满足运动机体的需要时,也可从维生素制剂中获取维生素。

（2）维生素的来源

1）维生素 A　动物性食物中以肝脏含量最高,鱼肝油、蛋黄及黄油次之,肉类食物中含量甚微。在植物性食物中,绿色及红黄色蔬菜及水果均是胡萝卜素的良好来源。

2）维生素 E　主要在植物油,尤其是豆油以及豆制品中含量丰富。

3）维生素 D　海鱼的肝中含量最丰富,如比目鱼、鳕鱼及剑鱼等,禽畜肝脏、蛋类及奶类也有少量的维生素 D。

4）维生素 B_1　粗粮是维生素 B_1 的重要来源,米面精碾维生素 B_1 损失多。花生、核桃、芝麻及豆类都是维生素 B_1 的很好来源。

5）维生素 B_2　主要集中于少数食物,以肝、肾含量尤为丰富,鸡蛋、牛奶和黄豆含量也较多,绿叶蔬菜中也有相当量维生素 B_2。

6）维生素 C　主要是新鲜蔬菜和水果。带酸味的水果,如桔子、柠檬、番石榴、山楂,尤其酸枣中维生素 C 含量丰富。

（3）过量补充维生素的副作用　维生素的缺乏可导致工作能力的下降,补充所缺乏或不足的维生素,可以提高运动能力。当体内维生素已处于良好水平时,额外的再补充或超常量使用某一种或几种维生素制剂,效果往往不明确,过量补充某一种维生素会引起体内维生素的不平衡。脂溶性维生素 A 和 D 的过量摄入可在体内蓄积而引起中毒。维生素 A 中毒的表现有:厌食、兴奋过度、长骨末端外侧部分疼痛、头发稀疏、肝肿大及皮肤瘙痒等。维生素 D 中毒的表现是异位钙化。超大量的维生素 C,也会引起胃肠道不适。所以维生素补充要注意剂量和相互平衡,并非越多越好。

7. 运动与水的补充　体内的水与糖、蛋白质一样是人体维持生命活动的物质基础,也是运动能力的物质基础,是体液的主要成分。运动者每天水的交换量远大于非运动者,通过加强水代谢的机制完成体育锻炼和运动训练时的机体适应。

（1）运动时水分的需要量　人体正常情况下每日水摄入量和排出量基本保持平衡,每天维持水平衡的量约 2500ml,一般情况下不会出现脱水现象。运动时由于出汗增多,加上水分补充不及时,会出现体内的水的排泄量大于摄入量,导致不同程度的脱水。不同环境、不同运动强度导致机体在运动时的脱水程度不一样。失水量达体重的 2% 为轻度脱水,此时运动能力受到影响;失水量达体重的 4% 左右时称中度脱水,引起运动能力显著下降;当脱水量到达体重的 6% ~10% 时为重度脱水,将严重影响身体的健康。

（2）补水方法　运动前和运动中补水可预防运动时产生的过度脱水,但补水时不能过于盲目,要注意一次补水量和水温,水量过多或水温过低容易导致胃肠痉挛,影响运动能力。补水方法原则上采用水温 15℃,饮凉水或电解质饮料,运动前 15 分钟左右补水 100 ~

300ml；运动中每 15～20 分钟补水 100～150ml；运动后约 1 小时补水 300～750ml。运动后首先必须补充水分，因为运动后机体处于水负平衡状态，补充水分有利于促进肾脏排泄尿酸和代谢产物；其次是其他营养素的补充，促使疲劳的恢复。

8. 运动与无机盐的补充　无机盐在参与细胞代谢过程中，对稳定体液中电解质的种类和浓度、维持内环境的稳定、完成体内多种生物学功能具有重要作用。运动时大量排汗伴随着无机盐的丢失，而引起体液中无机盐含量的变化，这种失调若不及时调节，会影响到运动能力的发挥，甚至影响健康。

人体内约含有 25 种以上的无机离子，无机盐占体重的 5%，一部分以结晶形式组成骨骼和牙齿，称矿物质；另一部分以离子状态存在于体液，称电解质。在长时间的激烈运动中，从汗和尿液中排出的无机离子增多，如果运动后从膳食中得不到补充，容易造成体内某些无机离子的减少，影响人体正常生理功能。所以，长期从事长时间耐力训练的运动员，特别要注意补充无机盐，除了正常饮食中保证充足的无机盐补充外，还应根据实际情况作适宜的额外补充。但并非补充得越多人体运动能力越强，体内无机盐充足的情况下，再补充无机盐对运动能力提高无帮助，过量补充反而会引起体液高渗透压，抑制出汗和蒸发散热，进一步升高体温，影响运动能力。此外，还可带来一系列副作用，如血压升高、心率异常等。

（江钟立）

第三节　运动学中的心理学问题

一、运动心理学概述

1. 运动中的心理现象　心理学是研究心理现象的科学。所谓心理现象是指心理活动的表现形式，通常分为心理过程、个性两个方面。心理过程是指人的心理活动发生发展的过程，包括认知过程和情绪与意志过程；个性即人格，指一个人的整体精神面貌，是具有一定倾向性的心理特征的总和，包括个性倾向性和个性心理特征。

心理现象是客观世界发展到一定阶段出现的，是物质演化的结果。辩证唯物主义的心理观认为，人心理的实质是人脑对客观现实主观的、能动的反映。

脑是心理的器官，心理是脑的机能。神经心理学家鲁利亚认为，脑是一个动态机能系统，分为：①动力系统，由网状结构与边缘系统组成，用以保持大脑觉醒，提高兴奋和感受性；②信息接受、加工和储存系统，主要包括皮质的后部，新皮质的表面，用来负责接受刺激、综合加工和整体保存；③行为调节系统，主要位于额叶，是编制行为程序，调节和控制行为的系统。人的各种心理是三种机能系统相互作用、协同合作的结果。

心理是客观现实的主观、能动的反映。客观现实是人心理的源泉和内容，心理是人脑对客观现实的主观映像。心理的能动性表现在人脑经过抽象和概括能揭示事物的本质和规律，进而改造客观世界。

运动心理学是研究运动活动中各种心理过程和特征的科学。它是一门应用学科，其研究动力来自社会的需要、心理学科的需要、相关学科以及体育科学发展的需要。

2. 运动心理学的性质和任务　现代的体育教学过程,是在心理活动的支配和调节下逐渐使动作达到自动化的过程。技能掌握的水平依赖于心理过程的机能水平和发展水平,如运动表象、空间时间的方向与判断、反应、思维、注意、情绪等,都参与了技术动作的调节,是提高技术动作水平的基础。战术是比赛制胜的手段,战术意识的运用、战术意图的预见、战术心理定势等,无不参与到技能训练中去,是充分有效发挥技能水平的重要心理因素。

高水平竞技运动的不断发展,使运动员间的成绩差距日益缩小,竞争愈演愈烈,对于实力相当的对手来说,得失往往取决于心理能力的高低。比如,赛前能否消除心中杂念,保证睡眠,能否进行有效的心理预演,赛中能否将唤醒水平控制在适宜的程度,使心不颤,手不抖,能否阻断观众甚至裁判的干扰,将注意集中于当前任务上,都可能对比赛结果产生决定性影响。如何在赛前以及赛中进行有效的心理调整以保证技术、战术、身体潜力的充分发挥,达到巅峰状态,已经成为广大教练员、运动员十分关注的问题。另外,运动员的选拔内容也必须包括心理因素。心理选拔要根据运动活动心理学的原理,借助于有效和可靠的心理测量、心理实验等手段,按照各专项的心理特征,为教练员提供预测信息,以便从训练的起点开始就实行最优化的训练。毫无疑问,运动活动心理学的产生、发展,正是运动活动实践和整个社会发展的需要促成的。作为心理学的分支学科,它是阐明运动活动的心理学基础,研究人在运动活动中心理活动的特点及其规律的科学。主要任务包括:

1. 研究人在运动活动中心理过程的特点和规律以及人的个性差异与运动活动的关系。如哪些因素会影响人们参加运动活动的动机。

2. 研究运动活动对人的心理过程和个性特征产生的短期影响和长期影响。如运动活动能否加强残疾人生活中的独立性和自信心。

3. 研究掌握运动知识、形成运动机能、进行技能训练的心理学规律。如我们如何利用迁移规律更快地掌握运动机能。

4. 研究运动竞赛中人的心理状态问题。如心理疲劳问题、唤醒水平等。

二、运动对心理健康的影响

1. 人的身体健康与心理健康　人是身心高度统一的整体。人体既有生理活动,也有心理活动,而且人的身体活动和心理活动既互相联系又互相影响。古希腊哲学家很早就对身心之间的关系有了某些思考和论述。我国古代学者也就这一问题提出了深入思考,如荀子在论述身心关系时提出"形具而神生",意思是说人的精神是在肉体这一物质基础上产生的。随着社会的发展和竞争的日益激烈,人际关系随之复杂,人类进入了情绪负重时代,身心疾病不断发生。大量医学研究和临床实践证明,在疾病的发生、发展、治疗、恢复和预防中,生理、心理和社会因素都在起作用,生物－心理－社会医学模式成为了最新的医学模式。也就是说生物、心理和社会三者紧密联系,人的健康也应是身心全面的健康。

身体健康是心理健康的基础。当身体健康出现问题时,人的心理健康也常常会遭到破坏。人如果得了严重的急性疾病,精神上也会比较痛苦,常常伴有焦虑、抑郁、恐惧等情绪变化,而慢性疾病患者的心理负担也较大。这些负性的情绪反过来又会加重躯体的疾病。

同时,心理健康对身体健康也有很大的影响。在人类的各种疾病中,有一类疾病被称为心身疾病,是指主要由心理和社会因素引起的,但以躯体症状表现为主的疾病,也称为"心理生理疾病"。不良的情绪状态和性格特征可诱发疾病,而良好的心境状态和性格特征也能帮助人战胜疾病。

2. 运动对心理健康的积极影响　运动活动是社会活动的模拟化,在感受丰富多变的刺激中,会体验几乎与社会活动相同的精神磨砺与心理过程,个体运动活动的积极参与对人心理过程的发展会产生微妙而深刻的影响,对心理健康有着积极的作用。

运动能促进心理过程的发展,在认知、情绪、意志三个方面都对人有所促进。首先是促进人的认知过程的发展,在从事复杂的运动过程中,要求参与者对外界物体做出迅速准确的感知与判断,又能快速感知、协调自己的身体动作以保证动作的完成。其次运动能促进情感过程的发展,运动活动中有强烈的、深刻的情感体验,这种丰富的情感体验有利于主体情感的成熟和自我调控能力的提高。

身体锻炼为什么能够调节人的心理活动,又为什么能促进心理健康?美国学者考克斯在前人研究的基础上归纳总结,提出了六项基本假说,试图从理论上解释身体活动和身体锻炼产生心理效益的机制。这六项基本假说如下:

(1)认知行为假说　认知行为假说的基本前提是身体活动可诱发积极的思维和情感,这些积极的思维和情感对抑郁、焦虑和困惑等消极情绪具有抵抗作用。这一理论解释同班图拉的自我效能理论是一致的。班图拉认为,人们完成了一项自己认为较困难的任务后,他们会感到自我效能的提高。对于没有锻炼习惯的人来说,身体锻炼是一件困难的事。如果能够使自己养成锻炼身体的习惯,人们就会体验到一种成功感和自我效能提高感。这种感受有助于打破与抑郁、焦虑和其他消极心境相关连的恶性循环。

(2)社会交互作用假说　社会交互作用假说的基本前提是身体活动和锻炼中与朋友、同事等进行的社会交往通常是令人愉快的,它具有改善心理健康的作用。这一假说存在的问题在于它仅仅提供了身体活动和锻炼促进心理健康原因的部分解释,但并不全面。经验和证据表明,身体活动和锻炼不论是集体还是单独进行,都具有健心的作用。

(3)分散注意力假说　分散注意力假说的基本前提是身体活动或锻炼给人们提供了一个机会,使他们能够分散对自己的忧虑和挫折的关注。如慢跑、游泳等运动能使参与者锻炼时进入自由联想状态。这种对注意力的有效集中或转移,可以达到调节情绪的目的,从而有利于锻炼者的心理健康。有研究表明,长期的身体锻炼在减少消极情绪方面比放松练习或其他分散注意力的活动更有效。

(4)心血管功能假说　心血管功能假说的基本前提是心境的改善同心血管功能的改善相关。此外,身体锻炼通过加强心血管系统的功能,增强血管的收缩力和渗透性。健康的血液循环可使体温恒定,有助于保持神经纤维的正常传导,从而有利于心理健康。

(5)胺假说　胺假说的基本前提是神经递质类化学物质分泌量的增加同心理健康状况的改善有关。神经递质在神经之间,以及神经与肌肉之间起传递信号的作用。研究表明,抑郁的人经常出现胺分泌量减少的情况,如去甲肾上腺素、多巴胺等物质的减少,而进行身体练习的大鼠则出现去甲肾上腺素提高的现象。从理论上分析,身体锻炼刺激了神经递质的分泌,进而对心理健康起促进作用。

(6)内啡肽假说　内啡肽假说认为,身体锻炼能促进大脑分泌一种具有类吗啡作用的化学物质。内啡肽引起的这种欣快感可减低抑郁、焦虑、困惑以及其他消极情绪的程度。

综上所述,前三种假说主要是从心理角度,后三种假说主要是从生化角度来说明身体活动与心理健康之间的关系。但这些假说还未能提供令人满意的全面解释。目前仍缺乏一个解释身体锻炼与心理健康之间关系的明确结论。因此,该问题仍是未来的一个重要研究方向。

三、运动对认知的影响

1. 运动活动的感知过程　感觉是感受器及其对应的神经系统从外界环境中接受和表征刺激信息的过程;知觉则是对感觉信息进行选择、组织和解释的过程。感觉反映的是客观事物的个别特征;知觉反映的则是客观事物的整体特征。在日常生活及运动活动中,感知觉是统一的、连贯的过程。不同的运动项目对感知觉的要求既有共性,也有个性。动觉是所有运动项目进行有效运动操作的基础。视觉对球类项目尤为重要,听觉对艺术体操、花样滑冰等项目至关重要,速度知觉对跑步、竞走等项目至关重要。对感知觉的分析和培养根据运动项目的不同而有所差异。

(1)运动活动中的感觉

①动觉(kinesthesis)也称运动觉或本体感觉,它负责将身体运动的信息传入大脑,使个体对身体各部位的位置和运动有所觉知。动觉由肌觉、腱觉、关节觉和平衡觉四者结合而成。动觉感受器分布在人体肌肉、肌腱、韧带和关节中,如肌梭、腱梭、关节小体等。身体活动时,肌肉与肌腱的扩张和收缩,以及关节之间的压迫,产生刺激并引起神经冲动,传入中枢神经系统而引起动觉。日常生活中的各种动作,如说话、走路、写字、弹琴和使用工具等,均需要动觉的帮助。运动动作更是离不开动觉的帮助。动觉的培养和提高是发展高水平运动技能的关键。

②视觉(vision)是通过眼睛、视传入神经和视觉中枢产生的,对波长为 380～740 毫微米之间的电磁辐射产生的感觉。视觉对绝大多数运动项目来说都是至关重要的,在对抗性项目中,视觉的行动定向和行动调节作用更为明显。有研究报告,闪光融合频率值的高低反映了视觉对光刺激在时间变化上的分辨能力,该值越高,表明时间的视觉敏度就越高;而深度知觉的作用是估计客体间的深度距离及变化情况。视野是指当头部不动,眼睛注视正前方某一点时所能知觉到的空间范围,它对各项体育竞赛特别是大场地的集体球类项目也是十分重要的。

③听觉(hearing)是通过耳朵、听传入神经和听觉中枢对频率为 20～10000Hz 的声音刺激产生的感觉。在有音乐伴奏的运动项目中(如艺术体操、花样游泳、花样滑冰),听觉有重要作用。听觉刺激可以通过中枢神经系统的兴奋扩散效应,诱发动觉中枢的兴奋,从而产生节奏感,即听觉和动觉的联合知觉。

④触压觉(tactile sensation)是由非均匀分布的压力(压力梯度)在皮肤上引起的感觉,分为触觉和压觉两种。外界刺激接触皮肤表面,使皮肤轻微变形,引起的感觉叫做触觉;使皮肤明显变形,引起的感觉叫做压觉。触压觉常常简称触觉。

在各项持械运动项目中,如射击、射箭和球类运动项目,对运动员的触觉敏感性有很高的要求。篮球、手球运动员的触觉敏感性体现在手掌和手指皮肤上,足球运动员体现在脚背和脚内侧上。皮肤触觉敏感性仅仅是基础,还要经过长期专项训练才能发展起这种专项能力。

⑤平衡觉(sense of equilibrium)是人体做加速度或减速度的直线运动或旋转运动时,通过内耳的前庭器官引起的感觉。平衡觉涉及身体整体的位置和运动,告诉我们身体尤其是头部在环境中相对于重力的方向,提供身体是否在旋转、加速、倾斜等信息。平衡觉对于保持身体直立非常重要。失去平衡觉的人最初会难以调整姿势,易摔倒,还可能感到眩晕,但可以通过视觉信息得到补偿。通过练习可以导致平衡觉的适应。

(2)运动活动中的知觉

①空间知觉(space perception)是对物体空间特性的反映,包括形状知觉、大小知觉、深度与距离知觉、立体知觉、方位知觉与空间定向等。在各种运动项目中,随时都需要在空间知觉的帮助下进行,如果没有准确的空间知觉,许多高难度的动作就无法完成。

人们判断物体或他人的方位时,主要依靠视觉,例如球员可以依靠视觉判定其他队员或球移动的位置、方向和角度。听觉也参与方向知觉,但不如视觉可靠。例如可以根据听觉判定汽车行驶的位置和方向。人们判断自身运动的位置和方向时,既要依靠视觉,也要依靠动觉和平衡觉。实验室研究证明,有照明条件下,知觉运动方向主要依靠视觉;无照明条件下,或照明不足,视况不好的情况下,知觉运动方向主要依靠动觉。

距离或深度知觉主要通过视觉来形成。单眼和双眼的深度视觉存在差别。一般来说,双眼深度知觉的准确性高于单眼。这是由于用单眼衡量物体实际距离时,含有较多的经验补充,只以此为依据,对于判断距离是不利的。距离知觉的准确性除受感受器影响以外,还受其他主客观条件的制约。客观条件包括物体的清晰度、物体的相互掩盖关系、周围背景中熟悉的参照物以及物体运动速度等;主观条件包括知觉远近物体时眼球肌肉的收缩与放松、观察时的身体位置以及个体经验等。

②时间知觉(time perception)是对时间长短、快慢、节奏和先后次序关系的反映,它揭示客观事物运动和变化的延续性和顺序性。自然界的周期性变化和人体内部的生理变化是人们产生时间知觉的依据。

时间知觉与时机掌握有重要联系。球类项目中的扣球、抢球等都需要运动员依靠准确的时间知觉帮助掌握最佳的起跳时机。

时间知觉还与情绪态度有重要联系,人对时间估计所产生的误差常常与主体的情绪和态度有关。在对抗运动项目中,比分领先的运动员倾向于知觉时间过得慢,比分落后的运动员倾向于知觉时间过得快。

节奏知觉(rhythm perception)也是一种时间知觉。把客观上相等的各种时间间隔有规律地配合并连续呈现,就会产生各种时间节奏知觉。运动时间节奏知觉是人脑对运动技术动作时间节奏的直接反映。几乎所有运动项目的技术动作都有自己特定的时间节奏。运动节奏知觉可以通过练习得到发展。听觉领域中的节奏最容易使人形成运动时间节奏知觉。

③运动知觉(motion perception)是对外界物体运动和机体自身运动的反映,通过视觉、动觉、平衡觉等多种感觉协同活动而实现。在运动场上,外界运动的物体很多,涉及的外界对象越多,运动员的运动知觉就越复杂,所以,运动活动对运动员的运动知觉发展水平要求是很高的。

完成知觉外界物体的运动是依靠以视觉为主的一些外部感受性来进行的。对外界物体运动速度的知觉主要受到以下条件的影响:第一,运动物体的形状大小与速度知觉成反比,即运动物体形状越大,对其运动速度的估计越小;第二,运动物体的形状大小与运动速度知觉的下阈限及上阈限成正比;第三,在一定范围内,光线亮度与速度知觉成正比,光线亮的物体看起来运动速度快,光线暗的物体看起来运动速度慢;第四,运动背景条件如场地也会影响速度知觉,场地越宽广,对物体的运动速度越感觉慢,这种速度知觉的错觉现象,会直接影响动作的反映速度;第五,物体或动作的运动方向对速度知觉有影响,知觉沿水平方向移动的物体或动作较容易,知觉沿垂直方向移动的物体或动作较困难;第六,知觉者的主体状态对速度知觉也有影响,除了视觉分析器外,其他分析器如动觉、平衡觉、听觉、肤觉的分析器,都会对速度知觉的形成产生不同的影响。

个体对自身运动的知觉主要是通过运动分析器获得的。运动分析器的感受器分布在肌腱和韧带中的感觉神经末梢。机体活动时,这些感受器受到牵拉,产生神经冲动,沿传入神经传递到大脑运动中枢,产生对自身机体运动的知觉。对自身运动的知觉常常受到来自两方面的干扰:外界的各种视觉和听觉的干扰和自身动作反应的干扰。正是由于对自身动作的知觉有时会受到干扰,所以运动员经常用照镜子、摄像和录像等方法来帮助技术动作达到最理想的水平。

④专门化知觉(specialized perception)是专项运动对运动员心理要求的一个重要方面,它是运动员在运动实践中经长期专项训练所形成的一种精细的综合性知觉,能对自身运动和环境线索做出敏锐和精确的识别和觉察。专门化知觉有三个特点:第一,专门化知觉具有综合性,往往依赖多种分析器的同时活动;第二,专门化知觉具有专项性,不同的分析器依专项特点而在不同的专门化知觉中起不同作用;第三,在所有运动项目中(非棋类),动觉都是专门化知觉的主要因素。

⑤运动活动与知觉基本规律 知觉的选择性受到知觉对象与背景之间差别的影响。对象与背景的差别越大,越容易形成清晰的知觉。例如,蓝色的乒乓球台配黄色的乒乓球。知觉的选择还会受到主体主观状态的影响,主要是指主体的需要、兴趣、经验和当前的心理状态。如果某事物对某人来说不是当前需要或感兴趣的、或是完全陌生的,那这个事物就不容易从周围事物中区分出来而被知觉。同时看一场比赛,观众则被运动员精彩漂亮的动作所吸引,教练员可能更注意阵容安排和战术策略,裁判员注意的是有没有出现违反规则的情况。

当刺激物在空间距离上接近或形状相似时,容易被选择为知觉的对象。在团体操表演、花样滑冰等项目的动作编排时就是运用了这一知觉规律。

人们在知觉当前事物时,总是通过以前的知识经验去理解它,把知觉的对象纳入已知的某一类事物的系统中。运动员储存的知识经验越丰富,知觉当前事物的准确性就越高。比如在对抗性项目中,对手的假动作、战术意图就容易被经验丰富的运动员及教练员识别。

2. 运动活动与记忆 要从事某一项目的运动活动,就要首先进行该项目技术动作的学习,并通过练习加以掌握,才能以技术动作为方式去进行活动。运动学习过程与一般文化知识学习过程不同,它必须通过对技术动作外部形象的知觉(观看示范动作)和形象的记忆,使动作形象印在大脑中,再经过练习反复强化才能最后形成运动技能。因此,通过参加运动活动能够促进练习者运动表象能力和运动记忆能力的发展。

运动表象是指在运动感知的基础上,在大脑中重现的动作形象或运动情景。它反映动作在一定时间、空间和力量方面的特点。运动表象的形式有内部表象、外部表象、模仿表象和情景表象等。

运动记忆是一种复杂的综合性记忆,是各种记忆形式共同发挥作用的记忆。运动记忆强调多种感觉的参与,而其中本体运动感觉起着关键的作用。运动技能的学习还强调动力定型的形成和动作的高度自动化,因此在运动技能学习过程中,除了依据条件反射的理论之外,还以现代认知心理学的观点从信息加工的角度,研究和解释运动记忆领域里的有关问题和现象。

3. 运动活动与思维 运动活动是有思维参与的活动,是具有情景和任务特殊性的活动,在从事运动活动的过程中,练习者有着特殊的运动思维。运动活动中的思维有别于一般概念中的逻辑思维,运动活动大多是通过大肌肉群工作而进行机体运动的操作活动。因为运动操作活动中对练习者时空知觉的要求很重要,如动作的位置、时间要求、顺序要求和身体的协调性等因素对动作的完成都十分重要,同时操作活动不是想好了再做,而是边做边想,边想边做,尤其是一些开放型运动项目(篮球、足球、乒乓球等)要根据运动中局面的变化而随机应变,对思维的灵活性要求很高。操作思维伴随着思维活动的进行,思维和操作密不可分。

另外,在运动活动中,练习者的决策往往不是完全依据准确的知觉和严密的思维做出的。因此,直觉思维经常在运动活动中发挥作用。尤其是在对抗性运动项目中,对于感受对手的意图和可能采取的行为,自己与队友的战术配合等,往往需要依靠直觉思维来完成。

因此,在运动活动中操作思维和直觉思维都起着重要作用,而经常参加运动活动对于操作思维和直觉思维也有着积极的作用。

4. 运动活动与注意 注意是对一定目标的指向和集中。注意不是一个独立的心理过程,而是以一种状态伴随着认识过程而存在。运动活动对人的注意能力有着特殊的要求,世界级优秀运动员都具有超常的注意能力。他们比赛成功时的体验之一就是,比赛时自己已经完全专注到运动的过程之中,其他刺激好像都不存在了。这就是注意高度集中的表现。

美国心理学家 Nideffer 认为,注意因素对于运动操作活动是十分重要的,集中注意于某一事物而忽略其他事物的能力肯定对操作活动效率产生重要影响。他把注意力分为两个维度:范围(狭窄到广阔)和方向(内部到外部)。范围是指人能够注意到的刺激量,方向是指人的注意是指向内部还是外部。下图是以这一理论为基础划分出的四种注意类型:

	外部	
广阔	广阔 – 外部注意	狭窄 – 外部注意	狭窄
	广阔 – 内部注意	狭窄 – 内部注意	
	内部	

图 1 – 3 – 1 Nideffer 注意理论的四种注意类型图

广阔 – 外部注意:适合于把握复杂的运动情景。如足球、篮球、冰球等项目的运动员需要具有这种注意类型。

狭窄 – 外部注意:做出反应的短暂时刻需要这种注意。如对抗性项目中对对手的注意和决策时,必须把注意指向外部且范围又不能过广。

广阔－内部注意:具备这种注意能力的人善于分析,并把各种新经验纳入自己的知识储备之中,以此制订计划和策略,回忆过去和预测未来。

狭窄－内部注意:这种注意对于敏感地把握各种身体感觉是非常必要的。如从事射击、射箭、体操、跳水等项目,就需要这种注意。

由于从事运动活动对练习者的注意能力提出了特殊的要求,因此,参加运动活动也是发展人的注意品质的有效途径。

5. 运动活动与智力　竞技体育是竞争极其激烈的领域,人的能力差异自然也就表现得十分明显,能力成为决定运动成绩的重要因素。智力作为能力的下位概念,成为衡量能力的一个重要标志。

综合国内外对运动员智力的研究结果,可归纳出一些趋势:高水品运动员具备中等或中等以上水平的智商;体育专业个体的智力发展水平与文理科个体的智力发展水平无显著差异;运动专项不同,取得优异成绩所要求的智力特征也不相同;运动技能的类型不同、水平不同,智力因素对技能获得的影响也不同;运动技能学习阶段不同,智力因素对掌握运动技能的影响也不同;智力缺陷儿童的智商分数越低,技能操作成绩也越差,掌握运动技能也越困难;在所完成的操作任务难度和智商分数之间有中等程度到高等程度的正相关。

有专家提出可以用运动智力这个概念来研究运动员的智力水平,运动智力就是指人们在掌握和表现运动技能的过程中必须具备的心理特征。这个定义提示我们应当在具体运动情景条件下来把握和理解运动智力,另外,"必须具备的心理特征"主要指运动员的认知因素,即与运动信息加工过程中编码、储存、提取、决策等问题有关的知觉、注意、记忆和思维等因素。

四、运动对情绪的影响

1. 应激　应激在有些心理学教科书中被翻译成压力,指有机体遇到干扰自己平衡状态或超越自己应对能力的刺激事件时,表现出的特定的或非特定的反应过程,包含应激刺激、对威胁的知觉评价和应激反应三种主要成分。

应激刺激,也被称作应激源,指对有机体形成威胁并引发有机体产生变化的各种内在及外在的影响因素。应激刺激要求有机体做出应激反应。

应激反应指有机体对应激刺激做出适应性变化,包括生理的、行为的、情绪的以及认知上的改变。遇到相同的应激刺激时,不同的人的反应差别很大,这是因为应激刺激与应激反应的关系不是直接的、单一的,这种关系还要受到许多条件的影响。

应激是一个十分复杂的心理生物过程,如图1－3－2所示,应激过程包括应激刺激、对应激刺激和应激资源的评价,以及根据这些评价产生的适应性反应三个因素。其中,对应激刺激和应激资源的评价受到人的生理、心理和文化特点的制约。对应激刺激的反应可以分为不同水平:生理的、行为的、情绪的和认知的。有些反应具有适应性,有些反应不具有适应性,甚至带有毁灭性。

2. 唤醒与焦虑　唤醒是指有机体总的生理性激活的不同状态或不同程度。当外部刺激作用于感受器所产生的神经冲动沿传入神经进入延脑后,沿着两条通路行进:一条是特异

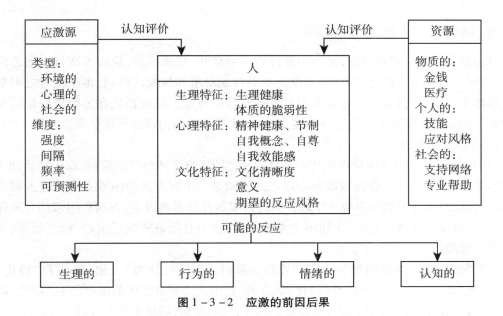

图 1 - 3 - 2 应激的前因后果

性神经通路,它沿着延髓背侧,经中脑、间脑到达大脑皮层的特定区域,引起特定的感觉;另一条是非特异性神经通路,它沿着延髓腹侧,贯穿延髓、中脑、间脑的脑干网状结构,弥散性地投射到大脑皮层广大区域,引起皮层下所经部位及皮层的兴奋状态,称之为唤醒或激活。唤醒有三种表现,即脑电唤醒、行为唤醒和植物性唤醒。三者可以同时存在,也可以单独存在。唤醒对维持与改变大脑皮层的兴奋性、保持觉醒状态有主要作用,它能为注意的保持与集中以及意识状态提供能量。

焦虑指由于不能克服障碍或不能达到目标,而体验到身体和心理的平衡状态受到威胁,形成的一种紧张、担忧并带有恐惧的情绪状态。焦虑状态含三种主要成分,分别为生理唤醒,情绪体验以及威胁、不确定性和担忧的认知表征。

焦虑往往与结果的消极性有关,或与结果的不确定性有关,既不知道即将发生什么,不知道别人期望自己做什么,也不知道最好的行动方针是什么。

焦虑有不同的种类,其中状态焦虑和特质焦虑以及躯体焦虑和认知焦虑这两种分类系统在运动活动中具有特殊意义。

3. 心境与运动锻炼 身体活动与心理健康的关系研究主要以情绪维度为核心,这不仅是因为情绪在心理健康中所占据的核心地位,而且更主要的是因为它是身体活动或身体锻炼所能体现的最直观的心理效益。多数研究表明,长期身体锻炼(10～12 个月的长期身体锻炼)与短期身体活动(每次大约 30 分钟)都可产生良好的情绪效益。

心境(mood)是指具有感染力的微弱而较持久的情绪状态。保持良好的主导心境是心理健康的重要标志之一。短期身体活动或身体锻炼对于正常人的应激症状如焦虑、愤怒等感受能够起到降低的作用。有研究报道,30 分钟的跑步能使紧张、困惑、疲劳、焦虑、抑郁和愤怒等不良情绪(emotion)状态显著改善,同时使精力感保持在高水平。而长期的身体锻炼计划则对心理疾病患者的焦虑、抑郁具有长期未定的缓解作用,它可以提高个体的健康幸福感,对焦虑、抑郁起到治疗的作用。

五、运动对意志的影响

意志是人自觉地确定目的,并为实现目的调节自我,克服困难,从而实现目的的心理过程,人们在客观现实的相互作用中,不仅产生对客观对象和现象的认识,也不仅对之形成各种情感体验,而且还会有意识地对客观世界做有目的改造。这种预先在头脑里确定行动目的、制定计划,并在实践中去克服各种困难,从而实现目的的内部过程就是意志过程。

1. 运动活动中的困难

(1)内部困难　内部困难是指与实现目的冲突的来自个体自身的障碍,在运动活动中的内部困难,又分为生理方面的困难和心理方面的困难。生理方面的困难有个体先天素质所造成的困难,心理方面的困难源于生理方面的因素和外部困难因素,在这些因素的共同作用下,心理上出现了微妙的变化,比如由于先天不足、能力有限造成缺乏信心,情绪低落、胆怯懒惰等心理障碍。

(2)外部困难　外部困难是指来自外界的障碍。它又可分为"人化"障碍和"物化"障碍。"人化"障碍是针对自然环境(物化)而言的,是由人为因素造成的障碍。而"物化"障碍是指一些自然的因素所造成困难,比如炎炎烈日,风雨交加,场地条件差等等。

通常外部困难是通过内部困难而起作用的,生理上的障碍会引发心理上的障碍,两者之间是辩证统一的,所以主观上不怕困难和危险,并能勇敢地战胜困难和危险就是意志坚强的表现。一个人意志坚强程度水平是以困难的程度和为克服苦难做出努力的程度来衡量的,人只有藐视和克服困难才能锻炼自己的意志,只有首先克服内部困难,才能完成意志活动。

2. 运动活动中的意志努力

(1)克服生理非常态时的意志努力　这里的"非常态"是指相对平时正常的生理状态而言,指个人的心率、血压、肺通气量、肌肉紧张程度等指标都超过了正常值,要完成一定的运动强度,必须付出努力,特别是极限强度,出现疲劳时,就必须靠意志努力克服机体的惰性和抑制现象来维持运动。

(2)克服心理紧张的意志努力　运动中,有许多情况会出现心理紧张。如,对手给自己的心理压力,大运动量、大强度的训练任务,高目标、高要求所造成的心理紧张等。运动中保持适度的紧张是必需的,适度的紧张有利于运动水平的发挥和出好成绩,但是过分的心理紧张会影响运动成绩。在运动学习和训练中,要求主体在参与体育学习、运动训练和竞技中用意志努力去克服过分的心理紧张,调节自己的注意力,是自己处于一种良好的运动状态。

(3)克服危险有关的意志努力　运动中,会有一些项目存在一定的危险性,容易使个体产生胆怯、恐慌、困惑等消极情绪。要克服这项不良情绪需要一定的意志努力。

(4)遵守纪律、规则的意志努力　运动活动中的游戏规则就是纪律、规则;比赛中的规则要求就是比赛的有力保证,这就要求个体在学习、训练、比赛中,必须约束自己的言行,而约束的过程本身就需要一直努力。

3. 运动活动中培养意志品质的策略与方法

(1)培养个体克服困难的决心

①决心的表现形式和下决心的心理过程。决心与决定密切联系,决心是决定的内在基础,决定是决心的外部表现。下决心主要表现在两个方面:一是确定行动目的,二是选择达

到目的的行动的方式和方法。②落实决心的方法。决心是一种精神力量,必须使其物化,即落实,才能发挥出应用的作用。首先是落实计划,其次是落实行动。

（2）培育个体克服困难的信心

①信心的组成和特征。信心的组成就是建立在自我信任和互相信任的基础上,彼此协作、相互联系、相互配合,才能很好地完成工作、任务。②树立信心的方法。善于维持和保护他们原有的自信心,不断地为训练者设立新起点,使他们在取得新成功的基础上增加自信心。对成绩较差的个体,要倍加关心,努力创造更多的机会和条件帮助他们成功,发现闪光点,要对他们的进步给予及时的反馈。要信任每一个训练者,相信他们都具有一定的自治能力,是他们充满自信地去学习。根据自己的实际情况及时调整期望值,分析当前水平和位置,适当提出自己的期望,最终目的是增强个体自信。③发展个体克服困难的恒心。充沛的精力与坚忍不拔的毅力是使恒心稳定不可缺少的主观条件。坚定的信念与远大理想,是使恒心保持稳定极其重要的心理因素。④树立恒心的方法。在困境中要看到光明的前景,克服困难,始终加一;抓好决心和信心的两个环节,彼此促进;利用恒心的迁移规律,由能力迁移而实现恒心的迁移。另外,各个运动技能的完成,对个体提出了不同的意志品质要求。可以说,从事不同运动技能学习,个体的意志品质可得到多方面的发展。

六、运动对个性心理特征的影响

1. 运动活动的动机 动机（motivation）是推动一个人进行活动的心理动因或内部动力。它的基本含义是:能引起并维持人的活动,将该活动导向一定目标,以满足个体的念头、愿望或理想等。如果你想达到某个目标,做成某个事情,就会积极调动身心的功能,心甘情愿地投入到活动中去,活动的效果和效率也能够得到最大的保证。反之,被迫做某件事,你的身心可能会处于被动保护状态,不仅本身的能力大打折扣,而且还可能发生不愉快的结果。因此,参加运动活动的动机也是影响运动活动进行的重要因素。

影响动机强度和方向的的两大因素为人的内部需要和外部条件。内部需要是指个体因对某种东西的缺乏而引起的内部紧张状态和不舒服感;外部条件指环境因素,即个体之外的各种刺激,包括各种生物性的和社会性的因素。行为可由需要引起,也可由环境因素引起,但往往是内外因素交互影响的结果。其中内因是主要的,外因通过内因起作用。某一时刻最强烈的需要构成最强烈的动机,而最强的动机决定人的行为。

在运动活动中如何培养和激发动机,是一个非常重要的问题。应当指出的是,设置恰当的目标对于培养和激发动机是极其重要的。满足运动员的各种需要,是有效地激发动机的关键。如果教学训练过程符合个体正在寻求的情感体验,则这个过程本身就能起到激发动机的作用。在运动领域中,尽管每个人都有自己的特殊需要,但根据马斯洛的需要层次理论,大多数人的需要可归为以下三类:接受刺激、追求乐趣的需要,从属于一个集体的需要,展示才能和自我价值的需要。维持个体运动动机还可以进行及时正确地强化、改变教学与训练的环境、保持训练和比赛的趣味性和启发性、给予个体自主权并培养责任心和因材施教及区别对待。

2. 运动活动中的归因 归因（attribution）是指人们对他人或自己的行为进行分析,判断和指出其性质或推论其原因的过程。这一过程遍及人们社会生活的各个领域,是人们自然而然、随时随地进行的一种心理活动。归因理论讨论的重点是个人如何对周围事物以及行为结果进行解释,并说明这种解释又如何影响人的情绪与行为。在体育教学与运动训练中,人们对学习成绩和运动成绩的正确归因,是激励自己积极主动地学习、训练并不断进步的重要条件。体育教师和教练员也可利用正确归因的引导,提高学习、训练的效率和质量。体育教师和教练员要想更有效地管理学生和运动员,就必须了解他们如何解释运动活动中发生在他们身边的事情,了解归因的类型和意义,即归因对运动员的心理状态和未来成绩所产生的重要影响。

改善归因的具体方法有进行积极的反馈、增加成功的体验、建立成功与失败的恰当标准、明确各种影响因素的可控性、谨慎地对运动个体之间进行比较以及强调个人的努力等。

3. 运动活动与人的个性发展　运动活动对人个性的形成和发展有着直接和间接的影响。无论是什么项目,总是与人的生理、心理的高度紧张相联系。虽然各个不同运动项目的活动、紧张程度的要求不同,有的是在短时间内的爆发力量,有点是长时间的耐久力量,还有的是要求高度的灵敏、协调,但都是要消耗大量的神经肌肉能量,要求人们不断提高生理上和心理上的紧张适应能力。因此,要求个体具有高度稳定的情感、坚强的性格和较高的自信、勇敢而积极主动的行为。研究表明,优秀运动员在个性特质方面有低焦虑、低紧张、低抑郁、低气愤、低疲劳、低困惑和高活力的特点,这些特点是同积极的心理健康模式相一致的。

总之,运动活动对个性发展会产生积极的影响,而个性特征对于获得良好运动水平又有着极其重要的作用。

七、运动中的心理技能训练

(一)目标设置训练

目标设置直接关系动机的方向强度。正确、有效的目标可以集中人的能量,激发、引导和组织人的活动,是行为的重要推动和指导力量。目标设置与动机以及操作成绩有重要关系,这一主题最早见于管理心理学的研究,后来移用到体育运动心理学(Locke & Latham,1985),它不但在优秀运动者的训练中(MoCaffrey & Orlick,1989),而且在儿童训练中(Erbaugh & Barnett,1986),都具有重要意义。

目标设置应将长期目标、中期目标、短期目标相结合,尤其应当重视短期目标的制定和实施。

一般来说,运动者都会有自己的长期目标(long term goal),但有相当一部分人不善于将他们的长期目标化整为零,变为中期和短期目标(short term goal)。而恰恰是这一将长期目标转化为短期目标的过程才是长期维持高昂动机和自信心的关键。因为每实现一个小的子目标都可以使人相对较快地、较明显地看到自己的进步,看到自己的努力和成绩进步的因果关系,并产生不断克服困难以达到下一个子目标的欲望和动机。短期目标最有效,但必须有长期目标的引导,行动才能更加自觉、坚持不懈。

许多实验证实,设置具体的、可测量的目标会比仅仅设置一般性的目标(如"尽量大努力")产生更大的动机推动作用并导致更好的成绩(Hall & Byrne,1988;Burton,1989;Frierman,Weinberg & Jackson,1990;Tenenbaum,Pinchas,Elbaz,Bar-Eli & Weinberg,1991;Boyce,1992)。

也有研究表明,对于简单任务,设置具体目标(specific goal)要比设置一般目标要更有效,取得的成绩更好。但对于复杂的任务,则没有这种效应,即具体目标和一般目标对成绩的影响无显著差异(Burton,1989)。由于许多实验研究采用的任务往往比训练比赛中的任务要简单,因此,实验研究的结果是否适用于训练比赛实际仍有待证实。

具体的、具有挑战性的、但通过艰苦努力仍可达到的现实目标最可能充分动员、激发人的活动,挖掘人的潜力,过易和过难的目标则不能达到这样的目的。高难目标可能有助于达到个人的最佳成绩,实现个人的最大潜力,但如果未达到所设置的目标,也可能造成失败感,使自信心和兴趣受到损害。

他人比较目标(compared with other's goal)指以击败他人为关注重点的目标,有助于维持长期性的训练动机。自我比较目标指以个人表现的提高为关注重点的目标。一般来说,建立自我比较目标更好。自我比较目标给运动者提供了更多的成功机会,提示运动者在比赛中建立注意指向。

在目标设置过程中还需要注意目标的特殊性。不同的运动项目、不同的人可能有不同的最佳目标难度。一个好的开始有助于保持信心和镇定情绪,一个不好的开始往往会导致怀疑自己并导致焦虑水平提高。

在开放性技能项目中,如排球、足球等,可以将训练中以 70% 的概率完成的操作作为比赛目标,以稍高于 70% 的概率完成的操作作为训练目标。例如在封闭性技能项目中,如体操、跳水等,可以将训练中以 90% 的概率完成的操作作为比赛目标,以稍高于 90% 的概率完成的操作作为训练目标。

要使所设置的目标起到充分的作用,还必须有对目标的完全接受和认同,即全心地投入到实现目标的过程中去。投入的程度越高,实现目标的可能性也越大,从目标设置中的获益也就越大。如果运动者认为所定目标是现实的,有价值的,那么,目标难度和操作表现的关系可能是线性的:目标越难,操作成绩越好。如果运动者认为所定目标不够现实,不能接受,那么,目标难度和操作表现的关系也可能是线性的:目标越难,操作成绩越差。因此,总的来说,目标难度和操作表现的关系可能为倒 U 型的。但也有研究表明,根本不可能达到的高难目标也并未导致操作成绩的下降(Weinberg, Bruya, Jack-son & Garland, 1987;Weinberg, Fowler, Jackson, Bagnall & Bruya,1991),这可能是由于被试者仍旧对所定目标有一定的认同和投入造成的。

经常将现有成绩与既定的目标相比较,将有利于目标的调整和动机的激发。它告诉运动者两个方面的信息:一方面,目标设置得是否合适,是否有必要进行修改;另一方面,对于个人努力的程度进行评价,看是否达到了实现目标的要求。

一个人人皆知的目标,有利于社会监督,造成社会推动力,促使目标制定者努力,这是从外部对动机的激发。一般来说,凡公开化的目标,在可比的环境中都不会是最低目标,因为低目标会让人耻笑,并伤害自己的自尊心。在竞争环境中,大多数人都有强烈的维护自己声誉的需要,这种需要,构成了一种极强的外部动机,促使人加倍努力。

在一些形势复杂、竞争十分激烈的竞技运动领域中,为减轻心理压力,人们常常设立多级目标。所谓多级,一般也不超过如下三级:

最理想的目标:超水平发挥时应达到的目标;

最现实的目标:正常发挥时应达到的目标;

最低限的目标:无论出现什么意外情况,也应奋力达到的目标。

这样做避免了那种"不成功便成仁"式的单一目标所造成的心理负荷,更有利于现实目标的实现。但是,如果目标级数太多,目标本身也就失去了动机作用。对于那些已经处于高度激活(或压力)状态的运动者,赛前尤其应制定多级目标,以使其成就动机保持在适宜水平。

(二)放松训练

放松训练(relaxation training)是一定的暗示语集中注意,调节呼吸,使肌肉得到充分放松,从而调节中枢神经系统兴奋性的方法。目前人们普遍采用的是美国芝加哥生理学雅克布逊(Jacobson,1938)首创的渐进放松(progressive relaxation)、奥地利精神学家舒尔兹提出的自生放松(autogenic relaxation)方法和中国传统的以深呼吸和意守丹田为特点的松静气功等三种放松方法。各种放松练习方法的共同点是:注意高度集中于自我暗示语或他人暗示语、深沉的腹式呼吸、全身肌肉的完全放松。

1. 放松训练的作用

(1)降低中枢神经系统的兴奋性;

(2)降低由情绪紧张而产生的过多能量消耗,使身心得到适当休息并加速疲劳的恢复;

(3)为进行其他技能训练打下基础。

2. 放松训练的要求　放松训练的方法尽管有多种,但它们的训练要求基本一致:

(1)将注意高度集中于自我暗示语上;

(2)需要时清晰、逼真地想象带有情绪色彩的形象;

(3)能够清晰知觉肌肉不同程度的紧张状态,以极度紧张到极度放松;

(4)进行深沉而缓慢的腹式呼吸。

3. 渐进放松训练程序

(1)选择预备姿势

1)可以选择坐在一张软椅上,胳膊和手放在椅子的扶手或自己腿上,双腿和脚取舒适的姿势,脚尖略向外,闭上双眼(戴眼镜的人要摘掉眼镜)。

2)仰面躺下,头舒服地靠在枕上,两臂微微弯曲,手心向下放在身体两旁,两腿放松,稍分开,脚尖略朝外,闭上双眼。

(2)二十项练习

(注意:一个"…"号代表5秒的停顿)

1)请注意倾听以下指示语,它们会有助于你提高放松能力。每次我停顿时,继续做你刚才正在做的事。好,轻轻地闭上双眼并深呼吸三次……

2)左手紧握拳,握紧,注意有什么感觉。…现在放松…

3)再次握紧你的左手,体会一下你感觉到的紧张状况。…再来一次,然后放松并想象紧张从手指上消失…

4)右手紧握拳,全力紧握,注意你的手指、手和前臂的状况。…好,现在放松…

5)再一次握紧右拳。…再来一次…,请放松……

6)左手紧紧握拳,左手臂弯曲使二头肌拉紧,紧紧坚持着。…好,全部放松,感觉暖流沿二头肌流经前臂,流出手指……

7)右手握紧拳头,抬起手,使二头肌发紧,紧紧着,感觉这紧张状态。…好,放松,集中注意这感觉流过你的手臂……

8)请立即握紧双拳,双臂弯曲,使双臂全部处于紧张状态,保持这个姿势,想一下感觉到的紧张。…好,放松,感觉整个暖流流过肌肉。所有的紧张流出手指……

9)请皱眉头,并使双眼尽量闭小。要使劲眯眼睛,感觉到这种紧张通过额头和双眼。好,放松,注意放松的感觉流过双眼。好,继续放松……

10)好了,上下颚紧合在一起,抬高下巴使颈部肌肉拉紧并闭紧嘴唇。…好,放松……

11)现在,各部位一起做。皱上额头,紧闭双眼,使劲咬上下颚,抬高下巴,拉紧颈肌,紧闭双唇。保持全身姿势,并且感觉到紧张贯穿前额、双眼、上下颚、颈部和嘴唇。保持姿势。好放松,请全部放松并体会到刺痛的感觉……

12)现在,尽可能使劲地把双肩往前举,一直感觉到后背肌肉被拉得很紧,特别是肩胛骨之间的地方。拉紧肌肉,保持姿势。好放松……

13)重复上述动作,同时把腹部尽可能往里收,拉紧腹部肌肉,感到整个腹部都被拉紧,保持姿势。…好,放松……

14)再一次把肩胛骨往前推,腹部尽可能往里吸。拉紧腹部肌肉,紧拉的感觉贯穿全身。好,放松……

15)现在,我们要重复曾做过的所有肌肉系统的练习。首先,深呼吸3次。……准备好了吗?握紧双拳,双臂弯曲,把二头肌拉紧,紧皱眉头,紧闭双眼,咬紧上下颚,抬起下巴,紧闭双唇,双唇向前举,收腹,并用腹肌顶住。保持姿势,感觉到强烈的紧张贯穿上述各部位。好,放松。深呼吸一次,感到紧张消失。想象一下所有的肌肉都放松——手臂、头部、肩膀物腹部。放松……

16)现在轮到腿部,把左脚跟紧紧靠向椅子,努力往下压,抬高脚趾,结果使小腿都绷得很紧。紧抬脚趾,使劲蹬紧后脚跟。好,放松……

17)再一次,把左脚跟紧紧靠向椅子,努力往下压,抬高脚趾,结果使小腿和大腿都绷得很紧。紧抬脚趾,使劲蹬紧后脚跟。好,放松……

18)接着,把右脚跟紧紧靠向椅子,努力往下压,抬高脚趾,结果使小腿和大腿都绷得很紧。紧抬脚趾,使劲蹬紧后脚跟。好,放松……

19)双腿一起来,双脚后跟紧朝椅子压,压下双脚后跟,尽力使劲抬高双脚趾,保持姿势。好,放松……

20)好,深呼吸三次。…正像你所练习的一样,把所有练习过的肌肉都拉紧,左拳和二头肌、右拳和二头肌、前额、眼睛、颚部、颈部嘴唇、肩膀、腹部、右腿、左腿、保持姿势。…好,放松。……深呼吸三次,然后从头到尾再做一次,接着全部放松。在你深呼吸以后,全部绷紧接着又放松的同时,注意全部放松后的感觉。好,拉紧,…放松。…接着,进行正常的呼吸,享受你身体和肌肉完全无紧张的惬意之感。……

可以将上述指示语录入磁带,整个过程可配以惬意的轻松音乐。按计划进行训练,开始学习时所用时间较长,熟练后所用时间将缩短。

(三)表象训练

运动表象是在运动感知的基础上产生的,在头脑中重现出的动作形象或运动情境,对运动技能的形成起定向作用,可促进运动技能的完善与巩固,促进运动者在比赛中达到最佳竞技状态,这是表象训练的基础。表象训练是教练员、运动员和体育运动心理工作者运用得最为普遍的一种心理技能训练方法(Garfield,1984;李建周、刘慎年、许尚侠,1986;丁忠元,1986;杨宗义、丁雪琴,1987),被视为心理技能训练的核心环节(刘淑慧等,1993b)。它是在暗示语的指导下,在头脑中反复想象某种运动动作或运动情境,从而提高运动技能和情绪控制能力的方法。表象训练有利于建立和巩固正确动作的动力定型,有助于加快动作的熟练和加深动作记忆;赛前对于成功动作表象的体验将起到动员作用,使运动员充满必胜的信心,达到最佳竞技状态。表象训练以念动现象及心理神经肌肉理论、符号学习理论、注意 – 唤醒定向理论及生物信息理论为依据。表象练习一般有三个步骤:①先进行放松练习,这种放松可以简化些,用较短时间进行;②"活化"动员,使自己处于清醒、积极的工作状态;③表象运动技能和运动情境。下面介绍几种表象练习的一般方法:

1. 卧室练习　表象少年时期(12岁)卧室中的陈设:我站在门口看破房间,窗子下面有一张床,上面铺着白绿相间的格子布床单,整齐的被子叠在床的一端,床头放着与床单配套的绿格子大枕头,很松软,枕头旁边有杂志和喜欢看的言情小说。床边的桌子不很讲究,但有一盏实用的台灯,在晚间照明,伴我读过很多书。床的一旁还有一张旧椅子,用来摆放平时换洗的衣服,大毛巾总是搭在椅背上,只要训练回来,它总是在那个位置上……

这种练习是要设法引起对过去事物的鲜明的形象性的视觉回忆,要特别注意各个细节的清晰性。

2. 木块练习　想象有一块六个面都涂了红漆的方木块,就像小孩玩的积木。

(1)用刀将它横切,一分为二,想一想,这时有几个红面?几个木面?

(2)再用刀纵切,二分为四,这时有几个红面?几个木面?

(3)再在右边两块中间纵切一刀,四分为六,这时有几个红面?几个木面?

(4)再在左边两块中间纵切一刀,六分为八,这时有几个红面?几个木面?

(5)再在上部四块中间横切一刀,八分为十二,这时有几个红面?几个木面?

(6)再在下部四块中间横切一刀,十二分为十六,这时有几个红面?几个木面?

记录下提出问题结束至正确回答之间的时间(秒),标准答案如表1-3-1。

这种练习的目的是提高对物体形象的操作能力和分析能力。应注意不要用数学方法推导答案,而只凭表象操作。

表1-3-1　木块练习标准答案

序号	所得红面	所得木面	总计面数	方块数	所用时间(秒)
(1)	10	2	12	2	
(2)	16	8	24	4	
(3)	22	14	36	6	
(4)	28	20	48	8	
(5)	38	34	72	12	
(6)	48	48	96	16	

(摘自张力为,1995)

3. 冰袋练习　想象在一次运动中你伤了脚,伤得挺严重,脚踝处有强烈的烧灼感,疼痛难忍。回到宿舍,拿来一个冰袋敷在脚踝周围,顿时感到一丝凉意,烧灼感和疼痛感在减轻……减轻……。慢慢地,脚在冰袋的作用下产生了麻木感,越来越凉,凉得发麻,凉得发疼,又渐渐失去了感觉,只要脚放着不动,就似乎是没有感觉了……没有感觉了……。然后你将冰袋拿走,脚仍觉得没什么,和刚才一样……。过一会儿,脚又慢慢有了感觉,似乎是又开始产生些微的疼痛,隐隐作痛……。

这种练习的目的是主动唤起强烈鲜明的身体感觉。

4. 五角星练习

准备一个五角星,五个角的颜色分别为黑、红、蓝、黄、绿色。将黑角指向数字1,红角指向2,蓝角指向3,黄角指向4,绿角指向5,作为基本位置。

让练习者用1分钟的时间观看并记住五角星的基本位置。

然后让练习者闭上眼睛并逐一回答下面的问题,记录正确回答之间的时间。

(1)如果黑角指向4,蓝角将指向几?

(2)如果黑角指向3,红角将指向几?

(3)如果黑角指向5,黄角将指向几?

(4)如果红角指向4,绿角将指向几?

(5)如果黄角指向2,蓝角将指向几?

(6)如果蓝角指向5,黑角将指向几?

(四)注意集中训练

注意集中是坚持全神贯注于一个确定目标,不为其他内外刺激的干扰而产生分心的能力。邱宜均(1988b)认为,这种能力一般包括意愿的强度、意愿的延长、注意力集中的强度和注意力集中的延长四个方面。练习方法包括:

1. 纸板练习　将边长15英寸的方形黑色纸板挂在墙上,再将边长2英寸的方形白色纸板贴在黑纸板的中心,图案中心的高度与眼睛并齐。室内光线要充足,保证人能够清楚地看到图案。

用放松方法使自己处于放松状态。闭眼2分钟,想象有块温暖、柔软的黑色屏幕,就像电视没打开电源。睁开眼睛,对着图案的中心集中注意力看3分钟,看图案时不要眨眼,也不要太用力。慢慢地将眼睛移开,看着空白的墙壁,这时在墙上会出现一个黑方块虚像,直到它消失为止。当它开始消失时,要想象它仍在那里。

虚像消失后,闭上眼睛,在头脑中想象那个图像,使头脑中的图像尽量稳定,重复上述整个过程。

这套练习做一周,每天一次,每次约15分钟。

2. 五星练习　将边长15英寸的方形硬纸板挂在墙上,再将一个8英寸宽的白色五角星贴在黑色纸板正中间。坐在距墙3英尺远的地方,进入放松状态。

闭上眼睛,在头脑中想象一个黑色屏幕。睁开眼睛,注意五角星的图案,凝视2分钟。把眼睛移开,看墙上的五角星虚像,闭上眼睛,在头脑中重现这个虚像。

也可以在室外借助自己的影子做这种练习:站或坐在阳光下,使自己身旁产生影子,盯着人影子的脖子看2分钟,然后看淡色的墙(如在室外,则看天空),注视影子的虚像,闭上眼睛,在脑海中重现图像。

3. 记忆练习　这个练习可以训练集中注意力和提高想象力,还可以帮助培养记忆力。在开始这个练习前,至少先练习一周前边介绍的观察图案的技术。

找一个僻静的地方,将灯光调暗,脸朝上躺着。做一节放松或集中注意力练习。闭上眼睛,想象有一个温暖、柔软的黑色屏幕。想象在屏幕上出现一个白方块,边长 12 英寸,距自己一尺远,努力使这个图像稳定。然后想象在屏幕上出现一个硬币大小的黑圆圈,集中注意力看这个白方块中的黑圆圈。突然整个图像消失,想象这时突然闪过脑海中的各种图像。

这种练习可以帮助回忆过去曾经进入大脑的信息。进行回忆时先闭上眼睛,自我暗示:"我一定要想起来(时间,地点,事件等)。"然后做记忆练习。

把图像保持几秒钟,使图像消失,闭上眼睛待 10~15 秒,看看自己是否回忆起遗忘的东西。

4. 实物练习　可以用身边的体育用品,例如网球,做这个练习。凝视手中的球,观察球的纹路、颜色、形状等一些细节,也可以用苹果或玩具等手边的其他的东西来做这个练习。

5. 秒表练习　注视手表秒针的转动,先看 1 分钟,如 1 分钟内注意没有离开过秒针,再延长观察时间到 2 分钟、3 分钟,等到确定了注意力不离开秒针的最长时间后,再按此时间重复 3~4 次,每次间隔时间 10~15 秒。如果能保持注视 5 分钟而不转移注意力,就是较好的成绩,每天进行几次这样的练习,经过一段时间,注意力集中的能力便会提高。

6. 发令练习　教练要求学生按照口令的相反意思去完成任务:如口令为"稍息",学生们必须做"立正";如口令为"向左转",学生必须做"向右转"。运用这种方法应注意:须在按口令完成任务掌握较好的基础上才能使用;口令必须声音宏亮,口齿清楚,短促有力,节奏一致,快慢结合;开始时可用 2 个口令训练,然后过渡到 3 个或 4 个口令,使学生慢慢适应;发现学生做错动作时,就要立刻用表情、语言给予提醒。

教练还可以用极其微弱的、勉强能让学生或运动员听清的声音发出命令,让他们执行,迫使他们高度集中注意力,这种方法持续运用的时间不宜太长,一般不超过 3 分钟。

(五)认知调节训练

认知调节训练(cognition-regulating training)也称认知 – 行为调节训练(cognition-behavior regulation training),就是要提高运动员对情境评价与处理问题的能力,以在复杂的比赛情况下依靠运动员自己解决问题(刘淑慧等,1993b)。源于 20 世纪 50 年代开始发展起来的行为矫正技术(behavior modification technique)。众所周知,行为主义者关于人类行为的看法和态度同斯金纳的观点有密切关系,这种观点强调外显和行为,而对思维和情感则不屑一顾,认为这些内部行为难以用系统的科学方法进行研究(Wolpe,1976)。随着时间的推移,一些行为主义者开始考虑内隐行为和外显行为中内部事件的重要性,他们的观点和方法不尽相同(Mahoney & Arnkoff,1978),但却都在"认知行为治疗学家"的大旗下形成集体,将行为主义理论应用于内部的认知事件。认知行为治疗学家认为,不良行为模式是由于不恰当的或不正确的认知所引起的,也可以说是由于缺乏正确的或积极的认知技能引起的。人们可以学习和掌握积极的认知技能,消除不良行为模式。尽管调节的重点似乎是人的认知,但实际上强调的是人的行为。这些认知行为治疗学家假定,如果采用合适的替代物取代错误的认知,人的行为将得到改善。

合理情绪调节训练强调认知过程对行为具有决定性作用,是解决心理问题的基础,认为行为和情绪大多来自个人对情境的评价,而评价受到信念、假设、形象、自我交谈等的影响。埃利斯(Elbert Ellis,1913 –)的 A-B-C 理论(A-B-C theory),即是这个理论的基石(Ellis,1978,1984,1985;Ellis & Bernard,1985;Ellis & Harper, 1975)。A(activating event)是指一个事件,B(belief)则是指人们关于该事件的假定,C(emotional consequence)作为情感和行为,并非直接由 A,而是由 B 引起。但是人们往往错误地认为是 A 引起了 C 而忽视了 B 的作用。埃利斯发现,人们头脑中经常存在四种主要的不合理信念,即做人必须完美,所有人必须喜欢我,所有人都应接受我,必须达到真实的或设想的期望。正是这些不合理信念才使人们产生许多情绪与行为问题。与运动有关的不合理信念主要有四种:①我必须在我所从事的体育项目上表现得很出色,如果表现不好,那就太糟了,说明我没有能力,没有价值。②我必须在我所从事的体育项目上做得十分出色,以便使其他人高兴,否则我就太糟了。③获胜欲望过于强烈。④期待获胜却又没有获胜的训练基础。

暗示训练是利用言语等刺激物对运动者的心理施加影响,并进而控制行为的过程(表1 – 3 – 2)。通过言语,人能接受暗示和进行自我暗示,通过代表外部环境和体内环境的一切事物和现象的言语来调节认知、情感和意志过程。运动心理学的研究表明,自我暗示能够提高动作的稳定性并能增加成功率。

暗示训练有六个主要步骤:

(1)使运动者理解认识及表现方式,如言语对情感和行为的决定作用。

(2)确定关键比赛中常出现的消极想法,如"倒霉,怎么又是这个裁判"。

(3)确定如何认识这种消极想法。

(4)以积极提示语取代消极想法,如"裁判无法改变,关键在于我自己"。

表 1 – 3 – 2　暗示训练提示语

消极提示语	积极提示语
这些观众真讨厌。	他们是在为我加油,在期待我打得更好!
落后这么多,没戏了。	这不是最后的结局。你有领先,我有机会;你打你的,我打我的;坚持到底,就是胜利!
千万别猛扣扳机。	放松,食指单独用力,"慢扣等响"。
真倒霉,我又扣响了。	我的稳定性好,有充分时间做到"慢加力"。
这次训练(比赛)我打不好了。	前面没打好不要紧,只要我一发一发地做好扣板机的动作,我会打出水平的。
别紧张,别着急。	放松,稳住!
(打球时)这场球千万别输在我手上。	我一定能踢进去的!

(摘自张力为,1995)

(5)不断重复相应的对子,如:这下完了——还有机会,拼搏到底。可以视情况具体规定重复的时间,如可规定每天早、午、晚各重复两次。

(6)通过不断重复和定时检查(训练日记、比赛总结和平时生活),举一反三,养成对待困难的积极态度和良好习惯。

(六)模拟训练

模拟训练是针对比赛中可能出现的情况或问题进行模拟实战的反复练习,目的是为运动员参加比赛做好适应性准备。模拟训练的主要作用在于提高运动员临场的适应性,在头脑中建立起合理的动力定型结构,以使技术战术在千变万化的特殊情况下得到正常发挥。前苏联心理学家曾对足球运动员进行调查统计(邱宜均,1988b),结果表明,只有5%的运动员表示他们在国外踢得更好,23%的运动员表示他们无论到何处比赛都是一样,而大部分运动员都不适应国外比赛,产生了种种烦恼和抱怨。经调查,其原因大致有以下几点:①裁判不公,偏袒东道国。②对比赛场地、环境不能很快地适应。③生活条件,包括饮食的改变。④观众对东道国的明显支持。

因此,他们感到出国比赛的平均成绩比国内比赛要降低34%,平均技术失误系数在国外为0.54,而在国内不超过0.40。由于运动员心理上产生不适应反应,比赛中交感神经兴奋过高,体内产生了过多的儿茶酚胺,导致运动员出现急躁不安等失常表现(邱宜均,1988b)。而模拟训练正是要解决这一类的不适应问题。

模拟训练可分为实景模拟和语言图像模拟两类。实景模拟(simulation by setting real situations)是设置竞赛的情境和条件对运动员进行训练,包括模拟对手可能采用的技术、战术、赛场上可能出现的意外情况、比赛的天气、场地、观众的行为等。语言图像模拟(sinulation by language and photograph)是利用语言或图像描述比赛情境。例如,描述比赛的实景、对手的行为和自己的行动,通过电影、录像(影)及播放录音等显示对手的特征和比赛的气氛等,以便使运动员形成对比赛情境的先期适应。

模拟训练包括的内容很广,根据比赛的实际情况和运动员本人的特点来确定,如对手特点的模拟、不同起点比赛的模拟、裁判错判误判的模拟、气候条件影响的模拟、对观众影响的模拟、时差的模拟、地理环境的模拟等。

(七)系统脱敏训练

系统脱敏训练或称敏感递减训练(systematic desensitization training)提出了相互抑制原则。沃尔普(Wolpe,1958,1969,1976,1982,1985;Wolpe & Lang,1964;Wolpe & Lazarus,1966)认为,神经症习惯是在引起焦虑的情境中把中性刺激与焦虑反应相结合而习得的。如果在有引起焦虑刺激的情况下产生一种与焦虑不相容的反应,比如放松、自信等,那么刺激与焦虑反应之间的联系必将减弱。他称这个过程为相互抑制,遵循以下原则:一个人不能同时既紧张又放松。处于完全放松状态时,本来可引起焦虑的刺激也会失去此作用,即对此刺激脱敏了。在体育运动领域移用系统脱敏技术,可以帮助运动员解决一些情绪问题,如赛前焦虑。

系统脱敏训练的主要程序包括:

1. 训练肌肉完全放松,参见放松训练。

2. 制定引起焦虑的刺激等级表。

心理医生要与运动者谈心,引导运动员详尽地描述所有体验过的引起焦虑和害怕情绪的那些刺激情境,不但要找出引起极度紧张和焦虑的刺激,而且要找出引起轻微紧张、焦虑的刺激。然后,同运动员一起细心地制定一个焦虑刺激等级表。等级表是按照引起焦虑的刺激强度排列的,引起运动员焦虑的事件有一定主题,该主题下包括不同的刺激,引起不同程度的焦虑。等级差一般为5,由弱刺激到强刺激按0,5,10……100的顺次排列。标度为0的刺激是不能引起焦虑的刺激,列于等级表的最下端,标度为100的刺激是能引起最大焦虑的刺激,列于等级表的最上端。如表1-3-3。

表1-3-3　电梯恐怖症的刺激等级

反应水平	刺激内容
90分	在全部挤满人的电梯里他被挤到墙边
80分	在有四分之三的地方挤满人的电梯里
70分	只有他自己一个人在电梯里
60分	在有四个人的电梯里
50分	在有两个人的电梯里
40分	站在电梯门外,等候电梯的到来
30分	向距离20米远的电梯走去
20分	从有电梯的大楼的正门向电梯走去
10分	走到一座有的高楼顶层的约会地点

（摘自林殷沪、林贻虹、孙明璇、周方和译,1991,233页）

3.完全放松的情况下想象焦虑等级表中引起焦虑的事件。

脱敏时从0级或最弱刺激主题开始,以后递增。方法是在完全放松情况下,想象一个刺激主题,如不引起焦虑反应,依次向上。具体作法如下:让运动员躺在椅子上,在放松的同时,心理医生指示运动员清楚地想象等级表上的第一个情境,如果运动员在内心看到这个情境的同时,体验到不管什么样的焦虑,就举起一个手指向心理医生示意(使用这个小动作不会破坏运动员的放松状态),医生立即指示运动停止想象。然后,等运动员再次完全放松之后,指示他再次想象先前的情境。如果这一次没有体验到焦虑,则尝试等级表上的下一个场面。如果没有焦虑的表示,那么心理医生在大约7~10秒之后示意运动员放松,并停止想象。在约15~30秒的放松之后,再次要求运动员想象那个情境。每个刺激情境在早期可重复8~10次,到后期可增加次数。成功地想象这个情境之后(随着每次想象成功之后有15~30秒时间的放松),心理医生接着指示运动员清楚地想象等级表中下一个刺激情境。每次练习呈现2~5个刺激情境,共持续15~30分钟。以这样的方式交替想象刺激情境,然后停止想象,放松,从最轻微的引起焦虑的情境向最严重的引起焦虑的情境逐渐过渡,整个训练过程一直持续到呈现引起最大反应的刺激主题仍能放松至无虑反应时为止。这时,在一般情况下,运动员遇到真实害怕的情境时,也就不会有过分的焦虑反应了。

进行系统脱敏训练时要注意,在开始脱敏前,要确保运动员已掌握了自我放松的技术,确认了所有能引起焦虑的刺激并排列出一个有效的等级表,能够形成清晰的想象,如不能,则应对其进行想象训练。在脱敏练习期间应当非常小心地呈现刺激情境,以保证这些情境绝对不会引起较大的焦虑。如果运动员在等级表上进展过快,或者没有足够的放松,就不可能获得满意的结果。事实上,存在着出现相反结果的危险,运动员可能对以前引起担心的刺激产生更加害怕的反应。当运动员想象一种情境而没有表示焦虑时,不要给予积极强化(例如说"好"），因为这种强化可能会使运动员在体验到焦虑时不愿说出来。在运动员成功地通过等级表中的一种刺激之后，应给予积极强化。在系统脱敏训练结束后必须进行训练后的随访，确保经过一段时间之后仍能保持显著疗效。如果问题重新出现，则应尽快进行附加训练。

（八）生物反馈训练

生物反馈或称生理回馈（biofeedback）是利用电子仪器将与心理生理过程有关的机体生物学信息（如肌电、皮电、皮温、心率、血压、脑电等）加以处理，以视觉或听觉的方式显示给人（即信息反馈），训练人们通过对这些信息的认识，有意识地控制自身的心理生理活动，即通过中枢神经系统（central nervous system，CNS）调控以往难以调控的植物性神经系统（或称自主神经系统，autonomic nervous system，ANS）的功能或者调控运动行为。例如，运动员在训练或比赛中出现了情绪紧张，在生理上表现为植物性神经系统控制的机体部分发生一系列变化，像心率加快、血压升高、毛细血管扩张等。使用电子仪器显示各种信号主要是视听信号，告诉运动员紧张情况下的主要生理机能反应，从而将紧张控制在适宜程度，这就是"生物反馈"的作用。

生物反馈训练不仅具有调整情绪状态、消除过度紧张、改善机体各器官系统机能的作用，还可以提高运动感知能力，加速运动技能的形成，使技术动作更为协调。如运动员练习动作时，利用肌电仪让运动员在示波器上直接观察肌电变化，可以提高运动员的肌肉用力感觉，精确区分完成动作的用力肌肉、用力时间和用力强度，从而加速运动技能的形成与完善。在耐力性项目的运动中，使用心率监测仪使运动员能够直接听到自己的心率变化情况，以便调节和控制练习的强度。

生物反馈训练的作用可以总归为三大效应系统：从属于骨骼肌肉系统的生物反馈、从属于自主神经系统的生物反馈，以及从属于内分泌系统的生物反馈。第一种系统的生物反馈训练最容易引起反应，对自主神经系统的生物反馈训练可以引起中等程度的变化，但表现有极大的个别差异，对腺体的生物反馈训练多通过间接的途径实现（邱宜均，1988b）。

"生物—心理—社会"医学模式的建立，控制论思想的深入人心，对操作性条件反射的深入研究，以及电子技术的迅速发展，推动了生物反馈技术的出现、发展与普及。

过去，生物反馈仪多为单一的或两种形式的生物电反馈，反馈信息的呈现形式也比较单调。现在，由于电子技术和计算机技术的迅速发展，生物反馈仪制造技术突飞猛进发展。可同时记录多种生物电和机体内部信息，可呈现多种形式的反馈，而且配有计算机数据储存和处理系统，可以进行描述性统计运算，小巧且便于携带。但是，生物反馈的原理却没有改变。

在肌电反馈中，生物电流是由肌纤维中各个肌细胞正离子和负离子的运动造成的电位差产生的。肌电反馈仪是能测到皮肤表面复杂肌电压幅度并能给出视觉或听觉反馈信号的一种生物反馈仪器。肌电反馈是目前运动员心理技能训练中使用得最为普遍的反馈形式之一。肌肉的松弛和紧张程度与肌电反馈仪测量的表面肌电压幅度有良好的线性关系。肌肉紧张时，肌电值迅速上升，肌肉放松时，肌电值迅速下降。

皮温反馈是利用热敏电阻测定皮肤温度并给出视听信息。皮温的变化是一种慢变化，皮温反馈也不能即刻反映机体内部的变化，而有数秒的滞后。身体放松时，肢体末端皮肤温度上升，身体紧张时，肢体末端皮肤温度下降。

　　皮电反馈测定反映汗腺活动的皮肤导电性,进而反映交感神经系统活动性的变化。皮电变化能够非常迅速敏感地反映情绪状态的变化,尤其是当情绪紧张时,如在实验室中闭目想象大赛临上场前的情境或在安静的放松过程中突然听到刺耳的电话铃声,可见到皮电阻迅速下降。从紧张过渡到放松的过程中,也可见到皮电阻的显著上升,但变化速率不如从放松进入应激状态那么快。皮肤电反馈也是运动员心理技能训练中最常使用的反馈形式。

　　脑电反馈是测定所选定频带范围内头皮表面复杂交流信号的振幅和频率,并给出相应的反馈信息。脑神经细胞的极化活动构成脑电活动,脑电活动产生脑电势的变化。脑电反馈的技术较为复杂,由于头发的阻碍,电极的安放也不如其它类型生物反馈方法那样方便,其实际应用受到一定限制。

　　生物反馈往往同放松训练、表象训练、注意集中训练、系统脱敏训练等结合进行,以提高运动员进行各种心理技能训练和技术训练的质量。有许多研究表明,生物反馈训练在心理性应激和生理性应激的控制中,在运动技能的学习、掌握与发展中,都具有积极的意义。但也有些研究结果并未发现这种作用。

(刘松怀,白杨,祁长凤)

思考题

1. 如何理解运动后过量耗氧?
2. 最大摄氧量与乳酸阈的生理意义是什么?
3. 试述一次性运动对 RBC 的影响。
4. 流变性及其影响因素,运动对其的影响。
5. 长期运动对 RBC 的影响有哪些?
6. 运动对 WBC 的影响有哪些?
7. 运动对凝血和纤容能力的影响有哪些?
8. 运动如何影响心血管系统的中心效应?
9. 运动时呼吸的调节机制是什么?
10. 运动对电解质的影响有哪些?
11. 运动训练对内分泌的影响有哪些?
12. 运动技能的形成分几个阶段?
13. 肌肉力量训练的原则是什么?
14. 如何理解老年人的生理特点?
15. 运动型疲劳的产生机制有哪些?
16. 糖、蛋白质、脂肪代谢在运动时的调节机制有何特点?
17. 简述适中运动对免疫机能的主要影响。
18. 大强度运动训练引起免疫指标的主要变化是什么?
19. 简述运动性免疫的"开窗"理论模式和"J"型曲线模式。
20. 试述导致运动性免疫现象的可能机理。

21. 运动员赛前需要做一些什么样的心理准备？

22. 什么是焦虑？对有比赛焦虑的运动员,如何帮助他们调控焦虑？

23. 以丁俊晖为例,分析运动对个体的个性心理特征是如何产生影响的。

24. 什么是目标设置训练？如何使用这种心理技能训练帮助成绩落后的运动员？

25. 什么是模拟训练？模拟训练的方法与内容有哪些？

26. 一位优秀的运动员应该具备什么样的心理素质？

第二章　上肢运动学

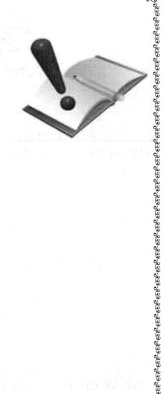

第一节　肩关节

一、骨

肩关节复合体的构成骨有:胸骨、肋骨、锁骨、肩胛骨和肱骨。胸骨分为胸骨柄、胸骨体、剑突三部分。胸骨角,从体表可以触及,因其两侧恰与第 2 肋软骨相关节,所以是确定肋骨序数的重要标志。锁骨内侧胸骨端,借关节面与胸骨的锁骨切迹相关节构成胸锁关节。外侧端为肩峰端,借关节面与肩胛骨的肩峰构成肩锁关节。锁骨水平轴线与人体冠状面有约 20°的向后成角(图 2 - 1 - 1)。肩胛骨关节盂与肱骨头共同构成肩关节,关节盂相对于横穿

肩胛骨的水平轴线有向上约4°的倾斜,肩胛骨平面与人体冠状面有约35°的前向成角(图
2-1-1)。在人体冠状面上,肱骨头朝向上内方,与肱骨干成135°角;以肘部内外侧髁水平
轴为标准,肱骨头平均后倾约30°(图2-1-2)。若臂放在身体侧旁并内旋,在肩峰的稍远
侧可触及大结节,外旋时则可触到小结节。外科颈是指肱骨头和结节远侧的较细之处,肱骨
上端的骨折易发生于此。肱骨完全外旋时,结节间沟位于肩峰的垂线上。

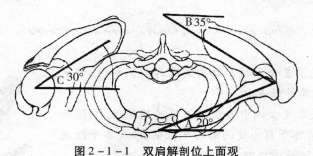

图2-1-1 双肩解剖位上面观

角A:锁骨水平轴线与人体冠状面有约20°的向后成角;角B:肩胛骨平面与与人体冠状面有约35°的前方成角;角
C:以肘部内外侧髁水平轴为标准,肱骨头平均后倾约30°。

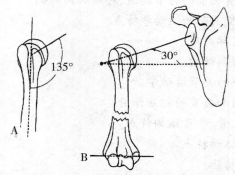

图2-1-2 肱骨头解剖位成角

A:在人体冠状面上,肱骨头朝向上内方,与肱骨干成135°角;B:以肘部内外侧髁水平轴为标准,肱骨头平均后倾
约30°。

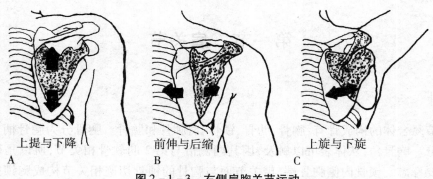

上提与下降　　　　　前伸与后缩　　　　　上旋与下旋
　A　　　　　　　　　　B　　　　　　　　　C

图2-1-3 右侧肩胸关节运动

A:上升与下降;B:前移与后移;C:上旋与下旋。

二、关节

肩关节复合体中最近端的关节是胸锁关节,锁骨类似一机械支柱,将肩胛骨相对恒定地连接于躯干。肩锁关节将肩胛骨牢固地连接于锁骨。肩胸关节的运动与胸锁和肩锁关节运动相关联。盂肱关节是肩关节复合体最远端和最机动的连接。肩关节复合体包括一系列的多关节协作,以使上肢获得最大范围的活动。复合体任何一个关节的无力、疼痛或不稳定都会明显降低整体功能。

(一)胸锁关节

胸锁关节是一个复合关节,由锁骨的胸骨关节面与胸骨柄的锁骨切迹及第 1 肋软骨的上面共同构成,连接上肢与胸廓,是实现肩关节功能的基础关节。胸锁关节面略呈鞍状,关节腔内有一近似圆形的关节盘,将关节腔分为内下和外上两部分,盘的上部附着于锁骨,下部附着于第一肋软骨,周围与关节囊韧带融合,有助于减少肩关节活动时对胸骨的震荡,有防止锁骨向内上方脱位和调节关节旋转活动的功能。关节囊附着于关节的周围,前后面较薄,上下面略厚,周围有韧带增强,包括胸锁前/后韧带、锁骨间韧带、肋锁韧带(前、后束)。此外尚有胸锁乳突肌、胸骨甲状肌、胸骨舌骨肌、锁骨下肌辅助稳定胸锁关节。

1. 运动学 锁骨的运动涉及冠状、矢状、水平三个方向(图 2-1-4),这些运动的目的就是将肩胛骨调整至一个最佳位置,以更好地接纳肱骨头。事实上,盂肱关节的所有功能活动都包含着锁骨围绕胸锁关节的运动,正如后面所述,臂的上举伴随着锁骨三个方向的旋转,体现为锁骨外侧端的上升、下降和前后运动,此外,尚能做轻微的旋转运动。

肩带连同整个上肢借肌肉、韧带和筋膜悬于颅和颈部脊柱。这种悬挂结构的位置部分取决于重力作用,部分取决于锁骨。锁骨限制肩带各方向的运动,特别是向前的运动。文献报道,锁骨缺如的病例,肩的顶端几乎能碰到他身体的前部;完全切除锁骨的病例,患肩运动范围与健侧相同,伸、内旋和外旋肩的最大等速力矩也正常,但屈曲、外展和内收肌肌群却会丧失 50% 的等速力矩。

2. 上升与下降(Elevation and Depression) 锁骨上升与下降几乎平行于冠状面(图 2-1-4),大致围绕一个前后轴旋转,上升可达 40°,下降可至 10°,肩胛骨亦产生类似运动。锁骨上升时,锁骨凸面于胸骨切迹凹面上同时发生向上的滚动和向下的滑动;锁骨下降时,同时发生向下的滚动和向上的滑动(图 2-1-5)。肋锁韧带限制并稳定锁骨的上升运动,锁骨下降拉伸锁骨间韧带和胸锁关节囊的上部。

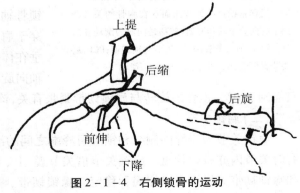

图 2-1-4 右侧锁骨的运动

锁骨的运动涉及三个自由度的旋转活动,分别属于冠状面、矢状面、水平面上的运动:上升、下降和前移、后移运动,轻微的旋转运动。

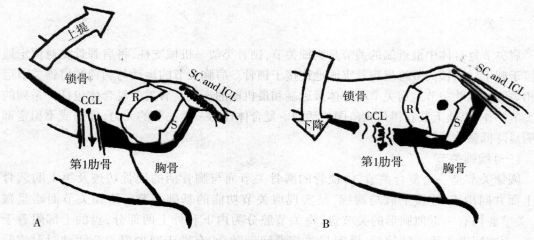

图 2 - 1 - 5　锁骨的上升与下降

　　锁骨的上升与下降发生在胸锁关节鞍状关节面的纵径上,A:上升锁骨时,锁骨关节面的凸面在胸骨切迹凹面上,同时发生向上的滚动和向下的滑动;B:下降锁骨时,同时发生向下的滚动和向上的滑动。CCL:肋锁韧带;SC and ICL:胸锁及锁骨间韧带;R:roll 滚动;S:slide 滑动。

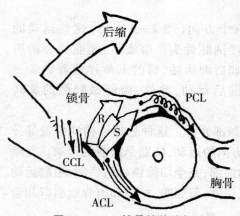

图 2 - 1 - 6　锁骨的前移与后移

　　后移是锁骨的关节凹面在在胸骨的关节凸面上的向后滚动和滑动;前移是向前的滚动和滑动。ACL:前关节囊韧带;CCL:肋锁韧带;PCL:后关节囊韧带;R:roll,滚动;S:slide,滑动。

　　3. 前移与后移(Protracion and Retraction)　锁骨的前移与后移几乎平行于水平面(图 2 - 1 - 4),基本围绕一个垂直轴 15°~30°前后旋转,肩胛骨亦产生类似的前、后运动。后移是锁骨的关节凹面在胸骨的关节凸面上向后滚和滑动(图 2 - 1 - 6),拉伸肋锁韧带的前束和前关节囊韧带;前移是向前的滚和滑动,极度的前移发生于上肢最大限度向前取物时,此时极大拉伸肋锁韧带的后束和后关节囊韧带,并受到肩胛后移肌肉的限制。

　　4. 锁骨的轴向旋转　肩关节外展或屈曲时,锁骨轴向向后旋转 20°~35°(图 2 - 1 - 4),并贯穿于肩关节的整个外展和屈曲运动。如果上肢垂在体侧,没有肩关节的外展或屈曲运动,锁骨轴向旋转不能单独发生。阻止锁骨旋转,臂上举只能到 110°。锁骨的旋转与肩锁韧带紧张有关,该韧带限制肩胛骨与锁骨分离。

(二)肩锁关节

　　肩锁关节为肩峰内侧缘和锁骨肩峰端之间的滑动关节或平面关节,锁骨端略高于肩峰。有时关节内亦有软骨盘。肩锁关节借关节囊,上、下肩锁关节韧带,三角肌,斜方肌腱附着部和喙锁韧带等组织得以加固和稳定。喙锁韧带、喙肩韧带对悬吊肩胛骨和上肢于锁骨起着重要的作用。

　　1. 运动学　相对于胸锁关节,肩锁关节具有更精细的运动,使肩胛骨和胸壁间的活动更加优化和匹配。该关节将肩胛骨和锁骨连在一起,进行相似运动的同时伴有每块骨自身的运动。肩锁关节同样有 3 个轴和 3 个自由度,首先是肩胛骨上、下旋转的运动,其次是在水平面和矢状面上对肩胛骨位置的"旋转调节"。孤立地评估肩锁关节运动很困难,临床上也很难做到。肩锁关节和胸锁关节联合运动的作用是协助肩胛骨运动,所以当肩胛骨的肋面仍保持紧贴胸壁时,关节盂就可按其需要朝向前、上或下。胸锁关节和肩锁关节运动范围的总和等于肩胛骨的运动范围。

2. 上旋和下旋　肩胛骨的上旋即是肩胛骨相对于锁骨外侧端的向上、向外的"摆动(swings)"(图 2-1-7A),属于肩外展或屈曲运动的自然组成部分,当臂上举超过头部时,肩锁关节上旋可超过 30°。肩锁关节的下旋运动指肩胛骨恢复至解剖位置,与肩内收或后伸相关联。图 2-1-7A 描述了肩胛骨在冠状面上的上旋和下旋运动。

3. 水平面和矢状面上肩锁关节的"旋转调节(rotational adjustments motions)"　在肩关节运动中研究肩锁关节的运动学,揭示了肩胛骨围绕锁骨远端的旋转或扭转运动。所谓的"旋转调节"使肩胛骨更加匹配胸壁,以及它们之间的相互运动。肩锁关节的旋转调节运动发生在水平面和矢状面上(图 2-1-7A)。

肩锁关节的水平面调节是围绕一个垂直轴旋转,表现为肩胛骨内侧缘朝向或离开胸后壁的运动,并以关节盂的旋转方向称之为"外旋"或"内旋"运动(图 2-1-7B)。矢状面调节是围绕一个近似内-外侧轴旋转,表现为肩胛骨下角离开或朝向胸后壁的运动,并以关节盂的旋转方向称之为"前倾"或"后倾"运动(图 2-1-7C)。

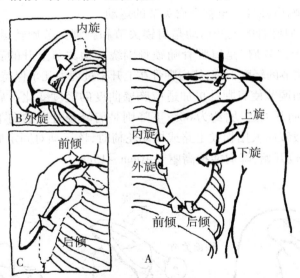

2-1-7　水平面和矢状面上肩锁关节的"旋转调节"

A:肩胛骨在冠状面上(肩胛骨平面)的上旋和下旋运动,肩锁关节在水平面上的旋转调节运动(内旋或外旋)和矢状面上的旋转调节运动(前倾或后倾);B:肩胸关节前移时的内旋调节;C:肩胸关节上升时的前倾调节。

肩锁关节的旋转调节运动不易理解,主要是因为对肩胛骨和锁骨间的微细运动进行独立地评估存在技术上的困难。而且,描述这些运动的术语并未被普遍接受。虽然并不能很清楚地界定肩锁关节运动,但肯定的是它提高了肩胸关节运动的质量和数量。就质量而言,例如,在肩胸关节前移运动时,伴随着肩锁关节水平面上的轻度内旋,有助于肩胛骨前表面更加贴附于胸壁的曲面轮廓。同样贴附的原因,当上升肩胸关节即"耸肩"时,伴随着

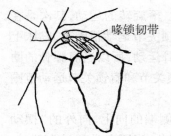

喙锁韧带

图2-1-8 肩锁关节脱位

来自内下方向的撞击力可造成肩峰移位至相对稳定的锁骨斜型关节面的内下方。

肩胛骨的轻度前倾。没有这些旋转调节,肩胛骨将被迫紧随锁骨的运动路径,无法调整其位置以更好匹配胸壁。由于肩锁关节的斜型关节面,并易受到较大剪切力,肩锁关节容易发生损伤、脱位,治疗不当会导致关节不稳、疼痛及创伤后骨关节炎(图2-1-8)。

(三)肩胸关节

肩胸关节并不是一个真正解剖意义上的关节,肩胛骨和胸壁之间有肌肉隔开,如肩胛下肌、前锯肌、竖脊肌,较大的运动发生于前锯肌筋膜和胸壁筋膜之间,较厚的肌肉和湿润的表面可减少肩胸关节活动时关节内的剪切应力。肩胛骨在休息位时存在约10°的前倾、5°~10°的上旋、35°左右的内旋。

肩胸关节运动是肩关节运动学中非常重要的部分,其功能对上肢的灵活及稳固性十分重要,肩关节能大范围运动的部分原因是肩胸关节活动范围较大。肩胸关节为肱骨运动提供了一个可移动的基础,增加了臂的运动范围;并保持三角肌在臂上举时良好的长度-张力关系;当臂上举或用手倒立时,肩胸关节为盂肱关节提供稳定性,并吸收震动;截瘫病人用拐杖步行或从坐位上推起时,肩胸关节则能抬高身体。

1. 运动学　肩胛骨与胸壁之间的运动是肩锁关节和胸锁关节协同运动的结果,哪一个运动受限都会明显影响肩胛骨乃至整个肩关节的运动。

2. 上升与下降　肩胛骨的上升运动是肩锁关节和胸锁关节旋转运动的一部分(图2-1-9A),在很大程度上,"耸肩"是肩胛骨随锁骨围绕胸锁关节上升的直接结果(图2-1-9B)。肩胛骨在肩锁关节的轻度下旋,使肩胛骨在上升全过程中几乎保持垂直状态(图2-1-9C)。肩锁关节的附加调节使肩胛骨更加适应胸壁曲度的轻度变化。肩胛骨上升是锁骨的肩峰端和肩峰向上朝向耳的运动,约为60°;下降则是肩峰锁骨区的向下运动,静息坐位时,约能下降5°~10°。截瘫病人用拐杖走路或推动轮椅时,该运动对固定肩胛骨和抬高躯干很重要。从最大的提肩位开始,降肩能抬高躯干10cm~15cm。

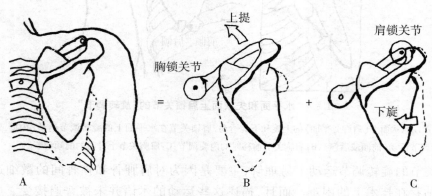

上提

胸锁关节

肩锁关节

下旋

A　　　　　　　B　　　　　　　C

图2-1-9 肩胛骨的上升运动动作分解

A:肩胛骨的上升运动是肩锁关节和胸锁关节旋转运动的一部分;B:很大程度上,"耸肩 shrugging"是肩胛骨跟随锁骨围绕胸锁关节的上升运动的直接结果;C:肩胛骨在肩锁关节的轻度下旋,使肩胛骨在上升全过程中几乎保持垂直状态。

3. 前移和后移　肩胸关节的前移运动是指锁骨的肩峰端和肩胛骨沿胸壁向前的运动，能使肩胛骨脊柱缘离开后正中线 13cm～15cm，又称肩胛骨外展。肩胛骨的前移是肩锁关节和胸锁关节在水平面上共同旋转的结果（图 2 - 1 - 10A）。肩胛骨随锁骨围绕胸锁关节完成前移运动（图2 - 1 - 10B），肩锁关节通过不同程度的内旋来增加、抵消或调节肩胸关节的前移运动幅度（图 2 - 1 - 10C）。肩锁关节的活动受限，如退行性的关节炎，可通过增加胸锁关节的活动来补偿，反之亦然，由此减少上肢前移功能的丧失。

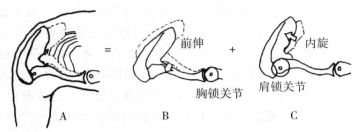

图 2 - 1 - 10　肩胛骨的前移动作分解

A：肩胛骨的前移是肩锁关节和胸锁关节在水平面上共同旋转运动的结果；B：肩胛骨跟随锁骨围绕胸锁关节完成前移运动；C：肩锁关节通过不同程度的内旋来增加、抵消或调节肩胸关节的前移运动幅度。

肩胸关节的后移运动是指锁骨的肩峰端和肩胛骨沿胸壁向后移动，接近后正中线，又称肩胛骨内收。在胸锁关节处肩胛骨的前移和后移运动幅度大约为 25°。后移运动主要出现在将物体拉向身体的动作中，如攀爬绳索、将上肢伸入衣袖、牵拉墙壁上的滑轮等。

肩向前上或后下运动即肩胛骨的上升 - 前移或下降 - 后移的结合形成肩环转运动，其中胸锁关节为运动的轴心，肩峰的运动轨迹为环形。因为肩胛骨以肩锁关节与锁骨相连，所以胸锁关节能调节肩胛骨的位置，使肩胛骨紧贴胸壁。

4. 上旋和下旋　上旋是肩胛骨关节盂向上及下角贴胸壁向外上的运动，是臂上举过头运动不可或缺的机制（图 2 - 1 - 11A）。当臂外展（上举）时，上旋运动使肩关节盂处在支持和稳定肱骨头的位置。肩胛骨的完全上旋是锁骨在胸锁关节的上升运动（图 2 - 1 - 11B）和肩胛骨在肩锁关节的上旋运动（图 2 - 1 - 11C）共同作用的结果，它们协同运动才能使肩胸关节达到60°上旋。举臂过程中，肩胛骨的实际运动路径可以通过肩锁关节和胸锁关节来调节。

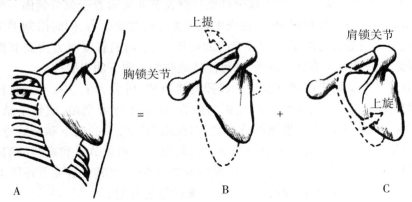

图 2 - 1 - 11　肩胸关节上旋运动动作分解

A：肩胸关节的上旋运动；B：锁骨在胸锁关节的上升运动；C：肩胛骨在肩锁关节的上旋运动。

下旋是肩胛骨的关节盂向下运动,表现为胸锁关节下降和肩胛骨在肩锁关节向下旋转。通常在肩胛骨回到解剖位置后,下旋运动终止。当臂后移将前臂横置于腰部时,将发生完全的下旋。上旋和下旋的运动幅度均约60°。

5. 肩胸关节完整上旋功能的重要性 臂上举过头是很多功能活动的基础,肩胛骨完全上旋是这一运动的重要组成部分,占到肩180°外展或屈曲的近三分之一的角度。在肩胸关节的所有运动中,上旋运动将肩锁关节和胸锁关节的机械活动连接起来。

在肩的完全外展运动中,肩胛骨在与矢状面向前成角约35°的平面上旋运动至少具有三种功能:第一,使肩关节盂转向上方和前外侧,为上肢最大限度伸向上外方提供结构基础;第二,使盂肱关节的外展肌肉保持最佳的长度-张力关系,如三角肌和冈上肌;第三,有助于维持肩峰下间隙的容积,即肩峰和肱骨头之间的间隙。肩峰下间隙减少可导致肩外展过程中的疼痛,造成固有组织的撞击,如冈上肌腱。虽然在这方面仍需更多的研究,但可以肯定的是:肩胛骨的上旋运动对保持肩关节良好的运动功能极为重要,尤其是无痛的肩外展运动。

(四)盂肱关节

虽然盂肱关节为球窝关节或万向关节,但稳固性差,半球状的肱骨头悬挂于小而浅并略倾斜的关节盂上。在解剖位置,肩关节盂在肩胛骨平面指向前外侧,而肱骨头则相对应地朝向内、上、后方。大多数情况下,关节盂呈轻度上旋,而上旋程度取决于关节盂骨性上倾角度和肩胸关节的上旋角度。

1. 关节周围连接及支持结构 环绕在关节盂的边缘为软骨性关节唇。薄而松弛的关节囊覆盖于肩胛颈和肱骨解剖颈之间。关节囊的表面积两倍于肱骨头表面积,松弛和可扩展的关节囊允许肩关节广泛活动。正常人肩关节腔内有10ml~15ml关节液。外在的韧带和肌腱加强了关节囊。盂肱关节的稳定性不仅依赖于与关节囊结合为一体的韧带,也依赖于周围肌肉的主动收缩力量,如肩袖。关节囊韧带只在盂肱关节极度伸展运动时产生很大的张力性稳定,而肌肉在关节任何位置均可提供较大的、主动的动态性稳定。因为肩袖对维持盂肱关节运动时的稳定具有重要作用,亦被认为是"动态"稳定装置。

(1)关节囊韧带 盂肱关节囊外层的前壁、下壁由纤维连接组织"盂肱关节囊韧带"所加强,这些纤维大部分连接至肱骨,小部分纤维环绕关节并再附着于关节囊内。当松弛的关节囊韧带在不同方向被拉长和扭曲时,则产生稳定关节的被动张力,同时限制关节的过度旋转和移位。关节囊韧带尚有助于维持关节内的负压,关节内的轻度吸力为关节提供额外的稳定力,关节囊穿刺可消除关节内负压,并可能造成肱骨头向下的半脱位。

盂肱关节的关节囊韧带由相互交织的胶原纤维组成,可分为上、中、下盂肱韧带。上盂肱韧带近端附着于盂上结节、肱二头肌长头的前方,止于肱骨解剖颈、肱骨小结的上方。在肩关节完全内收时,上盂肱韧带被部分拉紧,以此限制肱骨头的向下和前后方向的移位。中盂肱韧带近端广泛附着于关节盂前缘的中、上部,编织入前关节囊和宽厚的肩胛下肌腱,止于肱骨解剖颈的前部,并为盂肱关节前部提供重要的约束,尤其在肩关节外展45°~60°位置。在此位置,中盂肱韧带非常有效地限制肩关节的过度外旋。

下盂肱韧带近端附着于关节盂的前下缘,包括关节盂唇,远端呈片状附着于肱骨解剖颈的前下缘和后下缘。下盂肱韧带呈吊床状,分为三束:前束,后束,以及连接两束的腋下隐窝。当肩外展 90°时,腋下隐窝和下关节囊韧带被拉紧,此时肩若极度外旋或内旋,下盂肱韧带的前束、后束会分别被拉紧。前束是整个关节囊最坚厚的部分,是限制肱骨头前移最重要的韧带,无论肩外展还是中立位。尤其在肩强力外展、外旋时,如投掷棒球的挥臂期,将特别拉紧下关节囊韧带的前束(图 2-1-12)。过多反复此动作可造成前束的过度延展甚或撕裂,会对限制肩关节前移的主要韧带造成损害。关节囊前、下部分的松弛和损伤与肩关节的前脱位相关联,但尚不确定习惯性前脱位是否因下关节囊韧带前束的撕裂或松弛引起。

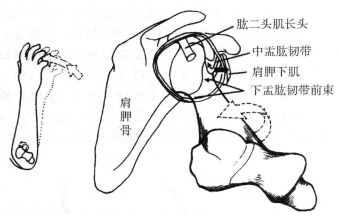

图 2-1-12　投掷棒球的挥臂期(cocking phase),盂肱关节高速外展和外旋运动

此时,将特别拉紧中关节囊韧带和下关节囊韧带的前束,肱骨头倾向于朝着前关节盂和肩胛下肌前移,但受到韧带和肩胛下肌群的限制。

盂肱关节同时被喙肱韧带所加强,该韧带连于肩胛骨的喙突和肱骨的大、小结节之间,在大、小结节处形成肱二头肌长头腱的通道。喙肱韧带也编织入上关节囊和冈上肌腱,与上关节囊韧带相似,肩关节内收将拉紧喙肱韧带,由此对肱骨头的下移和外旋形成重要约束。

(2)肩袖和肱二头肌长头　肩袖由产生盂肱关节内、外旋的 4 块肌肉组成,并与关节囊交织在一起分别止于肱骨结节。前方,肩胛下肌以宽阔的腱止于小结节,是 4 块肌肉中肌腱最厚的一块,外展低于 90°时,该腱覆盖肱骨头,关节囊和肩胛下肌的下部是限制外旋的主要结构,这是一个主动稳定装置,可防止肱骨向前方半脱位;上方,冈上肌止于肱骨的大结节上部;后方,冈下肌和小圆肌与关节囊交织止于大结节的下部;这些腱在外展的前半过程是限制内旋的主要结构。这种独特的解剖结构解释了盂肱关节的稳定性为何如此依赖于肩袖的分布、力量和控制。临床上必须注意到:关节囊的下部、冈上肌与肩胛下肌之间的区域(即旋转肌间隙)没有被肩袖覆盖。但"旋转肌间隙"这一内在的薄弱区域被肱二头肌长头和喙肱韧带所加强。旋转肌间隙是盂肱关节脱位常见的位置。当撞击肩峰、喙突或喙肱韧带时,就可能损伤肩袖结构。这种损伤常发生在需要上举上臂的运动中,如做超过头高度的工作或需要投掷的体育活动。

肩部的深层肌借其腱部与关节囊纤维层交织,加强了关节囊。在前方,肱二头肌长头腱起自盂上结节和盂唇。腱在囊内弓状越过肱骨的头,然后出关节囊在结节间沟内下行。喙肱韧带和肱骨横韧带使肱二头肌长头腱保留在结节间沟内,这两条韧带附着于大小结节之间。当肱二头肌长头腱在囊内时,它被反折的滑膜所覆盖,因此,腱并不与腔内的滑液接触。在运动状态下,肱二头肌长头约束了肱骨头的前移。肱二头肌的强力收缩,如屈肘手持重物时,产生使肱骨头下降的力。产生这种作用的力类似于一根绳子一端固定,然后另一端绕过一物体并下拉所产生的下压力量。这种作用于肱骨头的压力阻止了头的上升,否则肱骨头就会挤压肩峰下组织,而导致这些组织的损伤。

盂肱关节后方,肱三头肌长头有一个宽厚的腱起自肩胛骨的盂下结节。该腱与关节囊的后部交织并成为关节囊后部的一部分。关节盂边缘被纤维软骨环绕,即盂唇。关节盂50%的深度得益于盂唇,它增加了肱骨头和关节盂的接触面积,有助于关节稳定。

(3)肩胸关节状态对盂肱关节静态稳定的作用 当手臂垂在体侧完全静立时,肱骨头相对关节盂保持关节稳定,被称为"静态稳定"。该稳定的被动力学机制和解剖基础是一个球体与倾斜关节面的对应连接(图2-1-13A),以及关节囊上部结构对肱骨头提供主要的韧带支持,包括上关节囊韧带、喙肱韧带、冈上肌腱。上关节囊固有的牵拉力与重力形成矢量合力,并产生相对于关节盂表面适合角度的压迫锁定力(compressive locking force),这种压迫力将肱骨头稳定压向关节盂以稳定静力状态下的盂肱关节,并对抗重力引起的肱骨下滑。

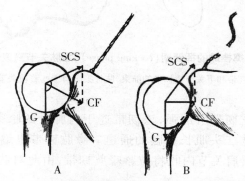

图2-1-13 肩胛骨位置对盂肱关节静态稳定的作用

A:肌肉牵拉肩胛骨至轻度上旋位,上关节囊结构的牵拉力(SCS,superior capsular structure)与重力(G)形成矢量合力,并产生相对于关节盂表面适合角度的压迫锁定力(CF,compressive locking force)稳固关节;B:关节盂上旋位置的丧失将会增加SCS和G之间的矢量角度,导致矢量合力CF的下降,在重力作用下肱骨发生下滑。

一个重要的静态锁定机制是:肩胸关节维持关节盂轻度上旋的位置,从而使关节盂向上倾斜起到减少肱骨头下滑的作用。长期持续的关节盂下旋位置,与肩胸关节位置不良或某些肌肉如上斜方肌麻痹无力有关。无论何种原因,上旋位置的丧失将会增加上关节囊结构和重力之间的矢量角度(图2-1-13B),导致矢量合力(压迫力)的下降,在重力作用下肱骨头发生下滑。长期肱骨头下滑,可造成上关节囊结构的弹性变形,肱骨头失去足够的支持,最终导致肱骨头的下方半脱位或脱位。

(4)喙肩弓和相关的滑囊 喙肩弓是由喙肩韧带和肩峰构成,喙肩韧带连接于喙突前缘和肩峰外侧缘。喙肩弓构成盂肱关节的功能性"屋顶",喙肩弓和肱骨头之间的间隙即肩峰下间隙。健康成人肩峰下间隙的高度约为1cm,其内为冈上肌腱和肩峰下滑囊、肱二头肌长头、部分上关节囊。肩关节周围存在多个滑囊,一些滑囊直接与关节囊相通,如肩峰下滑囊,其它尚有一些独立的滑囊。所有滑囊都存在于发生摩擦力的区域,如肌腱、关节囊和骨之间,肌肉和韧带之间,或两个相邻的肌肉之间。两个重要的滑囊位于肩峰下间隙,在坚硬的肩峰下表面,肩峰下滑囊能够保护相对柔软易损伤的冈上肌及其肌腱免受损伤。三角肌下滑囊是肩峰下滑囊的外侧延伸,能够减轻三角肌和冈上肌、肱骨头之间的摩擦。

　　肩峰下间隙也称为冈上肌出口。因为使臂上举的三角肌力线直接朝向上方,可造成肱骨竖直向上移动并撞击肩峰。正常时,垂直向上运动被肩袖的下拉力量和冈上肌、肱二头肌长头的下压肱骨头作用所阻止。由于冈上肌出口无退让余地,所以当肌肉乏力、疲劳或肌肉力量难以控制时均可产生损伤,微损伤和反复应力性损伤是常见的。拐杖行走、推动轮椅或在坐位时用手推高躯干来移动身体的脊髓灰质炎病人和截瘫病人,他们有非常高的肩痛和肩袖撕裂发生率。损伤最常见的原因是冈上肌出口的狭窄,这可能是先天性的或由炎症、疤痕或骨赘所致。尸体解剖中发现关节囊结构的磨损发生率很高,并证实磨损随年龄的增长而增加。

　　2. 运动学　肩关节被认为是一个万向关节,可以在任意三维角度上自由运动。肩关节的主要运动包括:屈、伸、外展、内收、外旋、内旋(图 2 - 1 - 14)。事实上,肩关节的任何运动都涉及到肩胸关节的运动,并包括胸锁关节、肩锁关节的伴随运动。

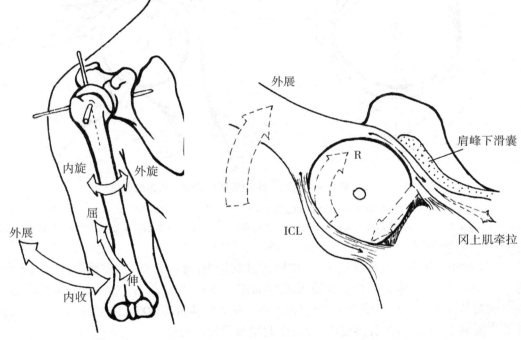

图 2 - 1 - 14　**肩关节的运动**
　　肩关节围绕相应平面旋转轴
　的主要运动:屈、伸、外展、内收、
　外旋、内旋。

图 2 - 1 - 15　**肩关节外展运动**
　　下关节囊韧带(ICL)紧张以支持肱骨头;上关节囊
　韧带被冈上肌拉紧。

　　(1)外展和内收　外展和内收发生在冠状面上,正常情况肩关节可有 120°的外展,而外展运动总是伴随着外旋运动,这种外旋可使肱骨大结节越过肩峰的后部,以避免肩峰下间隙内的组织受到挤压,尤其是冈上肌腱。肩关节完全外展需要肩胛骨同时上旋约 60°。外展运动包括肱骨头向上的滚动和同时向下的滑动(图2-1-15),滚动-滑动是沿着或接近关节盂的长径进行的。内收运动类似外展运动,只是方向相反。

图2-1-15表明冈上肌腱编织入上关节囊,主动的肌肉收缩不仅发生外展动作,而且拉紧上关节囊,使其避免受到肩峰和肱骨头的撞击,增加肩关节动态稳定(即在肩关节运动时保持稳定)。外展运动中,肱骨头打开,伸展下关节囊韧带的腋下隐窝,由此形成的下关节囊的张力类似吊床或吊索一样,支撑着肱骨头。

肩关节外展运动时,肱骨头的滚动—滑动机制具有重要的运动学意义。在肱骨头滚动过程中,如果没有同时向下滑动,在外展仅达22°时,肱骨头就可占满1cm高的肩峰下间隙,由此将造成肩峰下的撞击,并妨碍肩关节的进一步外展(图2-1-16)。而下关节囊的过度僵硬或腋下隐窝容积的减少,可妨碍肱骨头的下滑,在肩关节外展时造成肱骨头的明显上移,由此压迫肩峰下的冈上肌腱、部分上关节囊、肩峰下滑囊、肱二头肌腱长头,反复的挤压导致疼痛和肩峰下组织的损伤,即所谓的"肩峰下撞击综合征"。

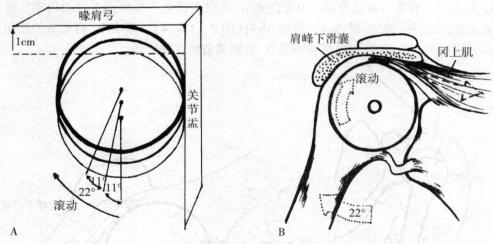

图2-1-16 肱骨头的滚动—滑动机制和肩峰下撞击的形成

A:模拟在成人肱骨头(周径约16.3cm)向上滚动过程中(外展),如果没有同时向下滑动,在外展仅达22°时,肱骨头就可占满1cm高的肩峰下间隙,由此将造成肩峰下的撞击,并妨碍肩关节的进一步外展。B:解剖学图示,如果没有肱骨头的下滑,将造成肩峰下撞击。

(2)屈和伸 屈发生在矢状面上,其横轴通过肱骨头,可做约90°的屈曲。伸与屈相反,当臂到达身体的后面,称为后伸。盂肱关节的前屈至少可达120°,肩关节前屈达180°时伴随着肩胸关节的上旋。肩关节的主动后伸约65°,被动后伸可达80°。极度的被动后伸可能拉伸关节囊韧带,造成肩胛骨轻度的前倾,由此增加后伸的角度。

(3)内旋和外旋 盂肱关节的内、外旋是发生在水平面上、围绕垂直轴或肱骨长轴的轴向旋转。外旋运动是沿着肱骨头和关节盂的横径,肱骨头在关节盂上滚动的同时向前滑动;内旋运动与外旋相似,只是滚动和滑动的方向相反(图2-1-17)。肱骨头滚动—滑动的重要意义类似盂肱关节的收、展运动。如果没有肱骨头的滑动,肱骨头滚动将向前或向后移动约38mm,而关节盂的前后径仅约25mm。事实上,正常的完全外旋运动中,肱骨头中心不过后移1~2mm,证明了肱骨头向前的滑动"抵消"了肱骨头的滚动后移。

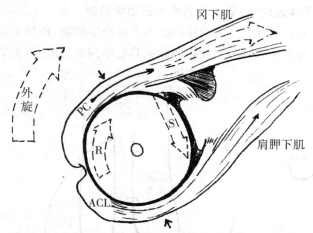

图2-1-17　盂肱关节主动外旋运动时,肱骨头在关节盂上滚动－滑动机制

冈下肌收缩导致肱骨头后滚和后关节囊(PC)相对松弛;肩胛下肌和前关节囊韧带(ACL)产生被动张力。R:rool 滚动;S:slide 滑动。

　　在肩关节内收位,可有75°~85°的内旋和60°~70°的外旋;当肩关节外展90°时,外旋通常可增加到近90°。无论在任何位置,肩关节的旋转运动往往与肩胸关节运动相关联。肩关节完全的内、外旋运动各自包含着不同程度的肩胛骨前、后移运动。

　　当肩胛骨固定并阻止在胸锁关节、肩锁关节或肩胸关节运动时,盂肱关节仅有下列运动范围:可做约90°的屈曲,下盂肱韧带变得紧张限制进一步的运动。而由于上、中盂肱韧带的限制,后伸的范围为40°~60°。外展运动的范围取决于盂肱关节的旋转,当完全内旋时,主动的外展为60°左右,因为此时大结节碰到了肩峰和肩锁韧带;外旋90°时,大结节到了肩峰的后下方,主动外展增加到接近90°,这时外展被三角肌的主动收缩功能不足所限制;被动外展可到达120°,然后被下盂肱韧带阻止。屈肘90°时,可将盂肱关节的旋转和前臂的旋前和旋后分开。若上臂位于身体的侧旁,外旋可使肱骨内上髁向前移动,内旋则内上髁向后移动;旋转的幅度随上臂的上举而变化,当上臂在身体的侧旁,旋转的总幅度约180°;当盂肱关节在外展90°和屈肘90°时,外旋的正常范围近90°,内旋大约为70°;当上臂完全上举时,由于喙肱韧带和盂肱韧带扭曲和紧张,旋转运动减为90°左右。

　　对于所有的盂肱关节运动,特殊的关节运动学(arthrokinematics)与精确的骨骼运动学(osteokinematics)密切相关(下表)。

表2-1-1　盂肱关节运动学与骨骼运动学的联系

骨骼运动学	运动平面/旋转轴	关节运动学
内收和外展	近冠状面/近前－后轴旋转	沿着关节的纵径滚动－滑动
内旋和外旋	近水平面/近垂直轴旋转	沿着关节的横径滚动－滑动
屈和伸,内旋和外旋(外展90°位时)	近矢状面/近内－外侧轴旋转	主要是肱骨头与关节盂之间的转动(spin)

(五) 肩外展的整体运动学:肩关节的六个运动学机制

图 2 - 1 - 18 显示了全肩关节主动外展的六个运动学机制,理解全肩关节如何共同完成功能,有助于理解肩关节某部分的损害如何影响其它结构的功能,以更有效地评估和治疗肩关节功能障碍。

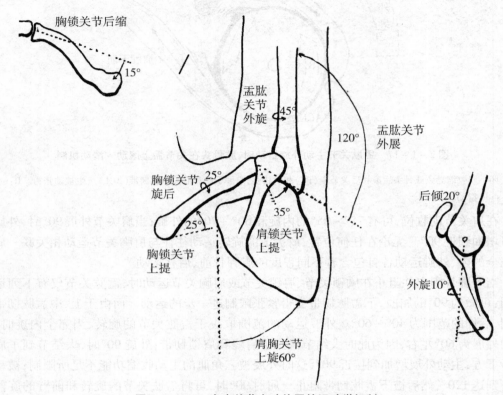

图 2 - 1 - 18 全肩关节主动外展的运动学机制

肩关节外展180°,包括盂肱关节外展120°和肩胸关节上旋60°,以及锁骨和肩胛骨各自的关联运动。

正常肩在盂肱关节外展和肩胸关节上旋之间存在一系列精确的协调运动,称肩肱节律(scapulohumeral rhythm),肩胛骨、肱骨均参与整个运动。除外展的早期具有个体差异外,在外展至30°后,以2:1的比率外展,即在30°~170°外展中,每15°的外展,10°发生在盂肱关节,5°在肩胸关节。

第一个肩关节外展运动学机制就建立在2:1的肩肱节律之上,180°的全肩关节外展幅度包括120°的盂肱关节外展和60°的肩胸关节的上旋(图2 - 1 - 18)。

第二个肩关节外展运动学机制是在肩胛骨60°上旋包含着锁骨在胸锁关节的上升运动,同时伴有肩胛骨在肩锁关节的上旋运动,但组成肩胛骨上旋运动的每个关节的运动角度难以精确测量。近水平位置的锁骨本身与冠状面向后成角近20°。

第三个运动学机制是在全肩关节无论主动还是被动完全外展过程中,锁骨在胸锁关节上存在约15°的额外后移运动;这一后移运动使肩胛骨在水平面处于更有利的位置。

第四个运动学机制是肩完全外展过程中,肩胛骨的后倾和外旋运动,其运动幅度变化很大,取决于肩锁关节和胸锁关节的联合运动;正常肩胛骨本身存在约10°的前倾和近35°的内旋。肩胛骨的后倾首先始于肩锁关节的运动;肩胛骨的外旋运动幅度相对较小且多变,是胸锁关节和肩锁关节联合运动基础上的旋转。据研究报道,在肩关节外展时肩锁关节实际上是内旋运动;正常情况下,肩胛骨任何潜在的内旋都由胸锁关节的大幅度后移来补偿,因此肩胛骨经常经历轻度的联合外旋运动。虽然研究结果各异,但这些运动具有重要意义,能够使喙肩弓离开在肩关节外展运动中升高的肱骨头,有利于保留肩峰下间隙,减少肩峰下撞击的可能,即减少对关节囊和肩袖的机械挤压。

第五个运动学机制是肩关节外展时锁骨围绕自身长轴的后旋约 20°~30°,旋转角度取决于肩关节外展的程度。研究表明,这一锁骨旋转大部分发生在相对较晚的肩关节外展运动过程中。锁骨的后旋运动是多个关节运动和肌肉肌腱传导力共同作用的结果,图 2-1-19A 显示松弛状态下的喙肱韧带正常的解剖位置;在肩外展早期,肩胛骨在前锯肌作用下开始沿肩锁关节上旋,牵拉相对坚硬的喙锁韧带(图 2-1-19B),牵拉力传至曲柄状的锁骨并拉动锁骨后旋;另一方面,锁骨后旋少许减轻喙锁韧带的张力负荷,有助于肩胛骨完成最后的上旋运动。

第六个运动学机制是肩关节外展时肱骨的自然外旋约 25°~55°(图 2-1-18);如前所述,肱骨外旋使大结节通过肩峰,避免潜在的撞击。研究报道了不同的肱骨外旋角度与上举角度比率,纯冠状面要比肩胛骨平面上的肩外展具有更高的比率(即较大的肱骨外旋角度/肱骨上举角度)。

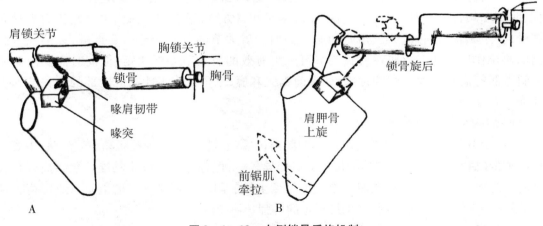

图 2-1-19 右侧锁骨后旋机制

A:松弛状态下的喙肱韧带正常的解剖位置;B:在肩外展早期,肩胛骨上旋。

三、肩区的肌肉与关节

(一)肩区肌肉与关节的神经支配

上肢肌肉主要接受臂丛的神经支配,臂丛由第 5~8 颈神经前支和第 1 胸神经前支的一部分组成,主要神经支配见表 2-1-2:

表 2 – 1 – 2　上肢肌肉的神经支配

神经	来源	组成	支配肌肉
腋神经	后束	C5、6	三角肌、小圆肌
胸背神经	后束	C6、7、8	背阔肌
肩胛下神经上部	后束	C5、6	肩胛下肌上部纤维
肩胛下神经下部	后束	C5、6	肩胛下肌下部纤维和大圆肌
胸前外侧神经	外侧束	C5、6、7	胸大肌锁骨部、偶而胸小肌
胸前内侧神经	内侧束	C8、T1	胸大肌胸肋部、胸小肌
肩胛上神经	上干	C5、6	冈上肌、冈下肌
锁骨下神经	上干	C5、6	锁骨下肌
肩胛背神经	C3、4、5 神经根	C3、4、5	肩胛提肌、大小菱形肌
胸长神经	C5、6、7 神经根		前锯肌(还受 3~7 肋间神经支配)

胸锁关节的感觉神经支主要经由颈丛的 C3、4 神经根传入,肩锁关节和盂肱关节的感觉神经主要经由肩胛上神经和腋神经的 C5、6 神经根传入。

(二)肩区肌肉的功能

肩区肌肉可大致分成两个功能组:近端、远端稳定肌肉。近端稳定肌肉主要起于脊柱、肋骨和颅骨,止于肩胛骨和锁骨,如前锯肌和斜方肌;远端稳定肌肉主要起于肩胛骨和锁骨,止于肱骨或前臂,如三角肌和肱二头肌。肩关节的良好功能需要近端、远端稳定肌肉的协调作用。如三角肌在盂肱关节可产生有效的肩关节外展扭矩,但同时需要前锯肌和斜方肌把肩胛骨稳固在胸背部,如果前锯肌麻痹,三角肌将不能完成全部的肩关节外展功能。

1. 肩胸关节的功能肌

(1)上升肌　司肩胸关节上升功能的肌肉包括:上斜方肌、肩胛提肌和小菱形肌,主要支持肩胛带(肩胛骨和锁骨)的功能位。虽然变异较多,但理想的肩胛带功能位包括肩胛骨轻度的上升和相对的后移,以及肩关节盂的轻度上倾。附着于锁骨远端的上斜方肌围绕胸锁关节发挥了有效的杠杆作用,以维持理想的肩胛骨功能位。

一些肌肉的病理变化可能减弱对肩胛带的功能性支持。例如,第 11 脑神经的损害或脊髓灰质炎病毒造成的运动神经元损害可引起上斜方肌的麻痹。更多的是由于中风或肌营养不良,引起肩胸关节上升肌的损害或麻痹。无论何种病因,失去上升肌的支持,重力作用将对肩胸关节休息位产生主要影响,包括肩胛骨的下降、前移和过度的下旋,长期如此将导致肩关节肌肉张力的减弱。

上斜方肌的麻痹可导致锁骨远端下降,而内侧端受到第 1 肋骨的上顶,可导致胸锁关节的向上脱位,同时下降的锁骨干可对锁骨下血管和部分臂丛神经造成压迫。上斜方肌的麻痹还可导致盂肱关节的半脱位。因为盂肱关节的静态稳定部分依赖于肱骨头被牢固地连接至上倾的关节盂,上斜方肌的长期麻痹可引起关节盂平面的下旋,进而导致肱骨头的下滑。在上臂无支持的情况下,重力形成的下拉力量使关节囊韧带变得松弛,最终导致不可逆的盂肱关节脱位。这些并发症常见于弛缓型偏瘫病人,常常需要对上臂进行外在的悬吊支持。

对于未发生相关的肌肉失神经支配和麻痹的正常人,也可出现肩胛骨位置的异常。可能是由于多种原因造成,包括连接组织的总体松弛、肌肉软弱、盂肱关节囊紧张、异常的颈胸姿势,或者仅仅是习惯问题,常常很难将肩胛骨的异常姿态归咎于任何特殊的机械力学原因。

无论是否存在病理因素,肩胛骨位置的异常都将影响肩关节的整体生物力学功能,临床检查必需包括对肩胸关节提供支持的上升肌。临床治疗很大程度上取决于其根本的病因,对于症状较轻的病例,可以通过选择性的肌力加强或伸展锻炼来改善,并提醒病人改善其姿势缺陷。

(2)下降肌　肩胸关节的下降功能由下斜方肌、背阔肌、胸小肌、锁骨下肌来完成(图2-1-20)。其中较小的锁骨下肌是通过牵拉锁骨来间接作用于肩胛骨。锁骨下肌几乎平行于锁骨干,提示其具有重要的下降功能,并以此稳定胸锁关节。下斜方肌和胸小肌直接作用于肩胛骨,而背阔肌通过牵拉肱骨间接下降肩胛带。由这些降肌产生的下压力直接通过肩胛骨、上肢施加于物体,如图2-1-20A中所示的弹簧,通过前述肩胸关节的下降功能,能够增加上肢的功能长度。如果肩胛骨和上肢固定,则通过前述下降肌可相对肩胛骨提升胸部的位置,如图2-1-21所示,坐轮椅的患者通过肩胸关节的降肌功能,减轻对坐骨结节表面软组织的压力。对于四肢瘫的患者,肱三头肌没有足够力量伸展肘关节以抬升躯体,通过肩胸关节降肌的帮助提升胸部和骨盆非常有意义(图2-1-21),可部分减轻躯干和下肢的负荷,对于患者在轮椅和床之间移乘非常重要。

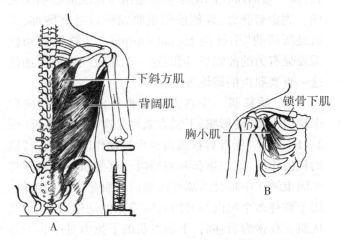

图2-1-20　肩胸关节的下降功能

A:下斜方肌和背阔肌下拉肩胸关节以对抗弹簧弹力;

B:胸小肌和锁骨下肌同A图相同功能。

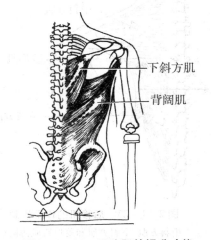

图2-1-21　下降肌的提升功能

下斜方肌和背阔肌可间接提升坐骨结节离开轮椅,如果肩胛骨和上肢固定,则可提升躯干和骨盆。

(3)前移肌　走行宽泛的前锯肌是肩胸关节前移运动的主要功能肌(图2-1-22A),该肌具有优秀的杠杆作用,围绕胸锁关节的垂直旋转轴向前牵拉肩胛骨(图2-1-22B)。肩胛骨的前移力量通过盂肱关节传导应用于前推和取物活动,前锯肌无力则造成前推动作困难。除前锯肌外,没有其它肌肉可以给肩胛骨提供足够的前移力量。

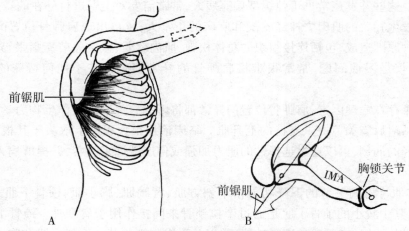

图 2 - 1 - 22   前锯肌对肩胛骨的向前牵拉作用

A:前锯肌经肩胛骨前面附着于肩胛骨内侧缘全长;图示肩胛骨和臂前推或前移及物运动。B:前锯肌对肩胛带产生前移扭矩,主要是通过起于胸锁关节垂直旋转轴的内力臂(IMA,interal mement arm)产生倍增作用的结果。

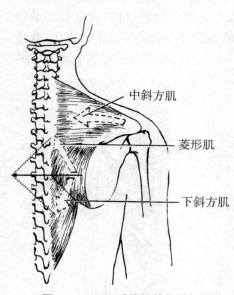

图 2 - 1 - 23   后移肌的作用机制

中斜方肌、下斜方肌和菱形肌肌协同后移肩胸关节。

前锯肌的另外一个主要功能是帮助标准"俯卧撑"的最后时相易于完成。俯卧撑早期阶段主要是由肱三头肌和胸肌来执行,然而在肘关节完全伸直后,则需通过两侧肩胛骨的主动前移使胸部更加远离地板,这一最后阶段的动作主要是由前锯肌的收缩来完成。固定肩胛骨,双侧前锯肌收缩可以升高胸部,这就是所谓的"引体向上(pull-up plus)",这样的动作需要强有力的前锯肌,同时这一动作也经常成为加强这一重要肌肉的锻炼方法。

(4)后移肌   中斜方肌有非常合适的力线向后牵拉肩胛骨,菱形肌、下斜方肌则是次要的后移肌(图2 - 1 - 23)。所有后移肌肉在牵拉动作时都具有特别的积极作用,如在攀爬和划船时。这些肌肉将肩胛骨牢固束缚于中轴骨。那些次要后移肌是很好的范例,用于解释多个肌肉如何协同完成相似动作,并互为拮抗肌。在强力后移时,下斜方肌的下拉力量中和了菱形肌的上升力量,这两个肌肉的合力产生单纯的后移力(图2 - 1 - 23)。

由于菱形肌较小的分布范围,如果斜方肌完全麻痹,将显著损害肩胛骨的后移力,并由于前锯肌的前移力量没有拮抗,肩胛骨轻度地向前"漂浮(drift)"。

2. 上举的功能肌   举臂功能是指主动抬臂超过头顶的动作,包括三组功能肌:①作用在盂肱关节抬起肱骨的肌群,即外展或屈曲;②控制肩胸关节上旋的肩胛肌群;③控制盂肱关节动态稳定和运动的肩袖肌群。

（1）盂肱关节举臂肌群　　外展盂肱关节的主要肌肉包括前、中三角肌，冈上肌；屈曲举臂主要由前三角肌、喙肱肌、肱二头肌长头来完成（图2－1－24）。肩外展时，中三角肌和冈上肌的力线相似，这两块肌肉的活动由举臂开始到接近90°的外展水平，并帮助将肱骨头稳定于下关节囊构成的功能凹面内。中三角肌和冈上肌具有相对重要的臂外展力臂，1cm～3cm不等，贯穿运动的绝大部分范围。

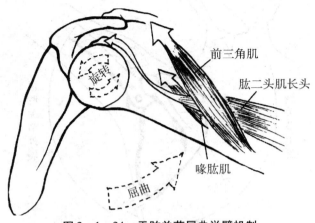

图2－1－24　　盂肱关节屈曲举臂机制

由前三角肌、喙肱肌、肱二头肌长头在纯矢状面上屈曲盂肱关节。图示肱骨头内－后旋转轴，以及前三角肌作用的内力臂。

三角肌和冈上肌对肩外展扭矩同等重要。若三角肌麻痹，冈上肌能完成肩的完全外展，但扭矩会降低；若冈上肌麻痹或肌腱断裂，由于盂肱关节运动学的改变，完全肩外展将变得困难甚至不太可能完成。

研究显示，冈下肌和肩胛下肌的最上部肌纤维具有有限的肩外展力臂，因为这些上部肌纤维刚好跨越肩关节前后旋转轴的上方。虽然这些肌肉只是被看做次要外展肌，但它们在建立动态稳定和引导关节运动方面扮演重要角色。

（2）肩胸关节上旋肌群　　肩胛骨的上旋是举臂运动的必需部分，前锯肌和上、下斜方肌是其主要执行肌。这些肌肉控制肩胛骨的上旋，同时重要的是为远端运动肌，如三角肌和肩袖，提供稳定的附着。前锯肌还使肩胛骨轻度后倾和外旋。前锯肌次要的肌肉运动如图2－1－22所示，中、下前锯肌牵拉肩胛骨的下角向前运动（上旋），综合其它牵拉力量，可能引起肩胛骨关节盂的后倾。由于前锯肌的牵拉力跨越内侧缘作用于肩锁关节的垂直轴，也对肩胛骨产生外旋拉力，这种外旋作用有助于肩胛骨内侧缘更稳固地贴近胸壁。虽然还不完全明白，但前面提及的前锯肌次要肌肉运动（后倾和外旋）很可能是肩胛骨全部上旋运动的重要组成部分。

（3）肩胛骨上旋运动中斜方肌和前锯肌的相互作用　　肩胛骨上旋运动轴如图2－1－25所示，贯穿肩胛骨的前后方向，根据这个旋转轴，可较方便地分析斜方肌和前锯肌在肩胛骨上旋运动中的相互作用。在肩关节外展的早期，旋转轴靠近脊柱；而在外展后期，旋转轴则接近肩峰侧。

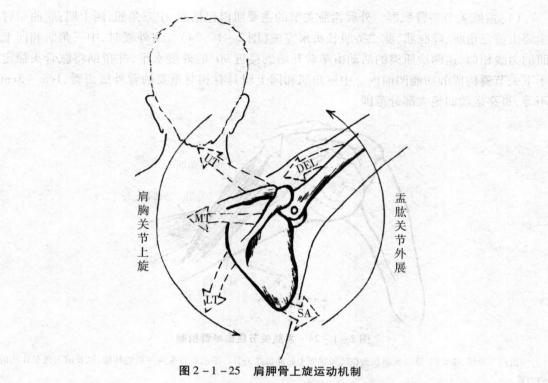

图 2 - 1 - 25   肩胛骨上旋运动机制

图示为肩胸关节上旋和盂肱关节外展的相互作用。肩外展需要肱骨和中轴骨之间的肌肉"运动弧"。图示两个旋转轴:近肩峰的肩胛骨轴;位于肱骨头的盂肱关节轴。箭头显示所有肌肉作用的内力臂。DEL:三角肌和冈上肌;LT:下斜方肌;MT:中斜方肌;SA:前锯肌;UT:上斜方肌

在肩外展时,上、下斜方肌以及前锯肌的下部纤维沿着同一旋转方向,同时作用形成力偶,有效地上旋肩胛骨(图 2 - 1 - 25)。前锯肌下部纤维对肩胛骨下角的牵拉,使关节盂向上、外旋转。这些纤维之所以能够形成最有效的上旋力偶,主要是因为它们在这一运动中具有较长的力臂。

上斜方肌通过向上、内方牵拉锁骨,间接上旋肩胛骨,下斜方肌通过向下、内方牵拉肩胛冈基底来上旋肩胛骨。上斜方肌在整个肩外展早期提升锁骨,同时在肩外展后期平衡下斜方肌对肩胛骨下角的牵拉;而前锯肌在整个肩外展过程中均表现出动作电位幅度的持续递增。

中斜方肌在肩外展过程中也表现出很高的肌电活性,其作用力线通过肩胛骨的旋转轴(图 2 - 1 - 25)。在这种情况下,中斜方肌丧失其杠杆作用而表现为牵拉上旋作用。然而,该肌仍然和菱形肌一起使肩胛骨后移,有助于中和前锯肌对肩胛骨强力的前移作用,中斜方肌和前锯肌力量中和后的净余力决定上旋肩胛骨最终的前移 - 后移位置。锁骨(连带肩胛骨)在肩外展(特别是在冠状面上)时的后移证明了肩胛骨后移肌群的优势作用。

总之,在举臂运动中,前锯肌和斜方肌控制着肩胛骨的上旋机制,其中前锯肌作用较大。前锯肌和斜方肌既协同又相互拮抗,特别表现在它们强力的前移 - 后移作用上。

斜方肌的完全麻痹可产生轻度到重度的举臂过头困难,而举臂动作仍可通过前锯肌的

全范围活动来完成。但由于丧失中斜方肌的强力后移作用,在冠状面上的举臂动作将变得尤其困难。

　　胸长神经、脊髓或颈神经根的损害均可造成前锯肌的麻痹,无论是部分还是完全麻痹,对肩关节运动学将产生不同程度的影响。即使斜方肌和盂肱关节外展肌群神经支配都正常,前锯肌完全麻痹也将使举臂过头运动变得非常困难,特别是试图抗阻力肩上举时,还会同时出现肩胛骨的下旋(图2－1－26)。正常情况下,前锯肌的收缩将强力上旋肩胛骨,同时中三角肌和冈上肌收缩使肱骨发生与肩胛骨相同方向的旋转;如果前锯肌麻痹,中三角肌和冈上肌的收缩力相对增强,会使肩胛骨产生异常下旋运动。肩胛骨下旋和臂上举的联合运动,导致三角肌和冈上肌过度快速收缩,根据力－速度和长度－张力之间的关系,这些肌肉的快速收缩将减弱它们的潜在肌力,同时导致臂上举角度和力量的减弱。

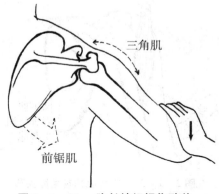

三角肌

前锯肌

图2－1－26　胸长神经损伤致前锯肌完全麻痹,肩胛骨极度下旋位的运动学分析

　　没有前锯肌的足够上旋力量,肩胛骨不能被稳定于胸壁,也不能对抗三角肌的牵拉力。因此三角肌收缩力导致肩胛骨下旋和肱骨部分上举(外展)的联合运动,形成"翼状肩"。

　　正常臂上举情况下,前锯肌产生非常强大的牵拉力上旋肩胛骨,并肯定超过中三角肌和冈上肌对肩胛骨产生的下旋力。另外,前锯肌必须产生微细但很重要的牵拉力,使上旋的肩胛骨发生后倾和外旋;这一运动在前锯肌麻痹时能够被清楚地观察到(图2－1－26),除了更明显的肩胛骨下旋位置,肩胛骨还显示出轻度的前倾和内旋,表现为"翼状肩"。这样的病理状态可造成胸小肌(前锯肌的直接拮抗肌)永久的适应性短缩,胸小肌的被动张力增加将进一步加重肩胛骨的前倾和内旋。

　　3. 肩袖在肩胛骨上旋运动中的作用　　肩袖包括冈上肌、冈下肌、小圆肌、肩胛下肌,这些肌肉在臂上举过程中表现出明显的肌电活动,反映出它们在调节关节动态稳定和运动控制方面的重要性。

　　(1)盂肱关节动态稳定的调节　　如前所述,盂肱关节的解剖结构是以牺牲部分稳定性来获得活动的灵活性。虽然有很多相关肌肉对肩关节提供动态稳定,但肩袖是最有效的,其重要的解剖分布形成围绕关节的保护性袖状结构。肩袖主动活动时变得坚强有力,以补偿盂肱关节的天然松弛及不稳定倾向。在身体其它任何部位均无这么多肌肉参与构成如此紧密的关节周围结构。

　　之前已讨论过冈下肌在外旋肱骨头时的动态稳定功能(图2－1－17),动态稳定功能是所有肩袖组织的基本功能。肩袖(和它们在关节囊上的附着)产生的力量不仅主动旋转肱骨头,还能稳定和固定肱骨头于关节盂较中心的位置。因此盂肱关节的动态稳定需要良好的神经肌肉和骨骼肌肉系统,这两个系统通过盂肱关节周围连接组织的本体感觉感受器来完成功能整合。作为反射弧的一部分,这些受神经支配的连接组织本体感受器为相关肌肉迅速提供重要的信息反馈。这些反馈能够提高肌肉控制运动的能力,在肩关节功能障碍患者中,通过功能锻炼改善本体感觉功能,是康复计划的一个重要组成方面。

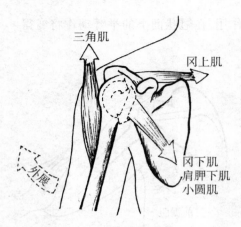

图2-1-27 旋转肌袖在盂肱关节外展运动中的作用

冈上肌向上滚动肱骨头以外展,同时下压关节以增加稳定性;冈下肌、小圆肌、肩胛下肌在肩外展时,对肱骨头施加向下的线性压力,以对抗三角肌作用所致肱骨头向上的过度移位。内力矩是三角肌和冈上肌的共同作用。

(2)盂肱关节运动的主动控制 肩袖控制着盂肱关节的诸多运动,冈上肌的水平收缩产生直接对关节盂的压力,该压力在0°~90°肩外展过程中呈直线上升,可达到体重的80%~90%,将外展时向上滚动的肱骨头稳固在关节盂。盂肱关节接触面积在肩外展-上举60°~120°时增加到最大,以分散关节压力,并维持其在生理可承受的水平。

水平排列的冈上肌对于引导肩外展运动是非常理想的。肩外展时这些肌肉的收缩力使肱骨头向上滚动,并同时作为肌肉肌腱"隔垫",限制肱骨头上移。其它的肩袖肌(冈下肌、小圆肌、肩胛下肌)在肩外展时对肱骨头施加向下的线性压力(图2-1-27),肱二头肌长头也具有相同作用。

另外,肩外展时背阔肌和大圆肌等受被动牵拉,也对肱骨头产生直接压力,这些被动力量有助于中和部分三角肌收缩产生的近乎向上的力量。没有前述主-被动向下的压力,肱骨头将挤压或撞击喙肩弓,结果造成肩袖的完全断裂,特别是冈上肌和冈下肌。

在肩外展时,冈下肌和小圆肌尚能不同程度地外旋肱骨,增加肱骨大结节和肩峰间的间隙。

表2-1-3 肩袖控制盂肱关节外展运动的功能总结

冈上肌
肱骨头向上滚动
将肱骨头压向关节盂
作为肱骨头上方的半刚性隔垫,限制肱骨的过度上移
冈下肌、小圆肌、肩胛下肌
对肱骨头施加向下的压力
冈下肌和小圆肌
外旋肱骨

4. 肩关节的内收和后伸 主要的肩内收和后伸肌肉包括后三角肌、背阔肌、大圆肌、肱三头肌长头和胸大肌的胸肋部。在攀登绳索或水中推进时,需要前述肌肉强有力的收缩。肩关节内收后伸运动时,胸大肌、大圆肌、背阔肌具有最大的力臂,肩胛下肌(下部纤维)和小圆肌可能起协助作用。在肩关节所有运动肌中,后伸和内收肌群能够产生最大的扭矩。肱骨稳定固定,背阔肌收缩可以提升骨盆,偏瘫患者在拐杖或支具的协助下,以此替代麻痹或乏力的髋部屈肌。

7块内收—前屈肌中的5块肌肉近端主要附着于不稳定的肩胛骨。在盂肱关节的主动内收和后伸运动中,菱形肌主要负责固定肩胛骨,这一稳定功能体现在肩胛骨的下旋和回缩运动时,自然伴随着肩关节的内收-前移联合运动。图2-1-28显示了菱形肌和大圆肌在强力内收时的协同作用。胸小肌和背阔肌基于肌肉附着点,可协助菱形肌下旋肩胛骨。当肩胛骨已经上旋和肩外展或后伸时,如游泳划水推进时,典型的肩关节强力内收－后伸运动能够更显著地观察到。

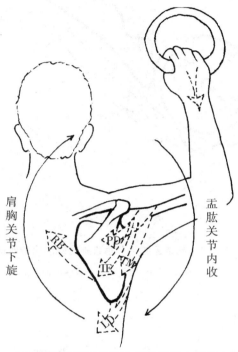

图 2 - 1 - 28　右侧肩胸关节下旋肌和盂肱关节内收肌之间的相互作用

图示起于肩胛骨轴的菱形肌内力臂;起于盂肱关节的大圆肌内力臂。IF:冈下肌和小圆肌;LD:背阔肌;PD:后三角肌;RB:菱形肌;TM:大圆肌。

5. 肩关节的内旋和外旋

(1)内旋肌　盂肱关节主要的内旋肌包括肩胛下肌、前三角肌、胸大肌、背阔肌和大圆肌,这些内旋肌大多也是强力的前屈和内收肌,例如游泳时的推进期。肩关节内旋肌群总体上超过外旋肌群,无论是在偏心轴还是同心轴主动活动中,较大扭矩都是由内旋肌产生。在高速投掷运动中,就需要内旋肌产生大的扭矩。

盂肱关节内旋肌经常被看作肱骨相对于肩胛骨的旋转肌(图 2 - 1 - 29),其运动学基础是肱骨头的凸面在固定的肩胛骨上旋转。然而当肱骨固定于某一位置而肩胛骨自由旋转时,足够的肌肉力量能使肩胛骨和躯干围绕固定的肱骨旋转,包括关节盂凹面在肱骨头凸面上的滚动和滑动(图 2 - 1 - 30)。

(2)外旋肌　盂肱关节主要的外旋肌包括冈下肌、小圆肌和后三角肌;如果盂肱关节处于中立位和完全外旋之间,冈上肌可以协助其外旋。在整个肩部肌群中,外旋肌占较小比例,其产生的最大扭矩在肩部肌群中是最低的。尽管如此,该肌群经常被用来产生高速向心收缩,如在棒球投掷的挥臂期;在棒球投掷释放期,该肌群通过离心收缩,减缓肩内旋速度(其速度可达 7000 度/秒)。冈下肌和小圆肌快速拉长并产生如此大的拮抗力,可造成它们附着点的撕裂和慢性炎症,并可能导致肩袖综合征。

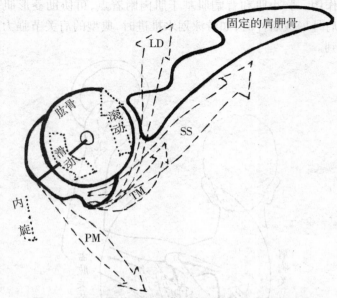

图2-1-29 围绕盂肱关节垂直旋转轴的内旋肌运动

设定肩胛骨固定而肱骨自由旋转。图示胸大肌的内力臂,以及凸面-凹面的滚动-滑动机制。PM:胸大肌;SS:肩胛下肌;LD:背阔肌;TM:大圆肌。

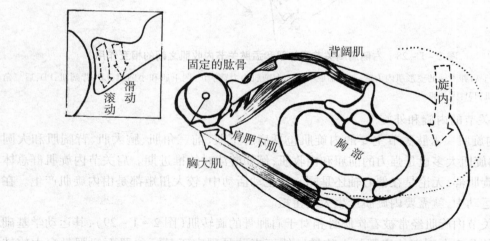

图2-1-30 当肱骨固定而躯干自由旋转时的三个内旋肌活动

包括起于盂肱关节垂直轴的胸大肌内力臂及凹面-凸面的滚动-滑动机制。PM:胸大肌;SS:肩胛下肌;LD:背阔肌。

(3)后三角肌 后三角肌是肩关节后伸、内收和外旋的肌肉。另外,该肌也是肩关节水平位后伸的主要肌肉,肩关节完全的水平后伸需要下斜方肌强力固定肩胛骨。臂丛神经的过度伸展损伤可导致后三角肌完全麻痹,该类患者将出现向后和水平伸肩困难,如穿衣将手臂伸入衣袖时。

四、临床联系

(一)肩峰下撞击综合征

肩峰下撞击综合征是最常见的肩关节痛性疾病之一,其主要病理机制是肩峰下间隙内的组织受到反复非自然挤压,尤其是冈上肌肌腱、肱二头肌长头、上关节囊和肩峰下滑囊在肱骨头和喙肩弓之间受到挤压。Neer在1972年首次报道该病,并指出95%的肩袖撕裂是肩峰下反复撞击造成的创伤。因为撞击的位置在肩袖的外表面,故常常被看做"外"撞击综合征,但实际上是肩袖内表面在肱骨大结节和邻近的关节盂边缘之间的"内"撞击综合征。肩峰下撞击引起的典型疼痛位于肩前区域,通常在肩主动外展60°到120°范围内加重,这是由于在这个外展角度内,肱骨大结节最靠近前肩峰,肩峰下组织更可能在这个外展弧内被挤压。

(二)肩关节不稳定

1. 创伤后不稳定　很多肩关节不稳定是由于某些特殊的创伤,如创伤性肩关节脱位,其中绝大多数属于摔倒或暴力撞击所致的肩关节前脱位,主要病理机制是肩关节极度外旋外展的位置或运动。当肩关节处于易损伤位置,撞击可导致肱骨头向关节盂前方脱位。这种脱位经常造成肩袖、和中、下盂肱关节韧带过度伸展性损伤,以及前、下关节盂唇的撕裂。关节囊和盂唇的部分损伤或撕裂、与关节盂边缘分离被称为"Bankart损伤"。由于关节囊韧带和盂唇的损伤,创伤后肩关节脱位在将来经常会发生再脱位(即"习惯性肩关节脱位"),造成额外的肩关节损伤。

2. 非创伤性不稳定　非创伤性不稳定的患者经常表现为全身韧带过度松弛。这种不稳定可以是单方向或多方向的,常双肩同时存在,病因尚不完全清楚,可能包括以下因素:骨发育不良,异常的肩胛骨运动,盂肱关节或肩胛肌肉的无力,不常见的旋转肌间隙过大,关节囊多余的皱褶,神经肌肉病变,结缔组织的日益松弛。

非创伤性不稳定的保守治疗效果较好,包括增强强度和协调性的训练。保守治疗效果差者,可以选择开放或关节镜手术治疗。

3. 获得性不稳定　获得性不稳定病理机制与盂肱关节囊韧带的过度伸展和反复微小创伤相关,比如投掷、游泳、排球、网球等要求肩关节反复、高速、极度外旋外展的运动。由于肩关节的外展和极度外旋,下盂肱关节韧带的前束和少部分中盂肱关节韧带易于因塑性变形而损伤。一旦发生上述损伤,软组织难以支持肱骨头固定于关节盂。组织变性将导致关节的进一步松弛,可能出现肩袖的病理性张力改变和关节盂唇、肱二头肌长头的损伤。获得性肩关节不稳定也和"内撞击综合征"有关,这种撞击经常发生在肩关节90°外展并完全外旋时,后-上肩袖的下表面被挤压于肱骨大结节和相邻的关节盂边缘之间。

(三)冈上肌损伤

冈上肌是整个肩关节最有用的肌肉之一,能够协助三角肌外展肩关节,为盂肱关节提供动态稳定和某些情况下的静态稳定。即使是在常规活动时冈上肌也易于受到很大的内力作用。冈上肌具有大约2.5cm的内力臂以外展肩关节,而手部负重时则存在距离盂肱关节约50cm的外力臂,机械力臂长度比率约为1:20,即冈上肌要产生20倍于手上负荷的力量,以支持手部的负荷。长年如此大的力量负荷,可造成附着于关节囊和肱骨大结节的冈上肌腱的部分撕裂损伤,幸运的是大部分冈上肌腱易损伤的地方有三角肌共同覆盖。尽管如此,冈上肌仍承受了很大的应力,尤其是其与三角肌交叉相对较小的区域。

(徐　峰)

第二节　肘关节

　　肘关节和前臂包括三块骨和四个关节(见图2-2-1),其中肱尺关节、肱桡关节及上尺桡关节组成肘关节。肘关节的屈伸能调整上肢功能性长度。尺骨和桡骨在肘和腕部构成上、下尺桡关节,使手掌在没有肩关节参与下完成旋前或旋后。肘和前臂的协调运动为手提供恰当的放置范围,满足手功能对空间位置的需求,比如进食、取物、投掷和个人卫生等。

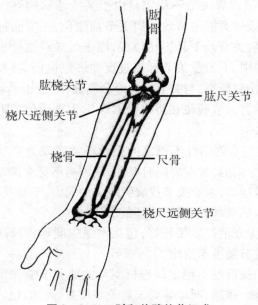

图2-2-1　肘和前臂关节组成

一、骨骼部分

　　1. 肱骨中下段　肱骨中下段的前后方为肱肌和肱三头肌内侧头起点附着处。肱骨干远端内侧为滑车和内上髁,外侧为肱骨小头和外上髁。滑车的形状类似线轴,其冠状轴由外上向内下倾(图2-2-2)。

　　滑车外侧是肱骨小头,呈半球状,与髁连接处凹陷为桡窝。肱骨内上髁(图2-2-2和图2-2-3)明显凸向内,易触及,是肘关节内

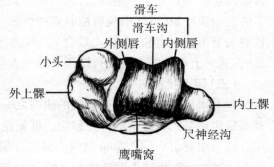

图2-2-2　右侧肱骨远端下面观

侧副韧带和大部分前臂旋前肌和屈腕肌起始附着处。肱骨外上髁不如内上髁明显,是肘关节外侧副韧带复合体、大部分前臂旋后肌和伸腕肌起始附着处。内、外上髁向近端移行形成内、外侧髁上嵴,易触及。滑车后上方是深而宽的鹰嘴窝,仅有皮质骨薄片或筋膜将其与冠状窝隔开。

2. 尺骨　尺骨近端明显变粗形成鹰嘴突(图2-2-4、5、6),其粗糙的后面为肱三头肌止点附着处,尺骨近端向前的锐利凸起为冠状突。

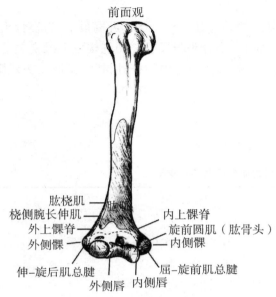

前面观

图2-2-3　右侧肱骨前面

肱桡肌
桡侧腕长伸肌
外上髁脊
外侧髁
伸-旋后肌总腱
外侧唇 内侧唇
内上髁脊
旋前圆肌(肱骨头)
内侧髁
屈-旋前肌总腱

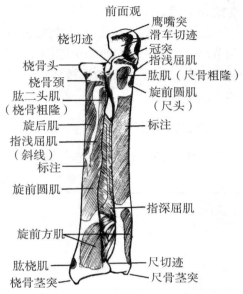

前面观

鹰嘴突
滑车切迹
冠突
指浅屈肌
肱肌(尺骨粗隆)
旋前圆肌(尺头)
标注
指深屈肌
尺切迹
尺骨茎突

桡切迹
桡骨头
桡骨颈
肱二头肌(桡骨粗隆)
旋后肌
指浅屈肌(斜线)
标注
旋前圆肌
旋前方肌
肱桡肌
桡骨茎突

图2-2-4　右侧桡骨和尺骨前面肌肉附着情况

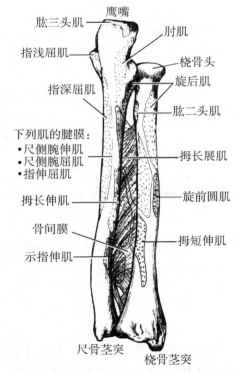

鹰嘴

肱三头肌
指浅屈肌
指深屈肌
下列肌的腱膜:
•尺侧腕伸肌
•尺侧腕屈肌
•指伸屈肌
拇长伸肌
骨间膜
示指伸肌

肘肌
桡骨头
旋后肌
肱二头肌
拇长展肌
旋前圆肌
拇短伸肌

尺骨茎突
桡骨茎突

图2-2-5　右侧桡骨和尺骨后面观
阴影部分显示肌肉附着。

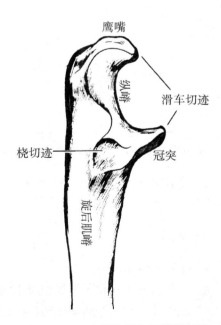

鹰嘴
滑车切迹
桡切迹
旋后肌嵴
冠突

图2-2-6　右侧桡骨和尺骨侧面观

位于冠状突和鹰嘴之间的颚状凹陷为尺骨滑车切迹,与肱骨滑车组成肱尺关节。冠状突外侧为桡切迹,外侧副韧带复合体和旋后肌附着于此;紧接冠突基底下方为尺骨粗隆,是肱肌止点附着处。

3. 桡骨   前臂极度旋后时,桡骨位于尺骨外侧并与其平行。桡骨近端很小,为桡骨头,关节软骨覆盖其圆周的280°范围和整个小头凹面。桡骨头与尺骨桡切迹构成上尺桡关节。桡骨头向下移行为桡骨颈,被环状韧带包绕,其远侧有突向前内的桡骨粗隆,是肱二头肌腱的止点附着处。

二、神经肌肉解剖

1. 肘和前臂肌肉的神经支配(见表2-2-1)

表2-2-1   肘和前臂的肌肉运动神经支配

肌肉	神经支配
肘屈肌	
肱肌	肌皮神经(C5,C6)
肱二头肌	肌皮神经(C5,C6)
喙肱肌	肌皮神经(C5,C6)
旋前圆肌	正中神经(C6,C7)
肘伸肌	
肱三头肌	桡神经(C7,C8)
肘肌	桡神经(C7,C8)
前臂旋前肌	
旋前方肌	正中神经(C8,T1)
旋前圆肌	正中神经(C6,C7)
前臂旋后肌	
肱二头肌	肌皮神经(C5,C6)
旋后肌	桡神经(C6)

注:括号内是肌肉神经支配的主要脊髓神经根。

2. 关节感觉神经支配   肘关节及其周围的结缔组织接收来自C6~C8脊神经根的感觉神经支配。

三、肘关节

(一)关节结构学

肱尺、肱桡和上尺桡关节被包绕于同一关节囊内构成肘关节,属铰链关节。但由于在实际运动时,肱尺关节除屈伸活动外还存在较小的旋转和侧方滑动,也被称为改良型铰链关节。

由于屈伸运动轴向内下倾斜约13°±6°,肘关节保持外翻状态,又称为"提携角"。一般,利手侧肘关节的提携角更大些,女性较男性的提携角约大2°。

肘关节的关节囊本身很薄,与关节韧带融为一体,正是这些韧带为肘关节提供高度稳定性。内侧副韧带包含前、后和横束三部分(图2-2-7),其中前束是最坚固的部分,是对抗肘关节外翻最重要的结构,起自内上髁前部止于冠突内侧。

因为总有不同的纤维束在各屈伸角度保持紧张,所以前束在整个屈伸范围内为肘关节提供稳定性。

内侧副韧带的后束不如前束清晰,表现为关节囊的后内侧增厚。后束起自内上髁后面,止于鹰嘴内侧缘,在肘关节最大程度屈曲时收紧。不发达的横束起于鹰嘴止于冠突,因其纤维束起止于同一块骨,对关节稳定性影响不大。除了内侧副韧带,屈腕及旋前肌群的近端纤维束也是肘关节内侧的稳定结构,其中尺侧腕屈肌最重要,这些肌群也因此被称为肘内侧动态稳定结构。

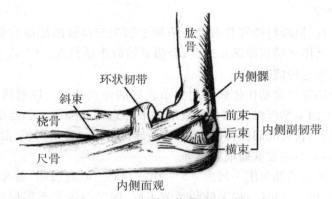

图2-2-7　右肘关节内侧副韧带组成

肘关节处于伸展位时跌倒,内侧副韧带往往在强烈的外翻作用下损伤,并且常伴发肱桡关节或桡骨干(承受作用于腕关节80%压力的前臂骨)的骨折。严重的肘外翻也可损伤尺神经或屈腕、旋前肌群的附着处。如果关节处于过伸状态,前面的关节囊可能被损伤。棒球或排球等运动可导致肘关节内侧副韧带的慢性损伤。

肘关节外侧副韧带复合体比内侧副韧带变异大,它起自外上髁并分成两束,即桡骨束和尺骨束(图2-2-8)。

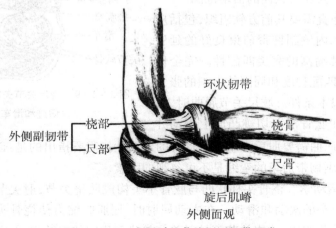

图2-2-8　右侧肘关节外侧副韧带组成

外侧副韧带的尺骨束和内侧副韧带的前束分别止于尺骨近端内外侧,发挥牵拉索样作用,在肘关节屈伸时稳定尺骨。

外侧副韧带复合体和后外侧关节囊是对抗肘内翻的基本结构,运动损伤此结构,可导致肘关节内翻和后外侧旋转不稳,表现为前臂过度旋后并伴随肱尺和肱桡关节半脱位。

肘关节周围的韧带含有丰富的本体感受器,包括高尔基体、鲁菲尼终端、环层小体及自由神经末梢,为中枢神经系统提供准确的本体感觉信息,从而有效地将肘关节的活动控制在安全限度内。

像所有关节一样,肘关节也存在关节囊内气压,这种压力在屈肘80°时最低,因此这一位置对于肘关节发炎、肿胀的患者是"舒适体位",疼痛轻。但这种"舒适体位"的代价可能是肘关节屈曲挛缩。

(二)关节运动学

用手拉、举、进食、梳妆打扮等日常动作依赖于肘关节良好的屈曲功能。如果肘关节功能障碍导致无法主动用手触摸面部和进食,会明显妨碍生活自理。C5 以上脊髓损伤的患者因屈肘肌瘫痪会出现这种情况。

用手抛、推、取物等日常动作依赖于肘关节良好的伸直功能。屈肘肌、肘关节前方关节囊、内侧副韧带前束的挛缩纤维化均可导致肘关节伸直功能障碍。引起上述肘关节病理改变的原因包括:骨折后长时间屈曲位固定、创伤后异位骨化或骨赘形成、肘关节炎症、肘关节屈肌痉挛或伸肌瘫痪、肘前皮肤瘢痕挛缩等。

肘关节的最大被动活动范围一般为 $-5°—0°—145°$。研究表明,肘关节日常工作、生活的"功能孤"通常为 $30° \sim 130°$。与下肢膝关节不同,肘关节即使不能屈曲、伸直达到最大,只要维持约100°的活动范围,对功能影响不大。但需要强调的是,肘关节屈曲挛缩大于30°时,会明显影响用手取物的功能,当肘关节屈曲挛缩为90°时,上肢伸手取物的功能会损失50%。因此,肘屈曲角度小于30°应该是治疗肘关节屈曲挛缩的"功能性指标"。

1. 肱尺关节运动学　与肱骨滑车被关节软骨300°覆盖相比,尺骨鹰嘴滑车切迹仅有180°被覆盖(图2-2-9),肱尺关节的这种解剖构造和匹配程度决定了其在矢状面的活动范围。

肘关节完全伸直需要其前方软组织,包括皮肤、肌肉、关节囊和内侧副韧带前束良好的延展性以及鹰嘴楔入鹰嘴窝的完美匹配性。完全伸直时,肱尺关节的匹配程度和周围软组织的张力是维持其稳定的根本条件。肱尺关节屈曲时,鹰嘴滑车切迹凹面在肱骨滑车切迹凸面上滚动并

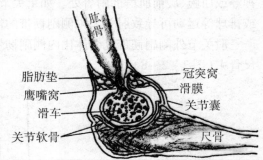

图2-2-9　桡尺关节矢状切面显示滑车切迹和滑车之间的吻合状况

滑动。同样,完全屈曲需要肘后方软组织良好的延展性。需要指出的是:创伤后肘关节屈曲障碍发生时,内侧副韧带后束的挛缩是不可忽视的因素。

2. 肱桡关节运动学　桡骨头杯状凹与肱骨小头构成肱桡关节,肘关节屈伸运动包括桡骨头凹围绕肱骨小头的滚动和滑动。在主动屈肘时,屈肌收缩力使桡骨头凹与肱骨小头紧密接触。与肱尺关节相比,肱桡关节不是肘关节矢状面稳定的主结构,但它能提供大约50%

的抵抗肘外翻力量。

3. 屈肘 肱二头肌、肱肌、肱桡肌和旋前圆肌是主要的屈肘肌,它们产生的力位于肘关节屈伸轴的前方。

肱二头肌同时屈曲和旋后时产生最大肌电信号,如把勺子拿到嘴边时;前臂旋转影响肱二头肌的活动,比如前臂极度旋前位屈肘时,肱二头肌显示低水平肌电活动,这一点通过自我触诊也能验证。

肱肌位于肱二头肌深层,起于肱骨前面,止于尺骨粗隆,其唯一的功能是屈肘。肱肌平均横截面积 $7cm^2$,而肱二头肌长头的横截面积仅有 $2.5cm^2$ 。肱肌在屈肘肌中横截面和体积最大,是"主力"屈肘肌。因为肱肌止于尺骨,所以前臂旋转不影响其长度、力线和力臂。

肱桡肌是所有肘关节肌肉中最长的,起自肱骨外上髁嵴,止于桡骨茎突。肱桡肌最大收缩引起充分屈肘和前臂旋前至中立位。研究表明肱桡肌是主要的屈肘肌,尤其是高抵抗快速运动时,在前臂前外侧容易触到肱桡肌。在屈曲 90°前臂中立位做抗阻屈肘动作时,肱桡肌呈明显的"弓弦状"突出,这种特点显著增加了该肌屈肘的力臂。旋前圆肌的屈肘力臂接近于肱肌,但其横截面积仅仅是肱肌的 50% ,因此屈肘力量较小。

众所周知,屈肘力量大于伸肘力量,即屈肘扭力矩要比伸肘扭力矩大 70% 。而在下肢,伸膝肌力要大于屈膝肌力。这种现象符合肘、膝关节的不同生理功能需求。

肱二头肌是屈肘肌群中唯一的两关节肌,跨越肩和肘关节前方,这是日常生活、工作中抬重物时,总会产生伸肩—屈肘自然联动的解剖和生物力学基础。伸肩使肱二头肌处于理想的张力状态,有利于其更有效地发挥负下的屈肘功能。从这种意义上分析,伸肩关节的三角肌后侧部分是屈肘的协同肌,尤其是在大强度动作时。

4. 伸肘 主要的伸肘肌是肱三头肌和肘肌。肱三头肌汇集成一束普通肌腱附着于尺骨鹰嘴。肱三头肌长头附着于肩胛骨的盂下结节,可后伸和内收肩关节。长头体积很大,超过肘关节的所有肌肉。三头肌外侧和内侧头近端附着于肱骨的桡神经沟两侧,其中内侧头广泛地附着于肱骨后部,类似于肱肌在肱骨前部的附着情况。内侧头远端纤维直接附着于肘关节囊后部,收缩时拉紧关节囊,类似于膝部肌肉的功能。

肘肌是小三角形肌肉,起自肱骨外上髁呈片状止于尺骨近端后部(图 2 - 2 - 10)。

虽然肘肌不能像肱三头肌一样产生巨大的伸肘力量,但它仍是稳定肱尺关节的重要结构,尤其是在主动伸肘和上尺桡关节旋转时起稳定作用。肘肌与膝关节股内侧斜纤维有类似的走向和功能,这一点在上臂内旋鹰嘴冲前并极度伸肘时表现明显。

当主动最大伸肘时,所有伸肘肌的肌电图活动都达到最大。然而,在主动伸肘过程中,肌肉不同部分的启动时间和肌电活动水平不同。肘肌通常是第一个启

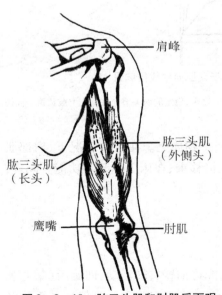

图 2 - 2 - 10 肱三头肌和肘肌后面观

后面观显示右肱三头肌和肘肌。肱三头肌内侧头深于长头和外侧头,无法显示。

动并维持较小的伸肘;随着伸肘增加,三头肌内侧头通常是下一个加入伸肘的肌肉并保持活跃,是伸肘"主力",在功能上与肱肌对应。仅在主动伸肘达到中高水平时,神经系统才募集三头肌外侧头参与,随后是长头参与。长头肌在功能上是伸肘的"储备"力量,其体积大,能满足强力伸肘的工作需求。

上述关节肌肉根据活动需求被渐次激活的方式,实际上体现了节能法则(Law of Parsimony)。当只需要轻度伸肘时,仅肘肌和少部分三头肌内侧头参与即可;随着功能需求的增加,神经系统进一步激活其它伸肘肌,甚至肩关节的协同肌,以减少不必要的能量消耗。

(三)肩部肌肉代偿肱三头肌

颈6骨折可能导致C6神经根水平以下运动和感觉功能丧失,临床上表现为躯干和下肢肌肉全部瘫痪及上肢肌肉部分瘫痪。由于肱三头肌瘫痪,这种四肢瘫水平的患者会丧失伸肘功能,严重影响从床上坐起、轮椅移乘等日常功能。通过训练残存健康肌肉来替代瘫痪肌肉的思路,是康复治疗的重要理念。比如在专业治疗师的指导下,通过胸大肌锁骨头和三角肌前部纤维等肩部肌肉,替代性伸展并维持肘关节于伸直位(图2-2-11)。

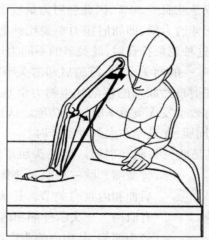

图2-2-11 C6瘫痪的患者用胸大肌和前三角肌向中线拉肱骨

腕和手固定于床,肌肉通过旋转肘关节使其伸直。如果肘关节伸直并锁定,稳定的肘关节允许整个上肢负重。插图中的模式是假设肱三头肌麻痹。

近端肌肉这种伸肘的能力需要手被牢固地固定在一个物体上。在这种情况下,肩部肌肉内收屈曲盂肱关节,拉肱骨移向中线,能有效地改善轮椅移乘、在床上坐起等功能。同理,当脚被牢固固定于地面时,髋伸肌能替代股四头肌伸膝关节。

四、前臂

(一)关节构造

桡骨和尺骨被骨间膜和近、远端桡尺关节连成一体,允许前臂旋转活动,即旋后(掌心朝上)、旋前(掌心朝下)。旋转轴为桡骨头与尺骨头的连线。前臂旋前和旋后保证了手旋转活动的"独立性"。

骨间膜的主要功能是连接尺、桡骨,同时作为部分手外在肌附着处。多数屈肘肌和所有主要旋前和旋后肌肉附着于桡骨。这些肌肉收缩时,桡肱关节间的压力会明显增加,特别是肘关节接近完全伸直时。生物力学研究表明活动最大时,肱桡关节间的压力是体重的 3～4 倍。由于骨间膜中央束纤维的走向(图 2-2-12),作用于桡腕关节的力可通过骨间膜传递给尺骨,从而使肱尺和肱桡关节更合理地承受通过肘关节的压力,降低每个关节的长期磨损。如果由于外伤桡骨小头被手术切除,会发生桡骨向近端移动,除肘关节外这也会导致腕关节功能紊乱,出现疼痛和功能障碍。

近端尺桡关节、肱尺关节和肱桡关节共同分享一个关节囊。在关节囊内,桡骨头被环状韧带－尺骨桡切迹构成的"环"固定(图 2-2-13)。

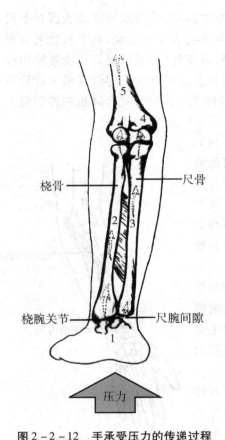

图 2-2-12　手承受压力的传递过程

　　手承受的压力通过桡腕关节(1)传递至桡骨(2)。该力又通过拉紧的骨间膜(黑箭头)传递给尺骨(3),并主要通过肱尺关节(4)传递给肱骨,最终直接作用于肩(5)。

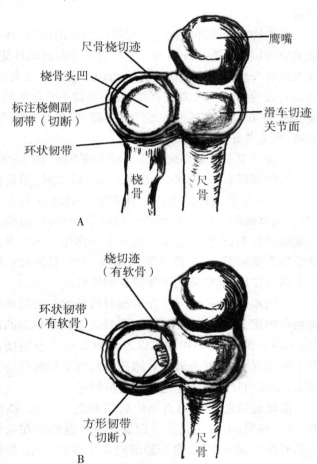

图 2-2-13　右桡尺关节上面观

A:环状韧带桡骨将桡骨小头固定于尺骨桡切迹。B:桡尺关节的凹面均被关节软骨覆盖,方形韧带附着于桡骨颈。

环的大约 75% 由环状韧带组成,25% 是尺骨桡切迹。环状韧带里面覆盖一层软骨结构,减少了旋转时与桡骨头的摩擦。韧带的外面有肘关节囊、桡侧副韧带和旋后肌附着。下尺桡关节见第二章第三节腕关节。

(二)运动学

要完成手掌面接近头面部的动作,必须有前臂旋后的配合,如吃饭,洗漱和刮胡子;相反,手掌面向下时,前臂必须旋前,如抓硬币或从椅子上撑起。

前臂中立或0°位是拇指朝上的位置。前臂的平均旋转范围是旋前75°和旋后85°,而完成大部分日常动作仅需要前臂100°的旋转范围(旋前旋后各50°),被称为"功能弧"。肘关节的功能弧也是100°。当前臂旋转活动明显受限时,可通过肩关节内旋和外旋来代偿。前臂的旋转需要近端和远端尺桡关节以及肱桡关节的协调配合,其中任何一个关节受限都会影响前臂的旋转。肌肉、韧带和关节囊等软组织的挛缩也会导致前臂旋转功能障碍。

由于桡骨头被环状韧带–尺骨桡切迹构成的"环"牢牢固定,前臂旋转活动表现在上尺桡关节为桡骨小头在环内相对于尺骨切迹的滑动性旋转,不存在滚动运动,而下尺桡关节表现为尺骨头相对于桡骨切迹的滚动和滑动。在最大旋后或旋前位,下尺桡关节桡骨尺切迹面仅有大约10%与尺骨头直接接触,而在中立位接触面积会达到60%。尽管在最大旋后或旋前时,下尺桡关节的匹配度明显下降,但此时掌侧或背侧关节囊韧带复合体被拉伸到最大长度,使关节非常稳定。

旋前的主要肌肉是旋前圆肌和旋前方肌(图2–2–14)。

尺侧腕屈肌、掌长肌、肱桡肌(从旋后位置)是旋前辅助肌肉,都附着于肱骨内上髁。旋前圆肌的肱骨头有屈肘作用;旋前方肌除了产生有效的旋前扭矩,同时压迫桡骨尺切迹紧贴尺骨头,有稳定远端尺桡关节的作用。正中神经在肘关节以上受损时,所有旋前肌肉瘫痪,无法对抗旋后肌和肱二头肌的作用,前臂倾向于保持长期旋后。

骨间膜作为一个整体,在旋前时最松弛。长时间的前臂旋前位固定会导致骨间膜挛缩,同时处于松弛状态的旋前圆肌、旋前方肌、外在手指屈肌以及掌侧尺桡关节副韧带也会发生挛缩,结果引起前臂旋后障碍。前臂旋后时骨间膜张力最大,临床治疗时可考虑前臂旋后位固定。

前臂旋后的主要动力是旋后肌和肱二头肌,桡侧腕伸肌、拇长伸肌、示指伸肌是辅助旋后肌。肱桡肌在前臂完全旋后时产生旋前作用,完全旋前时产生旋后作用,即肱桡肌收缩趋向于维持前臂中立位,同时这也是肱桡肌发挥最大屈肘作用的位置。

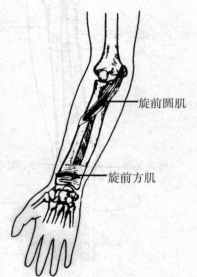

图2–2–14 右侧旋前圆肌和旋前方肌前面观

肘关节90°时,肱二头肌腱以接近与桡骨干垂直的角度附着于桡骨粗隆,这允许肱二头肌产生最大前臂旋后扭矩(摇辘轳打井水原理)。肘关节屈曲30°时,肱二头肌腱失去它与旋转轴的直角相交(图2–2–15)。

旋前扭矩可降低50%。因此当需要高强度的旋后扭矩拧紧螺丝钉时,往往需要将肘屈曲到大约90°(图2–2–16)。

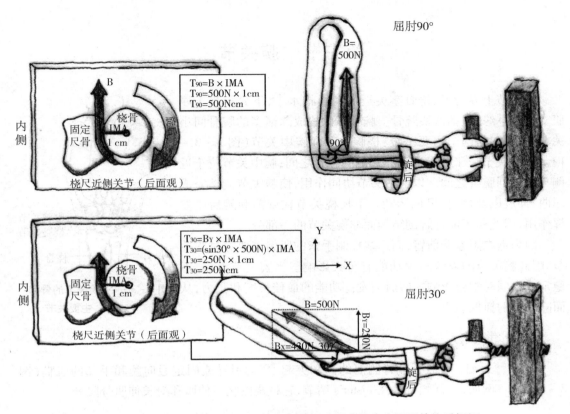

图 2－2－15　肘关节屈曲 90°、30°时,肱二头肌收缩产生不同的旋后扭矩

上图:屈肘 90°时,肱二头肌的收缩全部用于旋后,100% 肱二头肌力量乘以 1cm 旋后力臂,产生 500N·cm 扭矩 (500N×1cm)。下图:屈肘 30°时,肱二头肌的收缩力仅有一部分用于旋后,最大旋后扭矩减少到 250N·cm(250N×1cm) (sin30°=0.5,cos30°=0.86)。

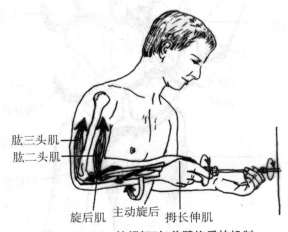

图 2－2－16　拧螺钉时,前臂旋后的机制

拧螺钉时,肱二头肌、旋后肌、拇长伸肌大力收缩。此时,肱三头肌等长收缩,以抵消肱二头肌的屈肘趋势。

(何斌,顾彬,刘璇)

第三节 腕关节

腕关节上界为尺、桡骨茎突近侧两横指水平,下界相当于屈肌支持带下缘,包括八块腕骨。腕关节的构成除诸多的腕骨间小关节外,还包括两个主要关节:桡腕关节和腕中关节(图2-3-1)。桡腕关节位于桡骨远端和近侧列腕骨之间;腕中关节位于近侧与远侧列腕骨之间。以上诸关节协同作用,使腕关节能够完成屈曲、伸展以及桡偏、尺偏运动。下尺桡关节在旋前和旋后中发挥作用,因此属于前臂解剖结构而非腕关节的一部分。

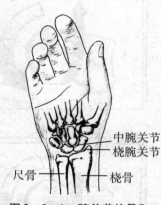

图2-3-1 腕关节的骨和主要关节

因为近端附着于前臂,而远端控制手指的肌肉需要穿过腕关节,因此腕关节的姿势对手功能有重大影响。当腕关节疼痛、不稳定或力弱时常会影响这些肌肉发挥功能的最佳长度和张力,从而降低手的抓握能力。

一、骨骼部分

1. 前臂远端 桡骨远端背侧面的沟和突起,帮助引导或固定通向腕和手部的肌腱(图2-3-2)。例如,手背侧可触及Lister's结节,它将桡侧腕短伸肌和拇长伸肌分隔开。

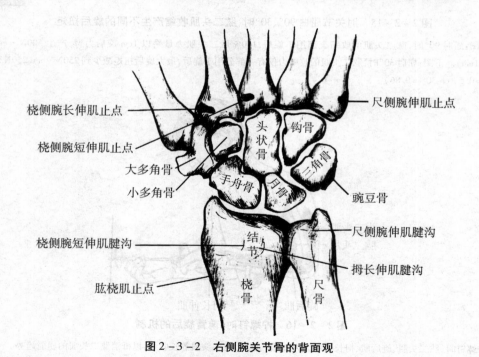

图2-3-2 右侧腕关节骨的背面观

灰色部分显示的是肌肉远端附着点,虚线显示的是腕关节囊背侧近端附着点。

桡骨远端掌侧缘是腕关节囊和厚的掌侧桡腕韧带的近端附着点（图2-3-3）。桡骨茎突从桡骨侧面向远端突起，尺骨茎突比桡骨茎突锐，从尺骨头后内侧突向远端。桡骨远端关节面在冠状和矢状方向均呈凹面，舟骨和月骨切迹使然。

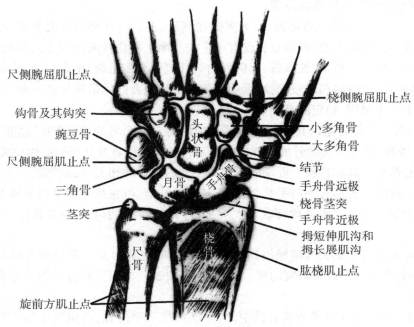

尺侧腕屈肌止点

钩骨及其钩突

豌豆骨

尺侧腕屈肌止点

三角骨

茎突

尺骨

桡侧腕屈肌止点

头状骨

月骨　手舟骨

小多角骨

大多角骨

结节

手舟骨远极

桡骨茎突

手舟骨近极

拇短伸肌沟和拇长展肌沟

肱桡肌止点

桡骨

旋前方肌止点

图2-3-3　右侧腕关节骨的掌侧观

肌肉近端附着点和远端附着点用黑色阴影表示。虚线显示的是腕关节囊掌侧的近端附着点。

桡骨远端有两个影响腕关节生物力学的重要结构：第一是桡骨远端关节面向尺骨方向倾斜大约25°（尺偏角，图2-3-4A），这使腕的尺偏活动明显大于桡偏；第二是桡骨远端关节面向掌侧倾斜大约10°（掌倾角，图2-3-4B），这使腕关节的掌屈运动显著大于背伸。

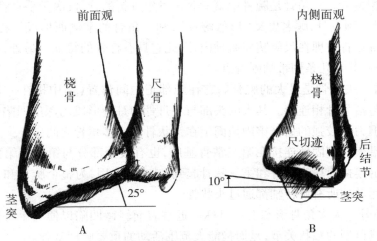

前面观

内侧面观

桡骨　尺骨

桡骨

尺切迹

后结节

茎突

10°

茎突

茎突

25°

A

B

图2-3-4　桡骨远端的尺偏角和掌倾角

A. 桡骨远端前面观显示大约25°的尺偏角；B. 桡骨远端内侧观显示大约10°的掌倾角。

桡骨远端骨折时,骨碎片向背侧错位很常见,通常是由摔倒时腕关节处于过度背伸所致。骨折畸形愈合会严重改变下尺桡关节与桡腕关节的匹配程度,导致关节不稳(尤其是下尺桡关节)或创伤性关节炎。桡骨远端的异常对线也会影响前臂旋转轴与骨间膜之间的匹配关系,进而导致前臂旋转功能障碍。

2. 腕骨　腕部有 8 块立方形腕骨,大多数在其远、近、内、外侧均有关节面,而掌侧和背侧则为粗糙骨面供韧带附着,但豌豆骨仅有一个关节面。从桡骨向尺骨方向排列,近侧列腕骨包括手舟骨、月骨、三角骨、豌豆骨,远侧列的腕骨包括大多角骨、小多角骨、头状骨和钩状骨。近侧列腕骨间的连接相对较松弛,远侧列腕骨则被强大的韧带连接在一起,为其与掌骨的连接提供了一个坚固、稳定的基础。

(1)手舟骨　手舟骨是以其形状与"舟"相似的特点而命名的,"舟"的"底部"和桡骨相连,"舟"的"货舱"被部分头状骨的头部填充。手舟骨连接桡骨及其周围的四块腕骨。

手舟骨有两个凸面称作极。近端的一极和桡骨的舟骨面相关节,远端的一极与大、小多角骨相关节。远端一极还有一向手掌面突出、较钝的结节,可在鱼际肌掌根部触及。手舟骨在功能和解剖学上与各列腕骨均有联系。手舟骨内侧的一个小平面与月骨相关节,有较强的韧带连接。

手舟骨可在桡骨茎突的远侧触摸到,腕关节尺偏时更易触及。手舟骨是最易发生骨折的腕骨,它与大多角骨形成鼻烟窝的底。鼻烟窝是拇长展、拇短伸肌腱与拇长伸肌腱之间的解剖凹陷。

(2)月骨　月骨位于近侧列腕骨的中部,呈楔形位于手舟骨、三角骨之间。月骨是最不稳定的腕骨,不只是因其形状,主要还是由于它缺少将其牢固附着于相对稳固的头状骨上的韧带,因此最易脱位。和手舟骨一样,月骨的近端表面是凸面,正好填入桡骨的月骨切迹。月骨远端表面深度凹陷,呈弦月状,容纳头状骨头部的内侧半和钩状骨的尖顶。

(3)三角骨　三角骨占据了腕部尺侧的大部分区域,恰在月骨的内侧。三角骨位于尺骨茎突远端,易被触及,腕桡偏时更易触摸到。三角骨的外侧面长而平坦,与表面与其相似的钩状骨内侧面相关节。三角骨是腕骨中第三容易发生骨折的骨,仅次于手舟骨和月骨。

(4)豌豆骨　豌豆骨,顾名思义"形似豌豆",和三角骨的掌侧面形成较松的连接,易移动且易触诊。豌豆骨被埋在尺侧腕屈肌腱内,因此它具有籽骨的特征。另外,这块骨是小指展肌、腕横韧带和其它几条韧带的附着点。

(5)头状骨　头状骨是最大的腕骨。它在腕部正中间位置(与中指在一条线上),与周围其它七块骨包括掌骨相连接。其大的头部与手舟骨和月骨形成的深度凹陷相连接。头状骨被长度较短但力量较强的韧带牢固地固定在钩状骨和小多角骨之间。

头状骨远端表面牢固地连接在第三掌骨基底,也有较少部分与第二和第四掌骨基底相连。这种牢固的连接使得头状骨和第三掌骨起到"支柱"作用,为整个腕部和手部提供了纵向稳定性。腕运动的所有旋转轴都通过头状骨。

(6)大多角骨　大多角骨形态上不对称。近端表面轻微凹陷以便与手舟骨相连接。与第一掌骨底构成典型的鞍状关节,是拇指能大范围活动的重要解剖基础。

大多角骨的掌侧面有一个细长且尖的结节状突起,与手舟骨的掌侧结节一起为腕横韧带的外侧面提供了附着点,掌侧结节的内侧尚有一条供桡侧腕屈肌附着的沟。大多角骨可在拇指腕掌关节近侧和手舟骨远侧触及。

（7）小多角骨 小多角骨是呈楔形紧紧插在头状骨和大多角骨之间的一小块骨。和大多角骨一样，它的近侧面稍凹陷，与手舟骨相连接。这块骨为第二掌骨基底提供了一个相对牢固的连接。

（8）钩骨 钩骨因其在掌侧面有较大的钩状突起而得名。从整体上看钩状骨的外形像金字塔，其底部或者说远端表面与第四、五掌骨基底相连接，该连接为手的尺侧提供了重要的功能性活动，尤其是用手拿杯子时。钩骨的钩状突起与豌豆骨一起为腕横韧带的内侧提供附着处。

3. 腕管 由屈肌支持带与腕骨沟共同构成。腕骨的掌侧呈凹状，由结缔组织构成厚的纤维性带状物，即腕横韧带，呈拱形覆盖其上（图2-3-5）。这一韧带连接在腕骨掌侧的四个凸起处，尺侧附着于豌豆骨、钩骨，桡侧附着于手舟骨和大多角骨结节。腕横韧带是很多手内在肌和掌长肌的附着点。腕管内有正中神经和屈指肌腱通过。

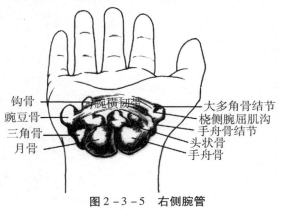

钩骨
豌豆骨
三角骨
月骨
腕横韧带
大多角骨结节
桡侧腕屈肌沟
手舟骨结节
头状骨
手舟骨

图2-3-5 右侧腕管
内容物被全部移走的右侧腕管，腕横韧带是腕管的最高处。

二、关节部分

1. 关节结构 腕部两个主要的关节是桡腕关节和腕中关节。相邻腕骨构成腕骨间关节，这些关节通过细小的滑动和旋转辅助腕的运动。与桡腕关节和腕中关节所允许的较大活动范围相比，腕骨间关节的活动范围相对较小，但是对腕关节的正常运动来说是不可或缺的。

桡腕关节近侧是桡骨凹面和相邻的关节盘。关节盘，又称三角形纤维软骨，是构成下尺桡关节的重要结构；桡腕关节远侧是手舟骨和月骨的近端凸面。三角骨也被看作是桡腕关节的一部分，这是因为在完全尺偏时它的内侧面和关节盘相接触。

桡骨远端较厚的关节面和关节盘很好地承受并分散通过腕部的力。桡腕关节的压力大约有20%通过关节盘传向尺骨，80%通过手舟骨、月骨传向桡骨。当腕关节轻度背伸、尺偏时，关节接触面积最大，这也是手获得最大握力时腕关节的姿势。

腕中关节与其它腕骨间关节相通，分内侧和外侧两部分。内侧部由头状骨的头部和钩骨的顶部嵌入手舟骨、月骨和三角骨远端表面形成的凹窝构成；外侧部由手舟骨头与大、小多角骨近端略凹陷的面连接而成。

2. 腕的韧带 腕关节的很多韧带都短小不易剥离，但不能因此低估它们在运动机能学上的重要性。腕关节的韧带从根本上保证了腕关节内部正常对合关系和腕关节内部以及跨越腕关节的力的传导。由肌肉产生并储存在拉伸的韧带中的力，为腕关节复杂的运动学提供了重要的控制能力。这些韧带也为原动肌提供感觉反馈。受伤或疾病导致的韧带损伤，可引起腕关节力弱、畸形、不稳和退变性关节炎。

腕关节韧带分为外在和固有两部分。外在韧带起于前臂而止于腕骨；固有韧带起止点均在腕骨（表2-3-1）。

表 2 – 3 – 1　腕关节外在和固有韧带

腕关节外在韧带
　背侧桡腕韧带
　桡侧副韧带
　掌侧桡腕韧带
　　桡舟头韧带
　　桡月韧带
　　桡舟月韧带
　三角形纤维软骨盘(TFCC)
　　关节盘(三角形纤维软骨)
　　桡尺关节囊韧带
　　掌侧腕尺韧带
　　　尺骨三角骨韧带
　　　尺月韧带
　　尺侧副韧带
　　半月板同类物
腕关节固有韧带
　短的(远侧列)
　　背侧韧带
　　掌侧韧带
　　骨间韧带
　中等长度的
　　月骨三角骨韧带
　　舟月韧带
　　舟骨大多角骨韧带
　长的
　　掌侧骨间韧带
　　　外侧支(头状骨到手舟骨)
　　　内侧支(头状骨到三角骨)
　　背侧骨间韧带(大多角骨 – 手舟骨 – 月骨 – 三角骨)

　（1）外在韧带　腕关节和下尺桡关节由纤维囊包裹,其背侧部分略增厚形成背侧桡腕韧带,往往与关节囊融为一体并延伸到所有腕骨背侧,帮助引导关节运动。附着于月骨上的纤维限制了这块并不稳定的骨向掌侧脱位。

　　Taleisnik 最先将腕外侧和掌侧增厚的结缔组织称作桡侧副韧带。然而,最新的研究发现并不存在桡侧副韧带这样一个独立的解剖结构。因为这些结缔组织,无论如何命名,都无法为腕部外侧提供较大的稳定性,而是一些外来肌肉,例如拇长展肌和拇短伸肌,在这方面发挥了主要作用。

　　腕部掌侧筋膜深部有大而结实的韧带,统称为掌侧桡腕韧带,其中最重要的有三条:桡舟头韧带、桡月韧带和最深部的桡舟月韧带。每条韧带都起始于桡骨远端坚硬的区域,大致斜向尺侧延伸,附着于几块腕骨的掌侧面。最外侧的桡舟头韧带与所谓的桡侧副韧带部分融合。

尽管在标准的 X 线片上腕部尺侧显示的是空白区域,但实际上存在至少五种相互关联的组织,统称为三角形纤维软骨复合体(TFCC)。TFCC 最主要的功能是连接远端桡骨和尺骨,同时允许桡骨和相连接的腕部能够围绕固定的尺骨自如地旋前和旋后。其更详细的功能见表 2 - 3 - 2。

表 2 - 3 - 2 TFCC 的功能

- 下桡尺关节的主要固定结构
- 增加腕关节尺侧的强度
- 构成腕关节的部分凹面
- 将腕关节的部分受力传至前臂

三角形纤维软骨(TFC)直接或间接地附着在 TFCC 上,由此形成整个复合体的支柱结构。TFC 是双面凹陷的关节盘,主要由纤维软骨构成。它的名字中"三角形"指的是关节盘的形状:它的底部附着于桡骨尺切迹上,顶部附着于尺骨茎突附近。"三角形"的边由下尺桡关节的掌侧和背侧关节囊韧带构成。关节盘的向心面在下尺桡关节处容纳尺骨头,离心面在桡腕关节处接受部分月骨和三角骨的凸面。关节盘中部约 80% 没有血管,因此它几乎没有愈合能力。

掌侧尺腕韧带起自关节盘掌侧缘和相邻的下尺桡关节囊的掌侧面,向远端分为两部分:尺月韧带和尺骨三角骨韧带。

尺侧副韧带是腕关节囊在尺侧的增厚部分,与尺侧腕屈肌、尺侧腕伸肌和掌侧尺腕韧带一同加强了腕关节的尺侧部。同时,这些韧带又有足够的柔韧性,使桡骨和手能围绕固定的尺骨灵活旋转。

最后,要提到的一个 TFCC 内的结构,是一种称为"半月板样物"的结缔组织。这种组织很可能是腕关节尺侧最原始的内胚胎结缔组织的残余,它直接填充了尺骨茎突前隐窝(prestyloid recess)。类风湿性关节炎患者此凹陷内的滑膜经常肿胀并伴有疼痛。TFC 的裂缝可能会导致滑液从桡腕关节流入下尺桡关节。

(2)内在韧带 腕关节的主要固有韧带可分为短、中、长三类:短韧带从掌侧、桡侧或骨之间将远排腕骨连接起来。三条中等长度的韧带存在于腕关节内部:月骨三角骨韧带是掌侧桡月韧带的延续;舟月韧带是手舟骨和月骨之间的主要纤维连接;几条舟骨三角骨韧带强化了手舟骨和三角骨之间的稳定性。

腕关节内还有两条相对较长的韧带:掌侧腕骨间韧带牢固地附着于头状骨的掌侧面,并分成两条呈倒"V"字形。"V"字形的外侧支与手舟骨相连,内侧支与三角骨相连。另一条薄的背侧腕骨间韧带通过大多角骨、手舟骨、月骨和三角骨间的相互连接为腕关节提供了横向的稳定性。

三、腕关节运动学

1. 骨运动学 腕关节最基本的运动是屈曲—伸展和桡偏—尺偏,环转运动是这两种运动的组合。腕关节的很多主动运动都是冠状和矢状面上不同运动的组合:伸展易发生桡偏,屈曲易发生尺偏,这种组合完美地满足了实际需求,比如像系鞋带或梳头等动作。在腕损伤后的康复治疗中应考虑这些合理的骨运动学。

研究表明,腕关节的旋转运动轴通过头状骨的头部,屈伸轴呈内外走向,桡偏和尺偏轴呈前后走向。虽然我们一般理解运动轴是静止的,但实际上它们在关节充分活动时是动态的,存在轻微移动。头状骨和第三掌骨基底之间的牢固连接引起头状骨旋转,从而影响了整个手部的骨运动学模式。

腕关节的屈伸范围约130°~160°,其中屈曲从0°~85°,伸展从0°~75°。与其它可动关节一样,腕关节的活动度受年龄、健康状况和运动类型(主动还是被动)的影响。通常情况下掌屈比背伸角度大10°~15°,厚韧的掌侧桡腕韧带限制了腕背伸活动。有的人桡骨远端的掌倾角偏大,可能也会限制腕背伸运动。

腕关节尺、桡偏活动范围约50°~60°。桡偏和尺偏是以桡骨与第三掌骨体之间的夹角来衡量的。尺偏从0°~40°,桡偏从0°~20°。因为桡骨远端尺偏角的存在,导致最大尺偏角度是最大桡偏角度的两倍。

有研究用双轴电测角仪测量了40例健康人完成日常生活活动所需要的腕关节的活动范围。这些日常活动包括:个人护理、卫生、准备食物、书写和使用各种工具或者器具。结果表明:这些日常活动需要40°屈曲、40°伸展、10°桡偏和30°尺偏才能顺利完成。这些功能性活动范围是受试者腕关节最大活动范围的50%~80%。腕关节的功能位是背伸10°~15°、尺偏约10°,治疗腕关节严重疼痛或不稳定的关节融合术就是要将腕关节固定于这一姿势。

2. 关节运动学　腕关节在解剖学和运动学方面的复杂性以及个体差异妨碍了对其运动学进行准确与可重复性的描述。尽管在过去的二十年里已经进行了很多研究,但对腕关节运动学的探索和思考仍需付出更多的努力。目前,被普遍接受的腕关节运动学的基本事实可能是:腕关节是一个桡腕关节和腕中关节同时运动的双关节系统。

3. 腕的伸与屈　腕关节的屈伸运动可以通过把腕关节看做是一个以桡骨远端、月骨、头状骨和第三掌骨为中心支柱的关节来理解,即桡月关节代表桡腕关节,月头关节代表腕中关节,而头状骨和第三掌骨基底形成的牢固关节代表腕掌关节。

屈曲和伸展的关节运动学是基于桡腕关节和腕中关节同步的凹凸面旋转。在桡腕关节,月骨的凸面向桡骨背侧滚动的同时向掌侧滑动就产生了背伸,这一滚动引导月骨远侧面向背侧运动;在腕中关节,头状骨头部在月骨远侧面向背侧滚动的同时也向掌侧滑动。将这两个关节的运动统合起来形成整个腕关节的背伸运动,这种双关节系统的优点是只需每一关节轻微旋转就能产生显著的全范围活动,但从力学方面来看,每一个关节都在一个相对有限但稳定的运动弧内活动。

腕关节完全背伸延长了掌侧桡腕韧带和跨越的全部肌肉,这些被牵拉结构的内部张力帮助固定腕关节处于紧缩位(close-packed position),紧缩位与松弛位(loose-packed position)相对应,紧缩位时关节面的接触面积和关节周围肌肉肌腱韧带的张力最大,关节最稳定。当进行如手膝位爬行和将身体从轮椅转移到床上等这些上肢需要负重的活动时,腕关节完全伸展位的稳定性有很大帮助。腕关节掌屈的关节运动学和上述背伸类似,但是形式相反。

用简化的中心支柱模式来描述腕关节的屈伸,为理解一个相当复杂的事件提供了良好的理念。然而,这一模式的局限性是它没有包括所有参与运动的腕骨。例如,手舟骨对于桡骨的关节运动和月骨的那些运动相似,但由于两骨不同的大小和曲度,它们在桡骨上的滚动速度各不相同,这种不同会导致手舟骨和月骨在运动终末时轻微的错位。正常的腕关节,这种错位被韧带尤其是舟月韧带限制到最小,而这一重要韧带的断裂发生相对较频繁,它能明显改变近侧列腕骨的关节运动和力的传导。

4. 腕的桡偏和尺偏　与屈伸一样,桡偏和尺偏也依赖于桡腕关节和腕中关节同步发生的凹凸面旋转。尺偏时,舟骨、月骨和三角骨向尺侧滚动并向桡侧滑行,滑行距离可通过完全尺偏时月骨相对于桡骨的最终位置来确定。腕中关节的尺偏主要是由头状骨向尺侧滚动和轻微的桡侧滑动产生的。

最大尺偏运动使三角骨和关节盘相接触,此时钩状骨抵抗三角骨产生的挤压力将近侧列腕骨推向桡骨茎突。在进行需要较大握力的运动时,这一压力能够帮助稳定腕关节。

桡骨茎突限制了桡腕关节在腕关节桡偏时的作用,更大范围的桡偏有赖于腕中关节。

研究表明,飞镖投掷运动是腕关节桡偏—背伸、尺偏—掌屈组合运动模式的完美体现。

四、腕关节不稳

腕关节不稳是指一个或多个腕骨排列不齐,导致关节运动异常或疼痛,其主要原因是特定韧带的松弛或断裂。尽管固有韧带比外在韧带更能耐受断裂之前的强大牵拉,但它们仍然会频繁地受伤。腕关节不稳可以是静态的(休息时产生)或动态的(仅在自由运动或者抗阻运动时产生),常见的有以下两种类型。

1. 腕关节的旋转塌陷　从侧面看,腕关节就像链状关节,远排腕骨之间以及与掌骨由坚强的韧带连结成为远端链节,尺桡骨远端是近端链节,近排腕骨构成活动性最大的中间链节。就像运载货物的火车车厢易于脱离轨道一样,当两端受挤压时近排腕骨容易发生"Z"字形旋转塌陷(图 2 - 3 - 6),这种挤压力来自腕关节承受掌屈、背伸或垂直负荷时。腕骨之中月骨最易发生脱位,月骨或其周围韧带的损伤,如果发生腕关节背伸时月骨向掌侧移位,

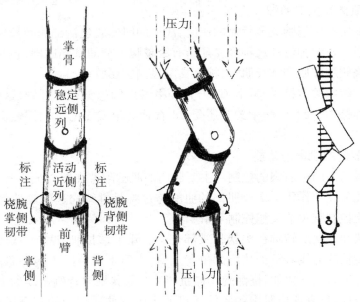

图 2 - 3 - 6　受到较大压力后腕关节中心柱"Z"字形塌陷的图解描述

临床上称为背伸不稳(dorsal intercalated segment instability, DISI);如果发生腕关节掌屈时月骨向背侧移位,临床上称为掌屈不稳(volar intercalated segment instability, VISI)。无论哪种类型的不稳,都会因疼痛和生物力学的改变导致腕关节功能障碍。

2. 腕关节的尺侧移位　桡骨远端关节面向尺侧倾斜约25°,这使得腕关节自然地倾向于向尺骨方向滑动。图2-3-7展示了腕关节25°尺倾角时能将通过腕部所有压力的42%向尺侧转移。当然这种力会自然地被韧带,例如掌侧桡腕韧带的被动张力所抵抗。类风湿性关节炎会破坏韧带结构,随着时间的推移,腕关节向尺侧移位;过度的尺侧移位则会严重影响整个腕部和手的生物力学机制。

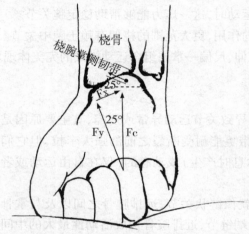

这幅图显示了桡骨末端的尺侧倾斜如何造成腕关节尺侧易位。穿过腕关节的压力(Fc)分解为垂直于桡腕关节的矢量力(Fy)和平行于桡腕关节的矢量力(Fx)。Fy拥有Fc 90%大小的力量(cos 25°×Fc)来压缩和稳定桡腕关节。Fx拥有Fc 42%大小的力量(sin 25°×Fc)使腕倾向于向尺侧方向移动。掌侧桡腕韧带的纤维方向抵抗这一自然的腕关节的尺侧偏移。尺侧倾斜和/或通过腕关节的压力越大,尺侧易位的可能性就越大。

图2-3-7　腕关节25°尺倾角时压力的转移

五、肌肉和关节的相互作用

(一)腕部肌肉和关节的神经支配

桡神经支配所有跨越腕关节背侧的肌肉,浅层的腕伸肌包括桡侧腕长伸肌、桡侧腕短伸肌和尺侧腕伸肌。正中神经和尺神经支配所有跨越腕关节的掌侧肌肉,包括浅层的腕屈肌。正中神经支配桡侧腕屈肌和掌长肌,尺神经支配尺侧腕屈肌。

桡腕关节和腕中关节接受C6和C7脊神经根发出的感觉神经纤维,这些神经纤维行于正中神经和桡神经中。此外,腕中关节还受C8脊神经根发出的感觉神经支配,它行经尺神经深部分支。

(二)腕关节周围肌肉的功能

腕关节的运动受两组肌肉的控制。主要肌肉的肌腱附着在腕骨或掌骨近端。这些肌肉基本上只对腕关节发挥作用。次要肌肉的肌腱跨过腕骨继续向远端延伸附着在指骨上,因此这组肌肉既能控制腕关节又能控制手指。

腕关节冠状和矢状旋转轴在头状骨头部交叉。除了掌长肌,没有一块肌肉存在能够精确通过某条旋转轴的力线。至少从解剖位置上讲,本质上所有的手腕部肌肉都可以在矢状面和冠状面上产生力矩。比如,桡侧腕长伸肌产生绕冠状轴向背侧运动的力矩,和绕矢状轴向侧方运动的力矩,只有这块肌肉的收缩才可产生腕背伸和桡偏的复合运动。若令桡侧腕长伸肌进行单纯的腕关节桡偏运动,必须有其它肌肉协助抵消腕背伸动作。在产生一个有意义的动作时,腕部和手部肌肉运动很少是分离的。

(三)腕伸肌的功能

主要腕伸肌包括桡侧腕长伸肌、桡侧腕短伸肌及尺侧腕伸肌(图2-3-8)。指伸肌虽然也可有效地产生腕关节的伸展力矩,但其主要的作用还是手指的伸展。其他次要的腕伸肌还有示指伸肌、小指伸肌及拇长伸肌。

主要腕伸肌近端附着在肱骨外上髁及尺骨背侧边缘。桡侧腕长伸肌和腕短伸肌远端相邻,分别附着在第二、第三掌骨基底背侧;尺侧腕伸肌附着在第五掌骨基底背侧。

跨过腕关节背侧及背桡侧的肌腱由伸肌支持带固定。在尺侧,伸肌支持带包裹住尺骨茎突以固定尺侧腕屈肌、豌豆骨和豆掌韧带。在桡侧,支持带附着在桡骨茎突和桡侧副韧带。伸肌支持带能阻止其下面的肌腱在腕关节运动时脱离出桡腕关节。

在伸肌支持带和下面的骨之间有六个肌纤维鞘,通过有滑液的鞘给那些肌腱提供空间(图2-3-9)。每个腔中都有一组有着特定功能的肌腱。腱鞘炎便常发生在一个或多个滑鞘中。

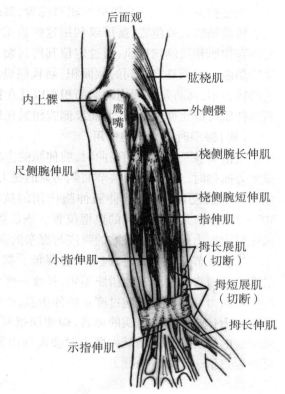

图2-3-8　右侧前臂的后面观

可见主要的腕关节伸肌:桡侧腕长伸肌、桡侧腕短伸肌和尺侧腕伸肌。也可见指伸肌和其他次要腕伸肌。

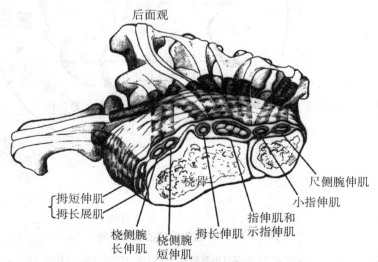

图2-3-9　伸肌腱横断面及后面观

背侧倾斜角度显示腕和手指伸肌腱通过腕关节伸肌支持带的横断面。所有横过腕关节背侧面的肌腱都经过嵌在伸肌支持带中的六个肌纤维鞘中的一个。

经过腕关节的大部分肌肉的相对位置、截面积和力臂长度等都有据可查[5,6]。知道了腕关节转动轴的大致位置,就可以利用这些数据评价腕关节肌肉的运动及相关扭力矩。例如尺侧腕伸肌和尺侧腕屈肌,通过定位其跨过旋转轴的位置,就会发现除了伸屈腕外,均发挥尺偏功能。因为具有相同的截面积,姑且假设它们能产生同等的最大力量。估算两肌肉相关的转力矩,需将每块肌肉的截面积乘以其在特定时刻的力臂。从图2-3-10可以发现尺侧腕伸肌尺偏比伸腕更有效;而尺侧腕屈肌在屈腕和尺偏两方面都同样有效。

(四)握拳时腕伸肌的作用

当活动涉及手指主动屈曲时,腕伸肌的主要作用是腕关节定位及稳定,尤其在用力握拳或大力抓握时。由于在腕关节屈侧明显的扭力矩(图2-3-10),指深屈肌和指浅屈肌具有强大的屈腕功能,需要腕伸肌伸腕作用的抗衡。当用力握物时,腕伸肌将腕关节保持在30°~35°伸和大约5°尺偏的典型位置。该位置优化了外在屈指肌的长度—张力关系,从而强化最大握力。腕伸肌收缩的强度与握拳的强度呈正相关。

当腕关节完全屈曲时,握力明显降低。握力降低由两个因素共同作用造成:首先,也是最重要的因素是屈腕时屈指肌缩短,长度—张力关系处于非理想状态,屈指肌不能充分收缩产生大的力量;其次,屈腕过度牵拉伸指肌,产生被动伸指作用,部分抵消握力。上述分析可以解释为什么伸腕肌瘫痪的患者,即使屈指肌功能完好也很难产生有效抓握的问题。腕伸肌瘫痪的患者试图使用最大握力时会表现出异样的姿势。将腕关节保持在理想的背伸位,可产生三倍于屈曲位的握力。

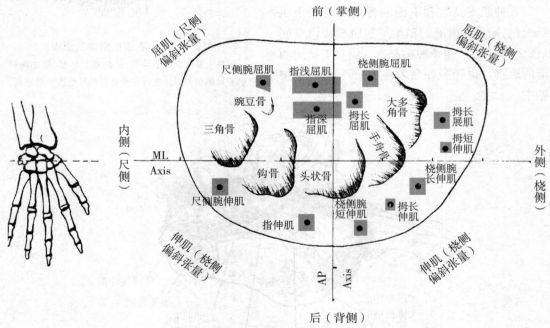

图2-3-10 右侧腕管的横断面观

图中描述的是与头状骨头顶端在同一平面穿过手腕的大多数肌肉的横截面积、位置和力臂长。格子的面积与肌腹的横截面积成比例,也就指示出了最大的力量输出。每一个格子里的小黑点表示肌腱的位置。ML轴与AP轴在头状骨头部相交。做一个动作时,其每块肌肉的力臂等于其相应的轴到肌腱位置的垂直距离。每个力臂的长度由主要的标记指出。(假设腕关节处于中立位。)

　　伸腕肌瘫痪的患者需要借助支具将腕关节保持在 10°～20° 伸展,也可通过将屈肌腱手术移位替代伸腕肌从而改善伸腕功能,比如常用旋前圆肌与桡侧腕短伸肌肌腱相连接。

(五)腕屈肌的功能

　　三块主要的腕屈肌是桡侧腕屈肌、尺侧腕屈肌和掌长肌。大约 10%～15% 的人掌长肌缺如,即使有,其形状和肌腱数目变异也大。不易触及的腕掌韧带位于腕横韧带近侧,功能类似伸肌支持带,能稳定腕屈肌肌腱避免"弓弦效应"。其它次要腕屈肌有指深、浅屈肌和拇长屈肌。

　　主要腕屈肌起自肱骨内上髁和尺骨背侧缘。桡侧腕屈肌止于第二或第三掌骨基底掌侧;掌长肌远端主要止于掌腱膜;尺侧腕屈肌止于豌豆骨、豌豆骨钩骨间韧带、豌豆骨掌骨间韧带以及第五掌骨基底。

(六)桡偏肌和尺偏肌的功能

　　桡偏肌包括桡侧腕短伸肌、桡侧腕长伸肌、拇长伸肌、拇短伸肌、桡侧腕屈肌、拇长展肌、拇长屈肌。在腕关节中立位,桡侧腕长伸肌和拇长展肌拥有产生腕关节桡偏的最大截面积和力臂。拇短伸肌在所有桡偏肌中拥有最大的力臂;然而,由于它相应的截面积很小,导致它所产生的力矩相对较小。拇长展肌和拇短伸肌强化了腕关节桡侧副韧带的功能,是腕关节桡侧重要的稳定结构。使用锤子时,桡偏肌在腕关节矢状轴的内侧收缩,桡侧腕长伸肌和桡侧腕屈肌作为拮抗肌,产生相互协同的作用,使腕关节保持在轻微背伸、桡偏,以达到最有效的握锤。

　　尺偏肌包括尺侧腕伸肌、尺侧腕屈肌、指深屈肌、指浅屈肌和指伸肌,其中尺侧腕伸肌和尺侧腕屈肌最主要。用锤子敲击钉子的动作有赖于尺偏肌收缩,此时尺侧腕屈肌和尺侧腕伸肌协同作用产生腕关节尺偏,并同时将腕关节保持在轻微背伸位。尺侧腕屈肌和尺侧腕伸肌相互依赖,无论哪块受伤,都将导致尺偏能力的丧失。比如,风湿性关节炎常常会造成尺侧腕伸肌腱末端的炎症和疼痛,即使轻度尺偏,疼痛使尺侧腕伸肌无法对抗尺侧腕屈肌,导致腕关节屈曲姿势异常,不能产生有效的抓握。

(顾越,张冬,窦菲菲,冯晓娟)

第四节　手关节

　　手的最基本功能是抓握,它不仅可以完成极复杂的动作,也是重要的感觉器官。手还可以通过手势、触摸、音乐和艺术活动来表达感情。手有 19 个关节,由分布于 19 块骨骼的 29 块肌肉来活动。位于大脑皮层的手功能区面积相对于其它肢体功能区的面积来说非常大,这与手功能的复杂性有关。疾病和损伤会造成手及上肢的功能障碍。

　　上肢的解剖位是肘伸直、前臂旋后、腕中立位。手指的屈伸发生在矢状轴,而内收和外展发生在冠状轴。靠近中指为收,离开中指为展,而中指从一侧向另一侧的活动被称为桡偏或尺偏。

　　拇指屈曲是向掌侧的运动,发生在穿过掌面的冠状轴。拇指回到解剖位为伸展。拇指离开掌面在近矢状轴运动是外展。拇指返回手的平面是内收。拇指跨过手掌、与其它指尖相接触的运动是对掌。

一、手的皮肤

手掌部表皮厚、缺乏移动性,这方便抓握。皮肤真皮层与手掌腱膜结合紧密,而腱膜与掌骨膜及韧带结合。掌纹出现在手掌的皮肤上,起到皮肤的"绞链"作用,是运动时皮肤折叠的部位,能增加皮肤的附着力,加强抓握的牢固性。手背部皮肤薄、软,易于移动。

二、手部的骨

手部骨骼的一"列"表示一个掌骨及其连接的指骨。每个掌骨干两端均有关节面,掌骨干呈纵弧形弯向掌侧,适合肌肉和肌腱的附着。近端为基底部,与一个或多个腕骨形成关节面,2～5掌骨基底侧面均有小的关节面与邻近的掌骨相关节;远端为掌骨头,头与掌骨干之间的移行部分为掌骨颈,是骨折常见部位。每个手指的近、中节指骨均有一个凹陷的基底、弯向掌面的干及一个突出的头。远节指骨有一个凹陷基底,先端是一个圆形的结节,被称为远节指骨粗隆,指腹即固定于此。

当手在解剖位时,拇指的掌骨与其它手指方向不同。2～5掌骨并排,掌面冲前。相对于其它手指,拇指掌骨向内旋转了90°。旋转使感觉灵敏的拇指掌面朝向手中线。理想的抓握动作有赖于拇指在对掌位的屈曲。第一掌骨的位置允许整个拇指自由地越过手掌朝向手指(对掌运动)。所有抓握动作,从捏取到准确的抓握均要求拇指与其它手指的对掌运动。

腕管(carpal tunnel)是腕骨与屈肌支持带所形成的管腔,有正中神经、拇长屈肌腱、指深及指浅屈肌腱以及桡侧腕屈肌腱通过。尺神经管是由豆钩韧带、豆掌韧带与豆状骨、钩骨及掌侧腕韧带围成的管腔,有尺神经及尺动脉通过。

三、手弓

当手放松时掌侧自然凹陷,通过控制凹陷的程度,手可以牢牢地拿住或使用各种形状和大小的物品。手的掌面由三个连成一体的弓状系统构成:两个横弓和一个纵弓。近端横弓由远排腕骨组成,活动性差、比较固定,构成腕管。近端横弓的基石结构是头状骨。手的远端横弓穿过掌指关节,与固定的近端横弓相比远端横弓活动灵活。远端横弓的基石结构是第2、3掌骨,第1、4和5掌骨围绕其做"折叠(fold)"运动,使手从平面变成可以握球的弓型。

纵弓遵循手第2、3列的正常形态。纵弓的近端通过腕掌关节与腕骨牢固连接,是手纵向稳定的重要因素。纵弓的远端活动性强,体现在手指的自由屈伸。第2、3掌指关节不仅是远端横弓也是纵弓的基石结构。第2、3掌骨就像坚固的"梁",把三个弓连在一起,强化了所有弓状系统。外伤或疾病累及其中的任何一个,都会影响并弱化其它两个。

四、手的关节

1. 桡腕关节 桡骨与手舟骨、月骨、三角骨构成椭圆关节。关节囊薄,由背侧掌侧桡腕韧带加强。尺骨与腕骨间仅有关节盘,未形成关节。

2. 腕骨间关节 除豆状骨与三角骨形成豌豆骨关节外,远、近侧腕骨间形成多个类蝶番半关节。关节腔狭小,由腕骨间、背侧、掌侧韧带加强。

3. 腕掌关节(carpometacarpal joint,CMC) 是由远排腕骨和五个掌骨近端构成。

（1）第2~5腕掌关节　第2腕掌关节主要由第2掌骨基底和小多角骨的远端组成，少部分与头状骨、大多角骨相连。第3腕掌关节主要由第3掌骨基底与头状骨远端组成。第4腕掌关节主要由第4掌骨基底面与钩骨远端组成，较小部分与头状骨相连。第5腕掌关节由第5掌骨基底与钩骨相连组成。所有腕掌关节均被关节囊包绕，并由背侧、掌侧和骨间的多重韧带固定，背侧韧带发育较好。

第2、3指的腕掌关节很难分类，互相交织的关节表面，加上强壮的韧带，使活动范围很小。这种稳定的关节构成了手的中轴，其内在稳定性也为几条关键肌肉提供了非常稳定的附着点。这些肌肉包括桡侧腕长、短伸肌，桡侧腕屈肌、拇收肌。

第4、5腕掌关节具有一定的活动度，使手的运动具备一个很重要的特征，即允许手的尺侧折向手中轴，从而加深手的掌侧凹。这个运动被称为"杯状"运动（cupping motion），主要由第4、5掌骨向中指屈曲、内旋形成。在尸体手上测量最大被动活动度的研究表明：第4腕掌关节平均屈曲和伸展大约20°，平均内旋大约27°。第5腕掌关节（当第4腕掌关节被牢固限制时）屈曲和伸展大约28°，内旋大约22°；当第4腕掌关节能自由活动时，第5腕掌关节的屈曲和伸展增加到平均44°。这表明第4、5腕掌关节之间有很强的力学连接，可以作为一个"运动单位"。腕掌关节尺侧部分活动度相对较大，提高了抓握的效率，同时也强化了拇指的对掌功能，在对此处活动受限进行评价和治疗时应牢记这一特征。

（2）拇指的腕掌关节　位于第一列的基底，在掌骨和大多角骨之间（图2-4-1），是最复杂的腕掌关节，满足拇指多向运动的要求。独特的鞍状关节（图2-4-2）允许拇指完成对掌功能，强化了手的抓握力量和灵活性。

拇指腕掌关节囊较松弛的特性适合该关节大范围活动，而其周围的韧带和肌肉又确保了关节的动态稳定。拇指腕掌关节周围存在一个由多条韧带构成的韧带复合体，有助于控制关节的运动程度和方向、保持关节对位，分散肌肉活动产生的力量。继发于严重关节炎和

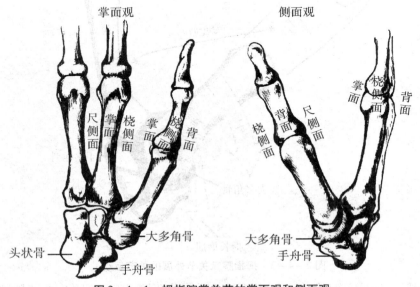

图2-4-1　拇指腕掌关节的掌面观和侧面观

图示右手拇指各个骨表面的毗邻关系。拇指各骨与腕部及手部其他诸骨可旋转呈接近90°的夹角。

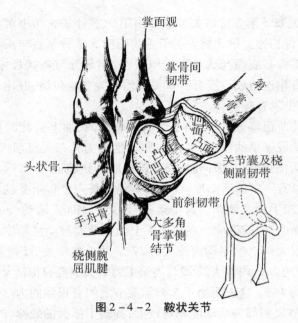

图 2 - 4 - 2　鞍状关节

暴露右侧拇指的腕掌关节,其关节面呈鞍状。

外伤的韧带破裂可导致桡侧脱位,拇指基底会出现"驼峰"状畸形。

①内收和外展　内收姿势时,拇指位于手掌平面内;最大外展时,拇指位于掌侧前方约45°的位置,"虎口"张开,形成了宽大的"杯形"弯曲,便于抓握大的物体。外展和内收发生于拇指掌骨和大多角骨的凸凹关节面,同时存在滚动和滑动机制(图 2 - 4 - 3)。

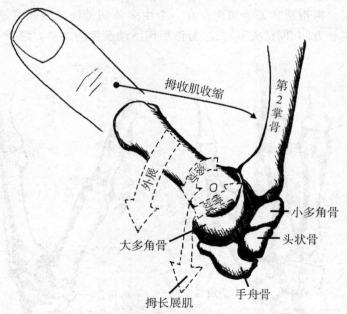

图 2 - 4 - 3　拇指腕掌关节外展的关节运动

充分的外展动作会牵拉前斜韧带、腕骨间韧带以及拇收肌。旋转的轴线可描述为以掌骨为支点划小圆圈。能够首先引起拇指和掌骨之间关节面发生相对滑动的肌肉是拇长展肌。如图将外展的关节运动类比于马鞍上牛仔的前倾动作:当牛仔向前倾(类比外展)时,其胸部向前"转动",而臀部向后"滑动"。

②屈曲和伸展 腕掌关节的屈伸是掌骨基底凹面沿大多角骨的鞍状凸面运动。主动屈曲和伸展会伴随着掌骨的旋转。屈曲时掌骨向中间旋转(朝向第3指骨),外展时掌骨向侧方旋转(离开第3指骨)。完全伸展和完全屈曲时轴"自动"旋转的证据是拇指指甲改变了方向。在解剖位,腕掌关节可以额外伸展10°~15°。从完全伸展到最大屈曲,拇指掌骨跨过掌面大约是45°~50°。

③拇指关节的对掌 拇指能有意识地准确接触到其他指尖不仅标志着拇指功能,也标志着整个手功能的健康。

对掌运动分两步:拇指掌骨内收,接着屈曲、内旋跨过掌面趋向小指(图2-4-4)。内收时,拇指掌骨的基底跨过大多角骨的表面。屈曲—内旋时,掌骨基底沿大多角骨表面的沟状凹陷稍向内旋,拇对掌肌是这一动作的动力。部分外展的腕掌关节牵伸其张力侧韧带结构,比如后斜韧带,这种张力可促进拇指腕掌关节的内旋。

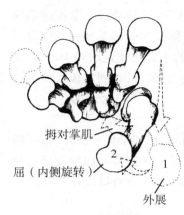

图2-4-4 拇指对掌运动
精细运动的两个相反过程:后斜肌牵拉伸展,同时拇指的拮抗肌收缩。

拇指的充分对掌意味着其腕掌关节处于极度的"折叠状态",尽管被牵伸扭曲的韧带以及肌肉活动稳定着此时的腕掌关节,但仅有约一半关节面发生接触。考虑到此时的拇指腕掌关节常要承受较大外力,相对小的接触面会使其更容易损伤。小指通过第5腕掌关节的"杯状"运动也间接强化了对掌,使拇指尖很容易触到小指尖。

4. 掌指关节(metacarpophalangeal,MCP) 是由球状的掌骨头和凹陷的近节指骨基底构成的多轴性球窝关节,司屈伸、收展和环转运动。

(1)第2~5MCP 其稳定性对于手的生物力学功能极为重要,是手弓动态稳定的基石。MCP关节的稳定性由精密连接的软组织结构维持,其中与关节囊融为一体的侧副韧带和掌板最为重要。图2-4-5显示MCP的几个解剖特征。指骨基底关节面、双侧副韧带和掌板的背侧构成接收腔,接纳较大的掌骨头。2~5掌骨头之间借掌深横韧带相连接。

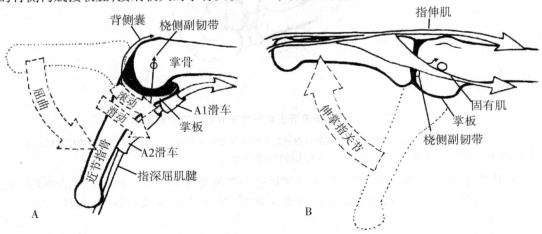

图2-4-5 第2~5 MCP的解剖特征和运动机制
手的背面观,展示掌指关节周围相邻的组织。为更好地暴露不同的关节结构,某些肌肉和骨骼已被移除。

位于 MCP 掌侧的类韧带结构,称为掌板,为一长方形的致密纤维软骨板。掌板远端厚而坚固,附着于近节指骨基底掌侧;近端薄而松弛,被称为膜部,附于掌骨颈掌侧并与深筋膜交织。当掌指关节屈、伸时,只有掌板膜部呈弛、张变化。掌板的主要功能是增强 MCP 的关节结构并限制过伸,它可允许掌指关节过伸约 30°,受 5kg ~ 8kg 的张力,否则掌板膜部将破裂,致关节脱位。

(2)MCP 关节运动学

当 MCP 放松且接近伸直时,可显示更多其它方向的被动活动,比如牵伸—挤压、前—后移动、侧—侧移动以及轴向旋转,特别是被动的轴向旋转尤为明显。这些多方向被动活动使手指能够更好地适应所拿物体的形状,提高了手的抓握能力。MCP 关节的最大被动轴向旋转发生在环指和小指,平均旋转 30° ~ 40°。

MCP 屈伸运动幅度从第 2 到第 5 指逐渐增长。第 2 指屈曲大约 90°,第 5 指为 110° 到 115°。同 CMC 一样,靠近尺侧的 MCP 有更大的活动范围,可被动过伸 30° ~ 45°。MCP 在第 3 掌骨中线两侧的外展和内收各为 20°。

MCP 的运动是凹陷的指骨基底在凸出的掌骨头上运动(图 2 - 4 - 6)。屈曲时,背侧关节囊和双侧副韧带的张力增加,稳定并防止关节向两侧及后方过度移动;同时凹陷的基底与掌骨头前下扁平的关节面接触面积增大,关节外展和内收幅度明显下降,关节稳定性进一步加强,有利于抓握。

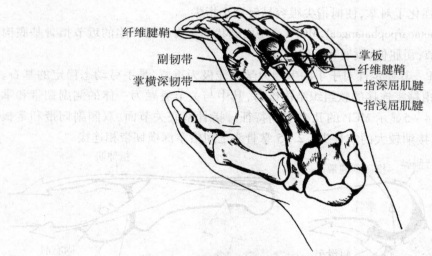

纤维腱鞘
副韧带
掌横深韧带
掌板
纤维腱鞘
指深屈肌腱
指浅屈肌腱

图 2 - 4 - 6 掌指关节主动屈曲关节运动的侧面观

指深屈肌的收缩引起屈曲,如图所示该肌肉的肌腱通过手指纤维腱鞘中的滑车。关节屈曲使得背侧腱鞘囊和桡侧副韧带出现相应的牵拉。关节运动显示出在相似方向上的转动和滑动。

MCP 伸直时,侧副韧带相对松弛,此时掌板张力增高支撑掌骨头。侧副韧带的相对松弛增加了关节在伸展姿势的被动活动性。伸直 > 0°时,MCP 会被蚓状肌收缩"挡住",防止关节过分反张。

(3)拇指的 MCP 拇指 MCP 的主、被动运动均少于其它四指(图 2 - 4 - 7)。拇指 MCP 的这种稳定性主要因为坚强的侧副韧带对关节活动的限制,也决定了整个拇指的纵向稳定,有利于拇指功能的发挥。

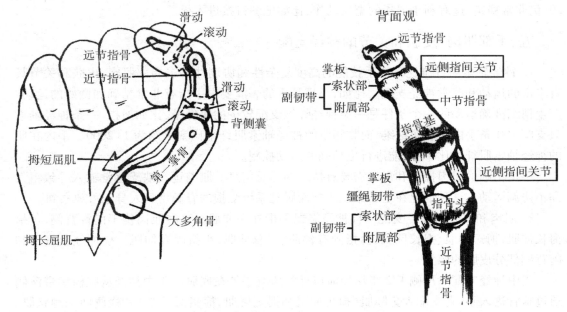

图 2 - 4 - 7　拇指 MCP 的主、被动运动

关节的主动屈曲活动主要包括拇指的掌指关节和指间关节。拇长屈肌和拇短屈肌的收缩引发关节屈曲。这些
关节屈伸的转动轴线是在通过各关节凸面的前后方向上。伸展或被牵拉的组织就像被拉长的薄箭。

坚强的侧副韧带为拇指 MCP 供了自然的稳定性，但也使其在较大的外力作用下容易受伤，比如常见的"滑雪者损伤"。滑雪者摔倒时滑雪杖的手柄和固定带在 MCP 产生强大的外展力矩，会造成尺侧副韧带损伤。拇指 MCP 屈曲 30°受到外展暴力时，最容易发生尺侧副韧带损伤，这恰恰是"滑雪者损伤"的体位。

5. 指间关节（interphalangeal joint, IP）　每一手指有两个指间关节，分别为近侧指间关节和远侧指间关节，拇指仅有一个指间关节。

（1）近侧指间关节（proximal interphalangeal joint, PIP）　由近节指骨头和中节指骨基底构成，属滑车关节。近节指骨头关节面由两个圆形的髁和一个浅的中央沟形成，相对的中节指骨基底关节表面则有两个浅的凹面和略隆起的中间嵴构成。这种滑车关节利于屈伸，但限制轴向旋转。PIP 的关节囊和侧副韧带结构同 MCP，屈肌腱的腱鞘与掌板相连。

（2）远指间关节（DIP）　由中节指骨头和远节指骨基底组成，结构与 PIP 相似，关节囊松弛且薄，借掌板和侧副韧带加强。

PIP 屈曲 100°～120°左右，DIP 屈曲较少，大约 70°～90°。同 MCP 一样，第 4、5 指的 PIP 和 DIP 屈曲角度大。PIP 可轻微过伸，DIP 通常可过伸到 30°。

PIP 和 DIP 相似的结构产生相似的关节运动。比如，在 PIP 主动屈曲时，中指凹陷的基底关节面向掌侧滚动并滑动，此时，背侧关节囊产生的被动张力有助于引导和稳定这种关节运动。

与 MCP 不同，IP 侧副韧带的张力在关节的全范围活动时保持不变，这可能是由于指骨头的球形构造防止了侧副韧带在长度上出现明显改变。

拇指指间关节的结构和功能与其它手指的指向关节类似。拇指的指间关节可被动过伸

20°仍非常稳定,这有利于拇指的摁压动作,比如把图钉按进木板。

五、手部肌肉、皮肤和关节的神经支配

1. 神经轴索肌纤维比率　手技能的高度复杂性和协调性要求局部肌肉、皮肤和关节具有丰富的运动和感觉神经支配。比如,小提琴手的表演要求手指有非常精确和微妙的运动。产生精细准确运动的一个条件是一条神经纤维支配较少的肌纤维,比如拇指,一条神经轴索只支配 100 条手内在肌肌纤维,而腓肠肌的神经轴索肌纤维比率大约为 1:2000。手内在肌的神经轴索肌纤维比率小,能进行更精确的运动控制。

手指精细的肌肉控制和运动需要有持续的感觉信息。肌肉运动缺乏感觉输入导致粗大和不协调运动。这种情况在运动系统正常而感觉系统受损的脊髓痨病人身上可观察到。

2. 肌肉和皮肤的神经支配　桡神经支配手指外在伸肌。这些肌肉位于前臂背侧,包括拇长伸肌、拇短伸肌、拇长展肌、食指固有伸肌、指总伸肌、小指固有伸肌。桡神经负责手和腕背侧部分皮肤的感觉。

正中神经支配除尺侧 1/2 指深屈肌以外的所有手外在屈肌。正中神经从腕横韧带深侧通过腕管进入手,它支配大鱼际肌(拇短伸肌和拇短展肌,拇指对掌肌)和桡侧两个蚓状肌。正中神经负责手掌桡侧的感觉,包括指尖和桡侧 3 个半手指。

尺神经支配尺侧 1/2 的指深屈肌。尺神经穿过尺管进入手,支配小鱼际肌(小指屈肌,小指展肌,小指对掌肌和掌短肌)、尺侧的两个蚓状肌、拇收肌和全部骨间肌。尺神经支配手尺部的感觉,包括尺侧一个半手指的皮肤。

3. 关节的感觉支配　手关节的感觉神经纤维在脊神经后根的分布:C_6 传送拇指和食指,C_7 传送中指的感觉,C_8 传送无名指和小指的感觉

六、手的肌肉及功能

手的肌肉分为外在肌和内在肌。外在肌近端附着在前臂,部分肌肉近端附着在肱骨髁。与此相反,内在肌的近端和远端都附着在手。手的大部分主动运动,比如手指的张开和握拳,要求手内在肌、外在肌和腕部肌肉的精确配合。

1. 手指的外在屈肌　是指浅屈肌、指深屈肌、拇长屈肌。这些肌肉近端附着在肱骨内侧髁和前臂。指浅屈肌的四条肌腱穿过腕部进入手的掌侧,在近节指骨水平,每条肌腱分叉让指深屈肌的肌腱穿过。每条肌腱分叉的部分再会合,越过 PIP,附着于中节指骨掌侧的边缘。

(1)指浅屈肌　可屈曲所有经过的关节,但主要是屈曲 PIP。除了小指,每个肌腱都可以独立控制,特别是食指的独立控制功能最强。

(2)指深屈肌　肌腱的远端止于末节指骨基底掌侧,是 DIP 唯一的屈肌,但与指浅屈肌一样可以辅助屈曲所经过的每一个关节。食指的指深屈肌可以独立控制,而其余三指的屈指深肌因肌腹被肌筋膜连接在一起,限制了单一手指 DIP 的独立屈曲。

(3)拇长屈肌　位于前臂最深层指深屈肌的桡侧,其肌腱穿过腕管附着于拇指远节指骨基底的掌侧。拇长屈肌是拇指 IP 唯一的屈肌,也产生拇指 MCP 和 CMC 的屈曲力矩。拇长屈肌也可以屈曲腕关节。

2. 手指的外在伸肌

（1）第 2～5 指的外在伸肌　包括指伸肌、食指伸肌、小指伸肌。指伸肌和小指伸肌起自肱骨外上髁。食指伸肌主要附着于前臂背侧区域。指伸肌也发挥伸腕作用。指伸肌、食指伸肌、小指伸肌的肌腱在伸肌支持带下穿过腕背部并形成滑囊结构。指伸肌腱通过腱间韧带相互连接，从而限制每条肌腱在 MCP 背侧的横向滑动，起到防止脱位的作用。

手指伸肌腱的解剖结构与屈肌非常不同。屈肌腱穿过并借清晰腱鞘单独与骨骼附着，而伸肌腱缺乏清晰的腱鞘和滑车系统。伸肌腱通常在整个指骨背侧形成纤维结缔组织扩张部，被称为伸指装置（extensor mechanism）。伸指装置不仅是指外在伸肌，也是大多数手内在肌末端的附着处。

（2）拇指外在伸肌　拇指的外在伸肌包括拇长伸、拇短伸和拇长展肌，附着于前臂背侧，由桡神经支配。拇长展和拇短伸肌腱一起穿过腕部伸肌支持带的第一间隔。拇长展肌的肌腱主要止于拇指掌骨基底的桡背侧，部分止于大多角骨，并与大鱼际肌筋膜相连。拇短伸肌止于拇指掌骨基底背侧，拇长伸肌穿过腕背部在第三间隔止于拇指远节指骨基底背侧，伸拇长、短肌腱末端构成伸拇指装置的中央束。

3. 手的内在肌　手有 20 条小的内在肌，司手指的精细运动，分为四部分：

（1）大鱼际　由拇短展肌、拇短屈肌和对掌肌构成。在拇短展肌深部是拇对掌肌。所有三条鱼际肌近端均起自腕横韧带和邻近的腕骨，拇短展和短屈肌止于近节指骨基底的桡侧。

大鱼际肌肉的功能是保持拇指在各种对掌位置，便于抓握。正中神经损伤会导致大鱼际肌瘫痪，严重影响拇指功能。

（2）小鱼际肌　小鱼际隆起包括小指短屈肌、小指展肌、小指对掌肌和掌短肌。小指展肌是所有这些肌肉中最浅层和内侧的肌肉，位于手的尺侧缘。相对较小的短屈肌常与小指展肌合为一体。小指对掌肌位于上述二肌深面，也是最大的小鱼际肌。掌短肌很薄，它附着于腕横韧带和豌豆骨远端皮肤之间的区域。掌短肌使小鱼际更隆起，辅助加深掌侧凹陷。

小鱼际和大鱼际隆起加深手的掌侧凹陷，辅助手的"杯状"运动，使手更好地抓握。尺神经损伤可以完全使小鱼际肌瘫痪。

（3）拇收肌　拇收肌有两个头，斜头和横头，位于虎口深部，掌面与第 2、3 掌骨之间。厚的斜头起自头骨，第 2、3 掌骨基底以及临近的结缔组织；薄的、三角形横头起于第 3 掌骨掌面。拇收肌主要止于拇指近节指骨基底的尺侧，也可附着于 MCP 附近的籽骨。

拇收肌是拇指 CMC 的主要功能肌，产生最大的屈曲和内收力矩，完成许多动作，比如用拇指和食指捏取物品或闭合剪刀。

（4）蚓状肌和骨间肌　蚓状肌是四条起自指浅屈肌的非常细长的肌肉，其中桡侧两条由正中神经支配，尺侧两条由尺神经支配肌。

蚓状肌跨过掌深横韧带位于 MCP 关节桡侧，止于并融入伸指装置的侧束。蚓状肌收缩屈曲 MCP 关节、伸展 PIP 和 DIP 关节。第 1 蚓状肌肌梭的密度比骨间肌大 3 倍，比肱二头肌大八倍，因此蚓状肌在手完成复杂运动时提可供良好反馈。蚓状肌也附着于指深屈肌的肌腱，这可能起到协调手内、外肌活动的作用。

骨间肌的命名来自它们位于掌骨间的位置。掌侧骨间肌是四条细长的肌肉，其中第 1、2 条位于掌骨尺侧，4、5 条位于掌骨桡侧，收缩时使 MCP 以中指为轴内收，即并拢手指。背侧骨间肌也是四条,为羽状肌,收缩时使 MCP 以中指为轴外展,即手指分开。小指外展依靠小鱼际肌之一的小指外展肌完成。与蚓状肌类似,骨间肌收缩时屈 MCP 伸 IP 关节。骨间肌在 MCP 产生的力矩大于蚓状肌。

七、手指运动的协调

手指的关节、韧带和肌肉结构复杂,运动精细灵巧。呈节链状的手指可做各式运动,简单的运动也需要各关节的相互配合和各组肌肉的参与。

1. 屈肌与伸肌的协调平衡　手指每一关节的屈伸活动有赖屈肌与伸肌活动的协调平衡才能完成。在掌指关节,指伸肌腱和骨间肌蚓状肌的活动必须协调平衡;在近指间关节,指背腱膜中间腱与指浅屈肌的活动必须协调;在远指间关节,指背腱膜终腱与指深屈肌腱的活动必须协调平衡。屈肌活动占优势可使指屈曲,伸肌活动占优势可使指伸展。

从整体观察,指伸肌较短,不允许同时完成充分的屈腕和屈指动作,因此,远侧指间关节、近侧指间关节若充分屈曲,腕必须伸展(如握拳)。此时,桡侧腕长伸肌、桡侧腕短伸肌和尺侧腕伸肌与长屈肌一道收缩,固定腕于背伸位。当屈肌与伸腕肌的关系失调时,如屈肌腱断裂、正中神经或尺神经损伤、脊髓灰质炎等,患者欲屈手指,却代之以伸腕。桡侧腕伸肌的损伤会导致 50% 抓握能力的丧失。反之,屈指肌亦较短,不允许同时完成充分的伸指和伸腕动作,当腕和掌指关节居于伸展位时,手指伸不直,常停留于半屈位。而当腕充分屈曲或下垂时,手指则能充分伸展。抓物时,掌指关节、腕关节处于伸展位,协助屈中节指和远节指,从而提供强大的抓握能力。外科腱移接时,必须考虑屈指肌与伸指肌的平衡,避免绷得过紧而影响手指的屈伸。

2. 指浅屈肌、指深屈肌的协调　指深屈肌可屈末节指,在捏握物体时,手指的力平均为 3.1kg。在手握拳或远侧指间关节、近侧指间关节同时屈曲紧紧抓握时,指浅屈肌和指深屈肌都呈现最大的活动。但是,单独屈末节指骨时,情况则不同。有的人在屈末节指时,常伴同指浅屈肌的收缩而同时屈中节指骨,就是说不能单独使末节指骨屈曲;也有的人在屈末节指骨时,指背腱膜中间腱收缩克服了指浅屈肌的作用,固定中节指骨于伸展位,从而能单独屈末节指骨。

屈中节指通常以指浅屈肌为主,指深屈肌不参加活动。但在某些条件下,指深屈肌亦可屈中节指并引起掌指关节的屈曲:①腕和指完全背伸时,指深屈肌伴同指浅屈肌主动屈末节指骨,并将引起掌指关节的微弱屈曲。②尺神经深支麻痹后,指深屈肌可主动屈环、小指的指间关节和掌指关节。

指浅屈肌腱、指深屈肌腱共同包裹于指滑液鞘中,两者收缩距离在掌指关节处相差 3mm ~ 5mm,在握拳或紧紧抓握物体时,它们同时收缩引起两个指关节同步屈曲。过度的独立活动即被腱纽所限制。完全切除一个肌腱,另一肌可独立作用,尤其保留深肌对屈末节指更为有效。检查指深屈肌功能的方法是将手指的近指间关节固定,观察被检查者能否主动屈末节指。检查指浅屈肌的方法是用手握住其余三指,留下被检指并令其屈近指间关节。此时,由于其他三指的深屈肌腱已被拉向远端,被检指的深肌腱也随着变得松弛,不能再起屈指作用,只能依靠浅肌腱屈近侧指间关节,从而可查出指浅屈肌的功能。

3. 骨间肌、蚓状肌和支持韧带对指间关节及掌指关节运动的协调作用　近侧指间关节的伸肌是指背腱膜的一个中间腱和由蚓状肌、骨间肌、指伸肌外侧束组成的两个外侧腱,这三者必须平衡,他们协调指间关节的同时屈曲或伸直。

当末节指骨屈曲时,外侧腱和支持韧带斜束像弓弦一样被拉紧,并通过指伸肌腱的侧束将中间腱拉向远端;由于中间腱松弛,侧腱向掌侧移位,力线跨过运动轴的掌侧,加上支持韧带斜束的紧张,近侧指间关节随之屈曲。当近侧指间关节屈曲时,中间腱被拉紧,然后外侧腱随同骨间肌至中间腱的纤维被拉向远端,并向掌侧移位而绷紧,于是远侧指间关节随之屈曲。当然,两个指间关节的屈曲几乎是同时发生的。

手指伸展的情况也是如此。中间腱收缩,伸近侧指间关节,此时两个外侧腱亦被拉紧,由于近节指骨远端掌面宽背面窄,侧面呈斜坡状,两外侧腱遂向指背中央靠拢而通过运动轴的背侧,于是远侧指间关节伸展。

蚓状肌是指间关节的重要伸肌。不论伸指间关节还是使手指保持伸展位,蚓状肌都积极参与活动,是伸指的一个真正的协同肌。当掌指关节在屈曲时,蚓状肌是伸指间关节的主要肌。

骨间肌似乎是指间关节的预备伸肌,增强蚓状肌的功能,即只有在掌指关节屈曲状态下,维持手指于伸直位时,骨间肌才发挥协同作用。在全手张开时,骨间肌起的作用不大,因为蚓状肌—指伸肌的联合作用可充分满足伸手指的需要。

指间关节的伸展是手握物前的准备姿势,丧失此功能,握物即感困难。正常握拳时,指间关节和掌指关节协调一致地屈曲;手内在肌麻痹后,只能依靠屈指肌的作用,必须充分屈曲两指间关节后,方能使掌指关节屈曲,运动出现分解,也影响握物。内在肌功能丧失后,影响最大的是手的精细动作。通过肌腱移植,可以重建屈掌指关节和伸指间关节的动作,但手的精细功能却难以恢复到正常状态。

八、伸肌腱损伤所致的手指畸形

1. 锤状指畸形　系因指背腱膜于远指间关节背面断裂所引起,此种损伤有时伴以关节囊撕裂,有时并发远节指骨撕脱骨折。引起远节手指不能伸直,形成锤状指畸形。因伸肌腱牵拉集中于近指间关节上,常继发近指间关节过伸。

2. 纽孔状指畸形　系因指背腱膜于近指间关节背面断裂所引起。产生近侧指间关节屈曲、远侧指间关节伸展的畸形。两个外侧腱随中间腱和三角韧带的断裂滑向两旁,非但不能伸近侧指间关节,反起屈肌腱的作用,导致近侧指间关节屈曲畸形,近节指骨头从断裂的肌腱中突出,宛如从纽孔中突出一样。同时,骨间肌蚓状肌不能大力伸近侧指间关节,遂造成远侧指间关节过伸。

3. 手背部肌腱损伤　伸肌腱如果在腱间结合近侧断裂,邻指的伸肌腱通过腱间结合仍可伸直损伤腱的掌指关节。如断裂发生在腱间结合远侧或掌指关节背面,掌指关节即不能伸直。此时,将手掌贴于桌面上伸手指时,由于短肌收缩,指间关节可主动伸直,掌指关节不能背伸,受累指不能从桌面上抬起。示指和小指均有两根伸肌腱,其中一根断裂,对伸该两指掌指关节可无大影响。

九、肌肉功能障碍导致的手畸形

1. 内在肌阳性畸形或称内在肌优势手　系由中枢神经系疾患(如脑瘫、帕金森病)、风湿性关节炎及外伤等引起,骨间肌和蚓状肌痉挛和过度活动,手由此产生掌指关节屈曲和近侧指间关节、远侧指间关节伸展的变形。

2. 内在肌阴性畸形或称内在肌劣势手　系由神经系统损伤(由脊髓前角至终板)、骨间肌和蚓状肌麻痹引起。掌指关节由于指伸肌无对抗地牵拉呈过伸状态,指间关节由于指伸肌缺乏蚓状骨间肌的牵拉不能伸手指而保持半屈位。

3. 鹅颈畸形(swan-neck deformity)　常由切割伤、脱位和类风湿关节炎等引起。具体机制是:

(1)内在肌的过度收缩　骨间肌的力量大于指伸肌的力量引起掌指关节屈曲,蚓状肌的力量大于指浅屈肌的力量导致近侧指间关节过伸。

(2)指背腱膜腱帽的过度松弛或断裂　允许指伸肌较大幅度向近侧移位而使近侧指间关节过伸。在这种情况下,指背腱膜外侧束向背侧中线移位,支持韧带斜束也移向近侧指间关节屈曲轴背侧。近侧指间关节过伸后,同时增大了指深屈肌腱的紧张度,遂继发地使远侧指间关节屈曲。

(3)外在肌(如长伸肌)的过度活动　偶尔也产生鹅颈,腕屈曲时出现,腕伸展时消失。

(4)错误切除指浅屈肌的远侧低止,腱保留过短　失去关节平衡的一个动力因素,指深屈肌的收缩不足以抗拒内在和外来指伸肌的活动,在极度松弛的手,就可继发产生鹅颈变形。

(5)继发性锤状指　由于指背腱膜终腱断裂,继发性地产生远侧指间关节屈曲,近侧指间关节过伸。如果指背腱膜外侧束缩向近侧并松解了中间腱,就能促使近侧指间关节进一步过伸。但这种鹅颈变形不常发生掌指关节屈曲现象。

4. 伸肌阳性指(extensor-plus finger)　系由伸肌腱帽过度紧张,在跨越指关节及近侧指间关节时产生移位引起,其原因或由于指伸肌弹性丧失、粘连及腱帽瘢痕形成等。由此遂导致掌指关节及指间关节不能同时屈曲,即掌指关节屈曲时指间关节伸张,或指间关节屈曲时掌指关节伸张,严重影响手的抓握功能。恢复伸肌腱的位置和长度即可矫正此畸形。

(陈立嘉,刘克敏)

思考题

1. 胸锁关节运动的解剖形态如何影响其上升、下降、前移、后移运动?

2. 在锁骨完全下降后,哪些胸锁关节周围连接组织和肌肉变得紧张?

3. 描述肩锁关节和胸锁关节如何联合作用增大肩胸关节前移作用,包括运动轴和运动平面。

4. 对比盂肱关节分别由解剖位和90°外展位开始内旋的运动学异同。

5. 哪些神经根损伤最可能严重影响肩胸关节的前移功能?

6. 上臂固定,大圆肌主动收缩而没有菱形肌和胸小肌的主动运动,描述肩胛骨的位置。

7. 图2-1-29显示的一些盂肱关节内旋肌,在肱骨向后滑动时起到何种作用?

8. 列出在肩关节由解剖位主动外展时,所有可能收缩的肌肉,及其最可能的脊神经根支配节段。

9. 列出所有理论上肩胛骨外旋所涉及的肌肉,或收缩或松弛。

10. 列出所有理论上肩胛骨前倾所涉及的肌肉,或收缩或松弛。

11. 理论上,多大程度的肩外展完全集中于盂肱关节?

12. 何种运动将增加全部下关节囊韧带的张力?

13. 描述肱二头肌长头由远端到近端附着的走行,哪段最易受到损伤和发生炎症?

14. 臂丛神经上干撕脱伤,哪些运动还可能存留?

15. 肩胛骨在胸壁的位置如何影响盂肱关节的稳定性?

16. "拉手"综合征是指什么? 好发于什么人群? 如何预防?

17. 为何腕关节尺偏角度大于桡偏角度?

18. 飞镖投掷运动中腕关节的运动模式是什么?

19. 为什么腕伸肌瘫痪者,即使指屈肌功能完好也很难产生有效抓握?

20. 试述手部主要关节及功能。

21. 简述手外在肌群功能。

22. 简述手内在肌群功能。

23. 简述手的功能。

第三章　躯干

第一节　骨与关节

一、中轴骨的基本组成

　　中轴骨由颅骨、肋骨、胸骨、脊柱构成,其中脊柱是躯干运动最重要的骨与关节。人体的脊柱在矢状面具有多个交互的曲度,被称为生理曲度,其外形随活动和不同姿势而动态变化。脊柱伸展时可加大颈椎和腰椎的前凸幅度,但可降低胸椎的后凸幅度(图 3 - 1 - 1B)。与之相反,脊柱屈曲可减小颈椎和腰椎前凸,但可增加胸椎后凸(图 3 - 1 - 1C)。骶尾部的屈度是固定的,其呈前凹、后凸。此曲率对于通过骶髂关节固定骨盆的位置是必要的。

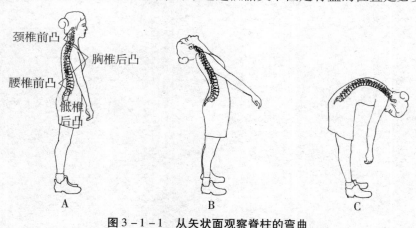

图 3 - 1 - 1　从矢状面观察脊柱的弯曲

　　A:静态中立位;B:脊柱伸展增加了颈椎和腰椎的前凸,但是减少了胸椎的后凸;C:脊柱屈曲减少了颈椎和腰椎的前凸,但是增加了胸椎的后凸。

标准站姿侧面观(图3－1－2),重力线穿过颞骨乳突,第二骶椎前部,髋后部以及膝、踝前部。重力线位于每个脊柱区的凹侧,所产生的力矩有助于保持每个脊柱区的生理弯曲,而在弯曲顶端($C_{4\sim5}$,T_6,L_3)力矩最大。改变重力线与脊柱曲率的空间关系的因素包括:脂肪沉积、上肢所承受负荷的位置及大小、局部脊柱曲率个体差异、肌肉发达程度、结缔组织的弹性、怀孕等。有报道认为重力线通过腰椎前方,这样就会产生一个持续屈曲力矩。在任何一种情况下,由重力或负重所产生的外部力矩必须被由肌肉所产生的主动力或结缔组织所产生的被动力所中和。脊柱的排列关系可因疾病而发生改变,例如:强直性脊柱炎、椎体滑脱、肌营养不良以及老年性骨质疏松或肌无力。通常,一些较小的异常或不良姿势可见于健康人群(图3－1－3)。而严重、反常的脊柱曲率就可以增大肌肉、韧带、骨骼、椎间盘、关节突关节及神经根的负荷。

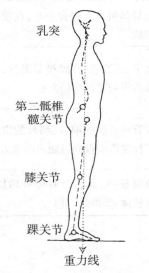

图3－1－2　人体理想站立
状态下的重力线

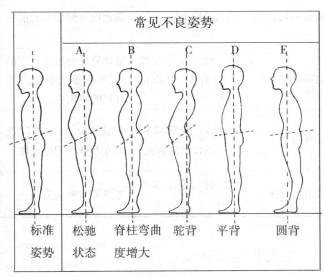

图3－1－3　常见不良姿势的矢状面观

脊柱由大量的韧带结构支撑(图3－1－4),其结构和功能见表3－1－1。

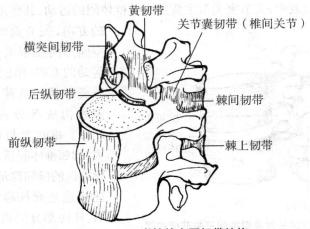

图3－1－4　脊柱的主要韧带结构

表 3 - 1 - 1　脊柱的主要韧带及功能

名称	附着点	功能	注释
黄韧带	相邻椎板之间	限制屈曲，防止过度压缩力损伤椎间盘	在腰椎区最厚，含有高比例的黄色弹力蛋白，紧邻脊髓后方，脊柱过伸时黄韧带可向椎管内凸并压迫脊髓
棘上、棘间韧带	从 C_7 到骶骨之间的相邻棘突	限制屈曲	项韧带是颈椎和颅骨棘上韧带的延伸，为肌肉附着和头部支持的中线结构。腰椎过屈损伤时最先发生断裂的结构是棘上和棘间韧带
横突间韧带	相邻的横突间	限制向对侧屈曲和前屈	在颈椎有少数的纤维；在胸椎，韧带呈圆形与局部肌肉交织在一起；在腰椎则呈薄膜状
前纵韧带	位于枕骨基底至骶骨的脊柱全长前表面	限制脊柱伸展或过度前凸，加强椎间盘前方及脊柱的稳定性	颅骨部窄、尾端宽，在腰椎最发达，拉伸强度是后纵韧带的两倍左右
后纵韧带	位于 C_2 到骶骨间脊柱全长的后表面	限制屈曲，加强椎间盘后方及脊柱的稳定性	位于椎管内脊髓的前方，细长的腰椎部减弱了控制椎间盘向后膨出的能力
关节囊韧带	包绕每一个关节突关节	加强关节突关节	中立位时松弛，其它所有姿势均拉紧。颈椎区较薄，腰椎区厚韧

二、关节运动学

(一) 典型椎间关节

典型的椎间关节由三部分组成:横突与棘突间关节、关节突关节及椎体间关节(图 3 - 1 - 5)。棘突和横突关节在运动和稳定脊柱过程中,作为周围力臂或杠杆增加肌肉及韧带的机械力学(而不是力学机械)效应;关节突关节主要是引导椎体间的运动,其作用就如轨道引导火车的方向,关节面的几何形状、大小和空间方向在很大程度上影响了椎体运动的方向;椎间关节的功能主要是减震和承担负荷。椎间盘作为椎间隙的构成部分占据了脊柱全长的25%。椎间盘与椎体高度的比值越大,相邻椎体间活动度就越大,颈椎和腰椎区的椎间隙最大。椎间关节的上述构造是脊柱稳定性和灵活性的基石,任何部分的机能失调均可引起关节功能紊乱和/或神经组织的损伤。

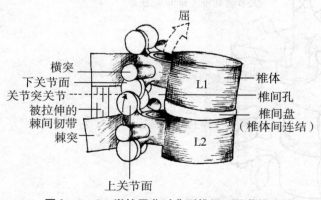

图 3 - 1 - 5　脊柱屈曲时典型椎间三关节模式图

(二)描述运动的术语

单组椎间关节的活动度不大,而脊柱所有椎间关节运动叠加后,则产生大范围的活动。椎间关节运动是发生在矢状、冠状、水平三个面的角旋转(angular rotation)(表3-1-2),其运动方向是以上位椎体节段的前方作为参照点。例如,当C4~5轴向左旋时,C4椎体的前缘旋向左侧,而棘突则旋向右侧。

表3-1-2　脊柱骨运动学术语

常用术语	运动平面	旋转轴	其他术语
侧屈	矢状面	内外方向(冠状轴)	向右或向左弯曲
前屈后伸	冠状面	前后方向(矢状轴)	向前或向后弯曲
轴向旋转	水平面	垂直方向(垂直轴)	旋转,扭转

大多数椎间关节是平面或近似平面关节,可通过挤压、分离、滑动等术语描述其运动(表3-1-3)。

表3-1-3　椎间关节运动学术语

术语	定义	功能举例
挤压	关节面与其对应的关节面相互靠近,通常由压缩应力所致	腰椎后伸或前凸增大
分离	关节面与其对应的关节面相互分离,通常是由牵伸应力所致	牵引治疗
滑动	关节面在其关节平面范围内沿直线或曲线方向移动	中下段颈椎的屈伸运动

(三)关节突关节和椎体间关节的结构和功能

1. 关节突关节　关节突关节属于平面关节,而关节面不同的方向影响着脊柱不同节段的运动。水平关节面主要是产生轴向旋转而垂直关节面则抑制垂直旋转,大多数关节面的位置介于水平和垂直之间。图3-1-6展示了颈、胸、腰椎区典型关节面的方向。颈椎区关节突关节面趋于水平,其轴向旋转运动远大于腰椎。影响脊柱节段优势运动的其它因素还包括:椎间盘大小、椎体形状、局部肌肉活动及肋骨或韧带的附着位置等。

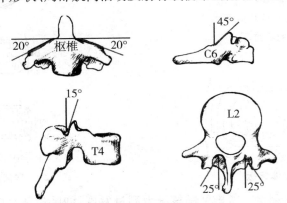

图3-1-6　颈、胸、腰椎典型关节突关节面的方向
颈椎在水平面、胸椎在冠状面、腰椎在矢状面成角。

2. 椎间关节 由椎间盘、椎体终板及邻近椎体间的连接共同组成。从解剖学上来说，椎间关节复合体属于微动关节。

（1）椎间盘及椎体终板 椎间盘由中央髓核及其包绕在外的纤维环构成（图3-1-7）。髓核是一个髓样凝胶状组织，位于椎间盘的中后部。髓核含有70%～90%的水分，它的功能如同一个液压减震器，分散和转移相邻椎体间的负荷。腰椎间盘的纤维环由10～20层同心环状纤维软骨构成，环绕中央髓核。

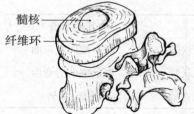

髓核 ——
纤维环 ——

图3-1-7 髓核和纤维环

椎间盘是椎体的稳定和减震装置。椎间盘的稳定功能主要是由纤维环内规则排列的胶原纤维结构决定的（图3-1-8）。腰椎间盘纤维环的胶原纤维与垂直面呈约65°角斜向排列，而相邻层胶原纤维反向交叉排列。这样的结构可以对抗垂直牵伸力、剪力和扭力。

椎体终板是位于每个椎体上、下表面的玻璃样纤维软骨薄板。纤维环的胶原纤维连接相邻椎体的终板（图3-1-9）。椎体终板是半渗透性的，允许来自于椎体血管的营养物质进入到椎间盘的深部。

（2）椎间盘的流体静力学减震机制 脊柱负荷的80%通过椎体间关节传递，20%通过后部结构承担（例如关节突关节和椎板）。椎间盘的减震机制主要体现在两方面（图3-1-10）。首先，压力通过终板传递至髓核，髓核受压变扁，压力均匀传向纤维环，后者弹性膨胀，结果负荷被缓冲。第二，这种机制允许负荷均匀传导，被多个结构合理分担，从而避免应力集中于某一组织。由于具有黏滞性，椎间盘对抗快速或高强度压力的能力高于慢速或轻的压力。因此椎间盘在低载荷下具有柔韧性而在高载荷下则变得坚硬。

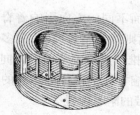

图3-1-8 按几何图案排列的纤维环

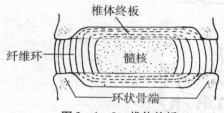

纤维环 ——
髓核
环状骨端

图3-1-9 椎体终板

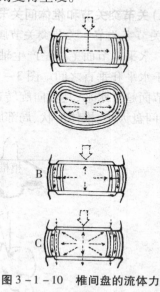

A

B

C

图3-1-10 椎间盘的流体力学减震机制

（3）体内髓核压力测量 腰椎区髓核压力测量发现：仰卧位休息时椎间盘的压力较低，前屈运动伴躯干肌强力收缩时压力较大。这有助于理解何种方式能减少椎间盘的损伤。进一步的研究表明：①身体前部负重，特别是弯腰向前时，椎间盘的压力较大；②屈膝负重时腰椎间盘受压小于直膝负重,此时背部肌肉的活动增加;③向前而懒散的坐姿比正确坐姿产生更大的椎间盘压力(Wilke H-J 等,1999)。上述三点可作为许多针对腰椎间盘突出症防治教育项目的理论依据。

三、脊柱的局部运动学

脊柱周围的结缔组织可限制脊柱的活动范围(表3-1-4),从而保护脊髓并维持最佳姿势。对于结缔组织在限制活动时具体功能的认识将有助于针对脊柱疼痛和功能失调患者制定个体化的治疗方案。

表3-1-4　限制脊柱活动的结缔组织

屈	伸	轴向旋转	侧屈
项韧带	食管和气管	纤维环	横突间韧带
棘间和棘上韧带	纤维环前部	小关节囊	对侧纤维环
黄韧带	前纵韧带	翼状韧带	小关节囊
小关节囊			
纤维环后部			
后纵韧带			

(一)头颈部

头颈部的运动主要由寰枕、寰枢、关节突关节(C2~7)共同完成。C2~7关节突关节的关节面呈倾斜45°叠瓦状结构,其倾斜面居于额状面和水平面间,使颈椎能在各个方向上自由活动,而这正是颈椎运动学的特点。表3-1-5所展示的是头颈区的局部解剖和运动学。头颈区是整个脊柱中活动度最大的区域。高度特异化的关节结构有利于头部的位置调整,包括视觉、听觉、嗅觉及平衡觉。与肩关节复合体一样,头颈区的各关节间以高度协同的方式相互作用。表3-1-6对头颈区每个区域的活动范围进行了总结。

表3-1-5　头颈区局部解剖和运动学

头颈区的关节	水平面运动学
● 寰枕关节	● 轴向旋转的骨骼运动学
● 寰枢关节复合体	● 轴向旋转的关节运动学
● 椎间关节突关节(C2~7)	■ 寰枢关节复合体
	■ 椎间关节突关节(C2~7)
矢状面运动学	**额状面运动学**
● 屈和伸的骨骼运动学	● 侧屈的骨骼运动学
● 屈和伸的关节运动学	● 侧屈的关节运动学
■ 寰枕关节	■ 寰枢关节复合体
■ 寰枢关节复合体	■ 椎间关节突关节(C2~7)
■ 椎间关节突关节(C2~7)	
● 前伸和后缩的骨骼运动学	

表 3 – 1 – 6   头颈区关节三个平面的运动范围

关节或部位	屈和伸（矢状面）	轴向旋转（水平面）	侧屈（额状面）
寰枕关节	屈:5° 伸:10° 合计:15°	无	约5°
寰枢关节复合体	屈:5° 伸:10° 合计:15°	35°~40°	无
椎间关节突关节（C2-7）	屈:30°~35° 伸:55°~60° 合计:90°~100°	30°~35°	30°~35°
头颈区运动范围总和	屈:45°~50° 伸:75°~80° 合计:120°~130°	65°~75°	35°~40°

1. 矢状面运动学

（1）屈伸的骨运动学   尽管存在较大的差别,头颈区屈伸范围可达120°~130°。中立位是伸30°~35°,后伸75°~80°,前屈45°~50°（图3-1-11、12）。

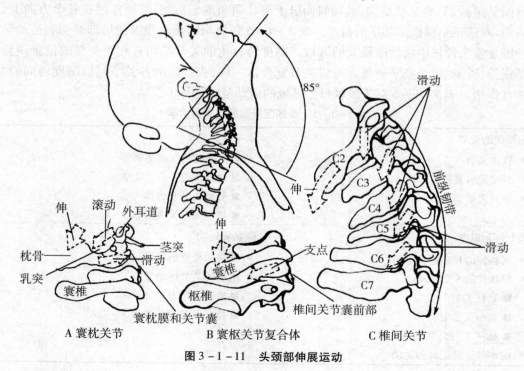

图 3 – 1 – 11   头颈部伸展运动

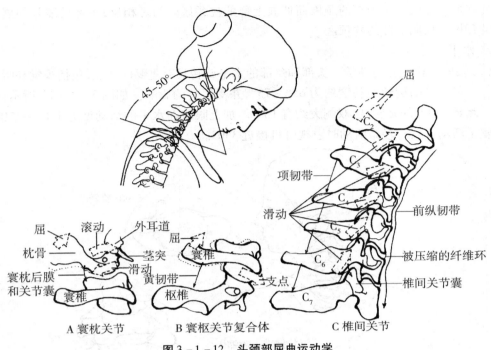

图 3 - 1 - 12 头颈部屈曲运动学

在头颈区 20% ~ 25% 的运动发生于寰枕关节和寰枢关节复合体,而其余部分发生于 C2 ~ 7 的关节突关节。颈椎椎管的容积在完全屈曲位时最大,而完全伸展位时最小。因此,当椎管狭窄患者颈椎过伸时更易发生脊髓损伤。

(2)屈伸的关节运动学

①寰枕关节 如同摇椅一样,后伸时凸起的枕骨隆突沿凹陷的寰椎上关节突向后滚动,屈曲时则向前滚动。基于传统的凸凹关节运动学理论,枕骨隆突可同时向与滚动相反的方向滑动(图3 - 1 - 11A、12A)。覆膜、关节囊及寰枕膜的张力可限制枕骨隆突的滑动范围。

②寰枢关节复合体 尽管寰枢关节复合体的主要运动是轴向旋转,但该关节也允许约 15°的屈伸运动。在颅骨和寰椎之间的间隙,寰椎在前屈运动时滑向前方,而在后伸运动时滑向后方(图 3 - 1 - 11B、12B)。滑动的范围部分受连接寰枢关节中部的齿状突限制。

③椎间关节 C2 ~ 7 的屈伸运动发生于由关节突关节斜形关节面所形成的运动弧。后伸时,首先是下颈椎(C4 ~ 7)伸展,上位椎体的下关节面相对于下位椎体的上关节面向后下滑动(图 3 - 1 - 11C)。这些运动叠加将产生约 55° ~ 60°的后伸。

前屈运动也首先发生于下位颈椎(C4 ~ 7)。与后伸运动相反,上位椎体的下关节面相对于下位椎体的上关节面发生向前上的运动(图 3 - 1 - 12C),关节面间的滑动可产生约 35°的屈曲。屈曲运动可使关节突关节的关节囊拉伸,并减小关节间的接触面积。

总之,90° ~ 100°的颈椎屈伸运动是关节突关节面间滑动的结果。平均约 20°的矢状面运动可发生于 C2 ~ 3 和 C6 ~ 7 的椎间关节,而最大的成角移位发生于 C5 和 C6 之间(Holmes A. 等,1996),这可能是颈椎病和过屈骨折多累及此节段的原因。

(3)前伸后缩的运动学 在颈椎区除了屈伸运动外,头部也可在矢状面上前伸和后缩。

头部的前伸是屈曲下至中部的颈椎而伸展上部的枕颈区。与之相反,头部后缩是伸展下至中部的颈椎而屈曲上部的枕颈区。

2. 水平面运动学

(1)轴向旋转的骨运动学 头部和颈部的水平旋转具有重要的功能,包括视觉和听觉功能。每一侧充分的旋转活动度约为65°~75°,并受年龄的影响。如图3-1-13所示,年轻人每一侧具有80°的旋转度,双侧大约有160°。加上眼睛在水平的活动度为160°~170°,则在无躯干活动或仅有轻微活动时总视野可接近330°。

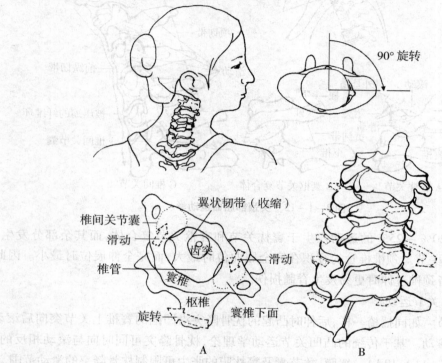

图3-1-13 颈椎轴向旋转的运动学

A. 寰枢关节复合体上面观;B. 椎间关节

头颈区约一半的轴向旋转发生于寰枢关节复合体,其余部分发生于C2~7。由于枕骨髁深陷于寰椎上关节突中,因此寰枕关节的旋转受限。

(2)轴向旋转的关节运动学 ①寰枢关节复合体:寰枢关节的结构是为了满足水平面上的最大旋转。枢椎垂直的齿状突和近乎水平的上关节面是复合体的重要结构基础。环形的寰椎"环抱"着齿状突,可产生40°~45°的轴向旋转(图3-1-13A)。寰椎平面轻度凹陷的下关节面在枢椎上关节面上沿环形的轨道滑动。由于寰枕关节轴向旋转范围有限,因此颅骨只能随着寰椎的旋转而旋转,旋转轴穿过垂直的齿状突。寰椎的水平面旋转伴随着轻度侧屈。翼状韧带的张力随寰枢关节复合体的旋转而增加,尤其是位于与旋转方向相反的位置的韧带。翼状韧带和关节突囊所产生的张力,以及颈部肌肉的张力限制了轴向旋转。②椎间关节:C2~7的旋转主要是由关节突关节面的方向决定的。关节面与水平面和额状面呈45°角。旋转时同侧下关节面向后下滑动,对侧下关节面则向前上滑动(图3-1-13B)。越靠近头侧的椎体节段旋转范围越大。

3. 额状面运动学　头颈区可侧屈 35°~40°,主要发生于 C2~7。寰枢关节发生约 5°的侧屈,可忽略不计(图 3-1-14A)。

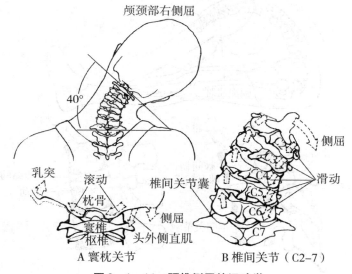

颅颈部右侧屈

40°

乳突

滚动

枕骨

椎间关节囊

寰椎

枢椎

头外侧直肌

侧屈

A 寰枕关节

侧屈

滑动

C4

C5

C6

C7

B 椎间关节（C2-7）

图 3-1-14　颈椎侧屈的运动学

图 3-1-14B 显示 C2~7 椎体侧屈时的关节运动学。屈侧的下关节面向后下滑动,而凸侧向前上滑动。C2~7 的关节面呈 45°倾斜提示这些关节可同时在额状面和水平面上活动。因为上位椎体是按照下位椎体的关节面运动的,因此侧屈和轴向旋转往往同时发生,是一种偶联模式。例如,向右侧屈可同时发生向右侧的轻度旋转,反之亦然。

(二)胸椎

胸廓由肋骨、胸椎和胸骨组成。该区域有以下三个功能:①控制头颈运动的肌肉的附着部;②胸腔脏器的保护结构;③呼吸的机械装置。胸段脊柱包括 24 个关节突关节,每侧 12 个,关节面与冠状面呈 0°~30°。尽管关节突关节是胸椎活动的主要结构,但其活动又受肋椎关节和肋横突关节的限制。这些关节通过胸椎区大部分结构而与前部的胸骨连接。肋椎关节和肋横突关节的功能与肺通气有关。

1. 屈伸运动学　整个胸椎区约前屈 30°~40°、后伸 20°~25°(表 3-1-7,图 3-1-15、16)。胸椎后伸受邻近向下倾斜的棘突间撞击限制,尤其是在中胸段,头尾方向的屈伸范围相对较大。

表 3-1-7　胸椎三个平面的运动范围

屈和伸(矢状面)	轴向旋转(水平面)	侧屈(额状面)
屈:30°~40°	30°~35°	25°~30°
伸:20°~25°		
合计:50°~65°		

胸椎关节突关节运动学与颈椎(C2~7)相似,只是椎体形态和小关节面方向不同(图 3-1-15A、16A)。

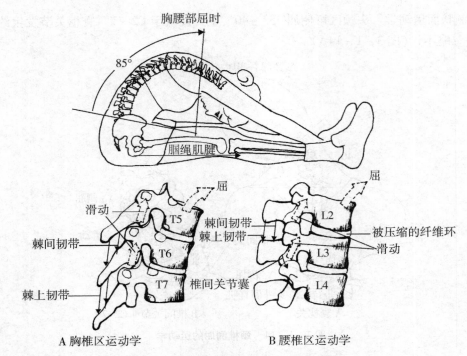

图 3 − 1 − 15　胸椎和腰椎的屈曲运动学

胸椎和腰椎 85 度的屈曲运动中胸椎占 35°，腰椎占 50°。

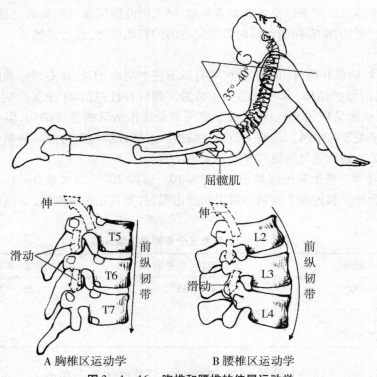

图 3 − 1 − 16　胸椎和腰椎的伸展运动学

胸椎和腰椎 35°～40°伸展中胸椎占 20°～25°，腰椎占 15°。

2. 轴向旋转运动学　胸椎区每侧具有 30° 的轴向旋转。例如，T6 和 T7 间的旋转运动是通过近冠状面方向的 T6 下关节面在类似方向的 T7 上关节面上滑动实现的。在胸椎中段，接近垂直的关节突关节可阻止水平面上的前后滑动。

3. 侧屈运动学　胸椎区的侧屈运动如图 3 - 1 - 17 所示，将在胸腰椎的侧屈运动中进行详细阐述。胸椎区的每侧具有约 25 ~ 30° 的侧屈运动。

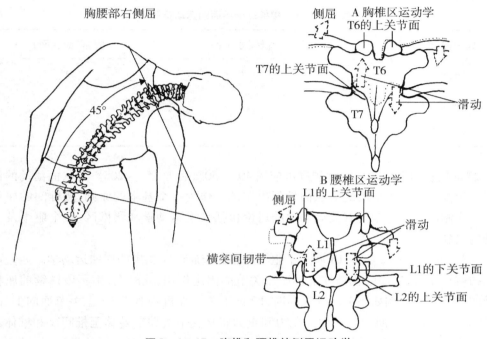

图 3 - 1 - 17　胸椎和腰椎的侧屈运动学

胸椎和腰椎近 45° 的侧屈运动中胸椎占 25°，腰椎占 20°。

与颈椎一样，胸椎的侧屈和轴向旋转是协同运动，这种协同在上胸椎明显，中下胸椎较弱。

（三）腰椎区

关节突关节面方向在胸腰段椎体发生了突然改变。腰椎关节突关节面近乎矢状垂直，例如，L2 上关节面与矢状面约呈 25° 夹角。这样的结构有利于轴向旋转的同时做屈伸运动。L5 ~ S1 关节突关节的关节面的方向通常位于比其他腰椎区更接近于额状面的方向。

胸腰段椎体关节突关节面由额状面向矢状面的移行可能有利于解释该区较高的创伤性截瘫发生率。因肋骨的坚固保护，胸椎作为一个整体屈伸活动受限，导致屈伸应力集中于胸腰段。外力足够大时，屈曲应力就可导致椎骨骨折或脱位，并损伤脊髓尾端或马尾神经。

站立时骶椎顶部形成向前下倾斜 40° 的骶骨水平角，体重产生的合力可在此产生向前的剪切力。40° 的典型骶骨水平角在 L5 ~ S1 接合部所产生的向前剪力等于体重的 64%。增大的腰椎前凸可使骶骨水平角变大。例如，当骶骨水平角增大至 55°，则向前剪力将增加至体重的 82%。站立或坐位时，腰椎前凸可随骨盆前倾角的变化而改变。站立时健康成年人的腰椎前凸呈 40° ~ 45°，女性的腰椎前凸大于男性，50 岁后这种差异将更加明显（Amonoo-

Kuofi HS,1992)。与站立相比,坐位时腰椎前凸会减少约20°~35°。

L5~S1 连接存在若干的韧带稳定结构,尤其是前纵韧带和髂腰韧带。前纵韧带穿过 L5~S1连接部的前方。髂腰韧带则由 L5 棘突下表面和腰方肌的邻近纤维共同发出,在下腰椎、髂骨及骶骨之间形成牢固的连接。除了这些结缔组织外,L5~S1 宽而粗壮的关节面可提供牢固的骨性稳定结构。近冠状位的关节面可抵抗该区域部分向前的剪切力,但这种阻挡作用可在关节突关节间产生压力。

表3-1-8　腰椎三个平面的运动范围

屈和伸(矢状面)	轴向旋转(水平面)	侧屈(额状面)
屈:40°~50°	5°~7°	20°
伸:15°~20°		
合计:55°~70°		

1. 腰椎矢状面运动学　正常腰椎可前屈40°~50°,后伸15°~20°。矢状面活动的优势主要是由腰椎关节突关节面的矢状面偏斜决定的。作为一个基本的原则,腰椎间的屈伸活动范围由头侧向尾侧递增。有关运动学的讨论包括腰椎运动学和腰椎区、整个躯干及下肢间运动的关联。

(1)腰椎前屈　图3-1-16 展示了躯干和髋关节屈曲时腰椎的屈曲运动学。屈髋可增加伸肌的被动张力,进而强化脊柱下端骶髂关节的固定作用,此时上、中腰段继续前屈将逆转腰椎的生理前凸。例如当L2~3屈曲时,L2 的下关节面可相对于 L3 上关节面向上、向前滑动(图3-1-16B),肌肉所产生的压力和重力将从关节突关节转移至椎间盘和椎体。极度前屈会使关节突关节面接触面积明显下降,尽管压力会向椎间盘和椎体转移,但关节突关节面的相对应力却增高。这种相对应力的增加会损伤关节突关节。当然,关节突关节囊将限制上位椎体向前的过度滑动。但是,当关节囊发生病变或过度拉伸时(如长期慢性的、懒散的坐姿),就不能产生足够的张力以保护椎间盘避免损伤。

腰椎屈曲对于椎间孔直径及椎间盘的影响:与中立位相比,腰椎完全屈曲时,椎间孔直径增加19%,椎管容积增加11%。从理疗学角度讲,屈曲腰椎常可用于暂时性减少椎管狭窄对脊神经根产生的压迫,但也存在不利之处。例如,屈曲腰椎将对椎间盘前部产生压力,造成椎间盘向后移位的趋势。对健康者而言,这种趋势较弱,但对后部纤维环薄弱者,会发生后凸,增加对脊髓或神经根的压迫。因此对下腰痛的患者进行运动疗法时,要充分考虑上述情况。

(2)腰椎的伸展　与前屈相反,后伸会增加腰椎的生理前凸(图3-1-17B)。当腰椎后伸并完全伸髋时,屈髋肌被动拉伸所产生的张力将通过保持骨盆前倾而维持腰椎前凸。例如,L2 和 L3 间的后伸是通过 L2 的下关节面相对于 L3 的上关节面向下后滑动而实现的,会增加负重量和关节突关节面的接触范围。

中立位站立时,椎间盘是腰椎区主要的负重结构。健康椎间盘可减少关节突关节的负荷并保护其避免过度磨损。而对于病变的椎间盘或严重脱水的椎间盘而言,较大比例的负荷将被转移至关节突关节。因此,患腰椎间盘疾病,同时存在关节突关节骨性关节炎者并不少见。

腰椎后伸对椎间孔直径及椎间盘移动的影响:与中立位相比,腰椎完全后伸时,椎间孔直径减少11%,椎管容积减少15%。出于此原因,临床医师常建议椎管狭窄症患者避免过度后伸。然而,充分的后伸将导致髓核前移。有研究表明,充分持久地后伸能降低间盘的压力,部分下腰痛患者出现症状的"向心化"现象,即放射性疼痛从下肢远端局限至下腰部。这种现象被 Robin Mckenzie 发现,并发展为著名的"麦肯基运动疗法",治疗方法强调持久的主动和被动伸展练习。然而,这种方法并不能让所有下腰痛的患者受益。

(3)腰骨盆节律 髋关节和腰椎是人类屈伸运动的主要枢纽。腰椎和髋关节在矢状面上的运动学关系被称为腰骨盆节律。对于躯干屈伸运动时正常腰骨盆节律的学习将有助于理解病理情况对脊柱和骨盆的影响。

腰骨盆节律从站立位到躯干屈曲的运动学分析:当膝关节伸直、躯干弯曲两手触地时,正常的模式是腰椎屈曲40°、髋部屈曲70°(图3-1-18A),且屈曲顺序是先屈腰后屈髋。无论是腰还是髋部存在病损,整个屈曲模式都会受到影响;此时若要继续保持足够的屈曲弧,髋部或腰椎将相互代偿病损造成的活动受限,但会增加代偿区的应力(图3-1-18B、C)。如图3-1-18B所示,当腘绳肌病损导致屈髋受限时,腰和下胸椎就会代偿性屈曲增大;过度代偿,会造成后部结缔组织,包括棘间韧带、关节突关节囊、胸腰筋膜等的张力过大,同时增加椎间盘和关节突关节的应力。与此相对应(图3-1-18C),腰椎活动受限则需髋关节更大的屈曲代偿。这种代偿会增加髋部伸肌张力,从而增加髋关节面之间的压力。对于髋部结构正常者,可以耐受压力的轻度增加,不会导致软骨退变或不舒适;而对于存在髋部病损者,关节压力的增加则可能导致退变加速。

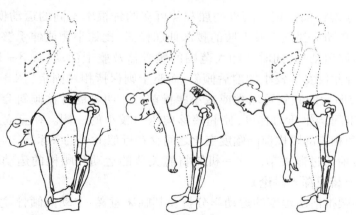

A 正常　　　B 屈髋受限伴腰椎过度屈曲　　　C 腰椎屈曲受限伴过度屈髋

图3-1-18　躯干直立位到屈曲的腰椎骨盆节律

腰椎骨盆节律从站立屈曲位到躯干伸直的运动学分析:当膝关节伸直、躯干由屈曲逐渐伸直时,正常的顺序是从伸髋开始,紧接着伸腰(图3-1-19);从伸髋到开始伸腰,之间会有一个短暂的延迟,此时体重造成的伸直力矩最大,要求更强的伸髋肌力(腘绳肌和臀大肌)。在这种伸直模式中,只有在躯干明显伸直、甚至力矩减小时,才需要腰部伸肌群力量的增加(图 3 - 1 - 19B)。这有利于保护腰背部肌肉和关节在正常躯干伸直时免受过大的应力。下腰痛或腰椎病患者可能会有意延迟腰部伸肌的主动收缩,直到躯干接近伸直位。躯干完全直立后,重力线移至髋关节后方,髋和腰背部的伸肌不再主动收缩(图 3 - 1 - 19C)。

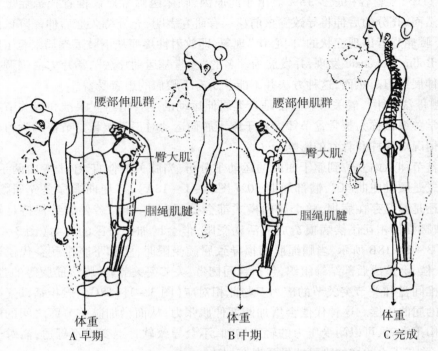

图 3 - 1 - 19　正常躯干屈曲位到伸直的腰椎骨盆节律

(4)骨盆倾斜对于腰椎的作用　腰椎的屈和伸可在两种根本不同的运动模式中发生。一种是需要最大范围移动上部躯干及上肢的腰部伸屈模式,比如举物或伸手够物。此时除腰椎发生最大范围屈伸运动外,同时伴随大范围的髋骨盆及躯干活动(图 3 - 1 - 18、19)。另一种运动模式中,骨盆仅发生较小的前后倾斜,而躯干则保持相对固定(图 3 - 1 - 20A ~ D)。此时骨盆向前或向后的倾斜可增大或减小腰椎前凸。明显的骨盆倾斜会改变椎管和椎间孔的直径,并在椎间产生压力梯度,使髓核移向压力较小的一侧。在直立位进行测量时,骨盆倾斜度改变和相应的腰椎前凸幅度变化之间存在近似 1:1 的关系。

骨盆倾斜的旋转轴通过髋关节。这一机制将髋关节的运动和腰椎的运动联系在一起(在髋关节运动学部分将更深入讨论)。

骨盆前倾和增加腰椎前凸幅度的运动学分析及其临床意义:主动前倾骨盆由屈髋和伸背肌主动收缩所致(图 3 - 1 - 20A)。理论上讲,强化和增加这些肌肉的控制力有利于维持腰椎前凸,但能否在潜意识中适应并长时间保持这种新学习的姿势,尚无定论。对于腰椎间盘突出症患者来说保持腰椎自然的前凸仍然是 McKenzie 所提倡的一项基本原则。增加腰椎的后伸可减少椎间盘内的压力,在某些患者中还可减少移位髓核组织对神经组织的压迫。患者表现为下腰痛的"向心化",表现为由于椎间盘压迫神经根所导致的下肢痛向下腰段转移。因此,"向心化"表示椎间盘对神经根的压迫减小。然而腰椎前凸的过度增大也是不利的。其病理学机制包括屈髋肌挛缩,关节突关节压力的增加和由于腰骶连接处剪力的增加而进一步导致腰椎滑脱的发生。

后倾骨盆和减少腰椎前凸幅度的运动学分析及其临床意义:主动后倾骨盆由伸髋肌和腹肌主动收缩完成(图3-1-20B)。强化和增加患者对这些肌肉的控制可减少腰椎前凸,这是"Williams屈曲练习"的标志性概念,即在强调牵伸屈髋和伸背肌的同时增强伸髋肌和腹肌力量的一种疗法。理论上,该方法最适用于因腰椎过度前弯和骶骨水平角明显增大所致的腰痛患者。Williams练习法也有益于椎间盘退变性疾病、椎孔狭窄、骨坠等导致的神经根激惹及下腰椎的向前滑脱。

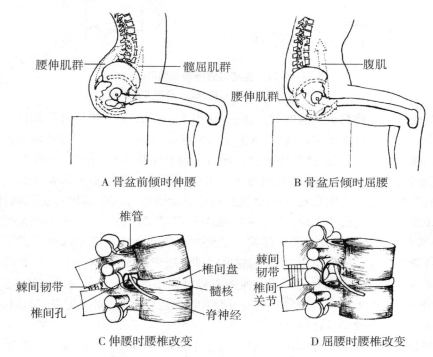

图3-1-20　**骨盆倾斜对于腰椎的作用**
A:骨盆前倾腰椎伸展;B:骨盆后倾腰椎屈曲;C:腰椎伸展髓核前移;D:腰椎屈曲髓核后移。

(5)坐姿及其对腰椎和头颈部的影响　对于很多人而言,无论是工作、学习、生活或乘坐交通工具时均将长时间均处于坐位。坐姿时骨盆的位置将对整个脊柱的力线产生影响。因此,对坐姿的相关研究将有助于脊柱疾病的预防和治疗。下面我们将重点关注骨盆矢状面位置对腰椎和头颈区的影响。

仔细观察错误坐姿和理想坐姿之间的区别(图3-1-21A、B)。在图3-1-21A所示的错误或懒散的姿势中,骨盆向后倾斜并伴腰椎的轻度屈曲。长此以往,可导致软组织适应性改变并将这种姿势固化。习惯性的懒散坐姿可过度拉伸并削弱纤维环后部,从而减弱其防止髓核脱出的能力。

松散的坐姿可增加上部体重和腰椎的力线间的外部力臂。由此所产生的结果包括较大的屈曲力臂将增加腰椎间盘前缘的压力。体内压力测试表明:松散坐姿可对腰椎间盘产生比正确坐姿更大的压力。

骨盆和腰椎的坐姿强烈影响着整个躯干骨的姿势。仔细比较图3-1-21所描绘的坐

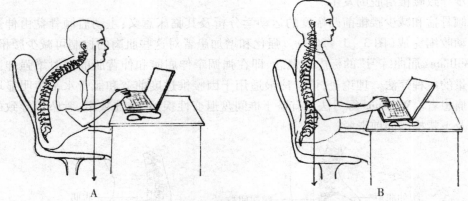

图 3 - 1 - 21   坐姿对腰椎和头颈区的影响
A:不良坐姿的重力线;B:理想坐姿的重力线。

姿。下腰部较平的姿势与更加前伸的头部有关(图 3 - 1 - 21A)。腰椎可使胸椎上部和下颈椎呈过屈位。为了保持水平的视线,例如为了看电脑显示屏,头颈区需通过轻度伸展以代偿这种姿势。随着时间的发展,这种姿势就可导致后部枕下肌群的短缩。如图 3 - 1 - 21B 所示,具有生理腰椎前凸和骨盆前倾的理想坐姿可伸展腰椎。脊柱基底部姿势的改变可对整个躯干骨的姿势产生最优化影响。更加直立和伸展的胸椎有利于颈椎基底部的伸展,头颈区则轻度屈曲而更加接近中立位。图 3 - 1 - 22B 所描述的理想坐姿对于某些人是难以保持的,特别是需要每次持续很长时间保持同一姿势时。疲劳常发生于腰部伸肌群。长时间懒散的坐姿可导致职业性的损伤,除了长期屈曲腰椎区所带来的负面影响之外,松散的坐姿还可增加颈椎基底部肌肉的应力。头部前伸的姿势可增加颈椎的外部屈曲力臂,这就需要伸肌和局部结缔组织产生更大的力量。坐姿可有意识地进行改进,如强化相应的肌肉,佩戴眼镜并使用符合人体功效学设计的座位等。

2. 腰椎区的水平面运动学:轴向旋转   在整个腰椎区的每个节段仅可产生 5°的水平面旋转。例如 L1 和 L2 向右侧轴向旋转是通过 L1 的左侧下关节面靠近 L2 左侧的上关节面实现的。与此同时,L1 的右侧下关节面则与 L2 的右侧上关节面分离。

腰椎轴向旋转时每个椎体间的活动程度是非常有限的。L3 ~ 4 椎间连接单侧的轴向旋转范围仅为 1.1°。近矢状面方向的关节突关节可阻止轴向旋转。轴向旋转也同时受到关节突关节囊张力和纤维环拉伸张力的限制。每个椎间连接处仅为 1° ~ 3°的轴向旋转就可损坏关节面和纤维环。

轴向旋转的生理抵抗力为所有下段脊柱提供了垂直稳定性。发育良好的腰多裂肌和相对固定的骶髂关节可加强这种稳定性。

3. 腰椎区的额状面运动学:侧屈   在腰椎区每侧约有 15° ~ 20°的侧屈。除了存在关节突关节结构和关节面方向的差别外,腰椎的侧屈运动学与胸椎相同。侧屈对侧的软组织可限制侧屈运动。髓核可向屈曲的凸侧移动。

和颈椎区、胸椎区一样,腰椎的侧屈也可合并有轻度的轴向旋转,反之亦然。例如,主动向右侧屈可同时合并有轻度轴向旋转。关于腰椎联合运动模式的具体机制尚不清楚。

四、脊柱运动学小结

（一）脊柱屈伸的生物力学作用总结如表 3 - 1 - 9。

表 3 - 1 - 9　脊柱屈伸的生物力学作用总结

运动	生物力学作用
屈曲	1. 倾向于使椎间盘向后移动,靠近神经组织。 2. 增加椎间孔开口处的直径。 3. 将负荷由小关节转移到椎间盘。 4. 增加后部结缔组织的张力(韧带、小关节囊、棘间和棘上韧带)和纤维环后缘的厚度。 5. 压缩纤维环的前缘。
伸展	1. 倾向于使椎间盘向前移动,远离神经组织。 2. 减小椎间孔开口处的直径。 3. 将负荷由椎间盘转移到小关节。 4. 减小后部结缔组织的张力(韧带、小关节囊、棘间和棘上韧带)和纤维环后缘的厚度。 5. 拉伸纤维环的前缘。

（二）脊柱运动学主要理论总结

1. 颈椎在三个平面上具有较大的运动范围。其中最显著的是寰枢关节复合体具有大范围的旋转。这种大范围的活动是头颈部特殊功能所必需的。

2. 胸椎具有相对恒定的侧屈范围。这种运动学特征反映了在额状面上稳定肋骨的功能的关节突关节方向。

3. 胸椎稳定并保护胸腔及内部脏器,胸腔的主要功能就在于提供肺通气的动力。

4. 胸腰椎的屈伸活动度由头侧向尾侧逐渐增加,并伴随轴向旋转。这一特征就反应了关节突关节的方向由颈胸连接处的水平/额状面方向向腰椎区近矢状面方向的转变。腰椎区这种近矢状面和垂直方向的关节面就允许屈伸运动而限制轴向旋转。

5. 腰椎与髋部的屈伸运动一起形成了整个上部躯干矢状面运动的中心点。

（敖丽娟）

第二节　肌肉和关节

中轴骨的肌肉有着控制姿势,稳定躯干和骨盆并在活动时产生力矩的作用。中轴骨肌肉的解剖结构在长度、形状、纤维方向、杠杆作用上存在相当大的不同。这样大的差异性反映了从搬运物品到生动谈话时头部所产生的精细活动对肌肉组织的不同要求。除此之外,由于它们跨过身体的多个区域并与支配四肢的神经血管相邻,也可影响到四肢活动的质量。另外头颈区存在许多帮助协调视力、听力和平衡能力的神经反射,因此这个区域的肌肉功能障碍常常伴随有严重的头痛,眩晕,情绪紧张以及对声、光反应的过敏。

本节最主要的目标是阐明中轴骨肌肉的结构和功能。对评估和治疗各种各样的肌肉骨骼问题十分重要。

一、躯干肌肉和关节的神经分布

每一脊神经由前(腹)侧和后(背)侧神经根组成,前根司运动,后根司感觉,后根在椎间孔附近有椭圆形膨大,称脊神经节。前根和后根在椎间孔处合成一条脊神经干,感觉和运动纤维在干中混合而变得较粗。一旦脊神经从椎间孔发出,就会立即分成前后两支。前支形成的神经分布于躯干前外侧、颈部及四肢的肌肉、关节和皮肤。相反,后支形成的神经分布在躯干后侧和颈部的肌肉、关节和皮肤。

(一)前支神经分布

每一个脊神经前支形成神经丛,或者继续发出支配相应节段性组织的神经分支。

1. 神经丛　形成周围神经的前支相互交织形成神经丛。除小的尾丛以外,由前支形成的四个主要神经丛为颈丛(C1～C4),臂丛(C5～T1),腰丛(T12～L4)和骶丛(L4～S4)。发自于臂丛、腰丛和骶丛的大部分神经分布在其所属的上下肢只有小部分分布于躯干上,如表3-2-1。

2. 节段性神经支配　单个脊神经的前支和伴随的分支形成肋间神经或脊膜回返神经。这些神经支配的组织遍及多重节段或相应的中轴骨水平。这种神经分布的形式被称为节段性神经支配(表3-2-2)。

表3-2-1　前支神经丛

颈丛(C1～C4)	臂丛(C5～T1)
肌肉:头长肌、颈长肌、隔肌	肌肉:菱形肌
皮肤:胸肩上方(锁骨上神经)	皮肤:无
关节:胸锁关节	关节:无
腰丛(L1～L4)	**骶丛(L4～S4)**
肌肉:腰大肌	肌肉:臀大肌(因腰椎前凸角度的地变化而激活)
	梨状肌(作为骶髂关节的稳定器)
皮肤:无	皮肤:无
关节:骶髂关节(L3～L4)	关节:骶髂关节(L4～S2)

表3-2-2　节段性神经支配

肋间神经(T1～T12)	脊膜回返神经(recurrent meningeal nerves) 或窦椎神经(sinuvertebral nerves)(C1～S4)
肌肉:肋间肌(T2～T12)	肌肉:无
腹肌(T7～L1)	皮肤:无
皮肤:躯干前侧方(T1～T12)(皮神经前支)	关节:椎体联合(interbody joint)

(二)后支神经分布

每一个脊神经发出一个后支,支配一个相应节段。除C1和C2后支单独讨论外,所有的后支均比他们的前支细小,其作用:(1)为后背深层肌肉提供节段性神经支配;(2)为后背皮区提供感觉;(3)为椎体及骨突关节后部关节囊韧带提供感觉。见表 3-2-3。

C1(枕骨下神经)的后支主要是运动神经,支配枕骨下肌群。C2 后支是颈部最大的后支,支配其相应位置的肌肉并且与 C3 形成枕大神经。这支大的神经支配后面的头皮到头顶的感觉。

表 3-2-3 脊神经的背侧支所支配的组织

C1 ~ S5 脊神经		
肌肉	皮肤	关节
1. 背部深层的肌肉	躯干后面大部分的皮肤感觉	1. 骨突关节囊
2. 背部颅颈区肌肉		2. 椎骨后面的韧带,骶髂关节背侧韧带

二、躯干和头颈肌的分类及运动学研究要点

(一)分类

中轴骨的肌肉可以分为躯干和头颈部两部分,每部分肌肉根据其大体位置又被进一步分为不同的组,见表 3-2-4。

表 3-2-4 躯干和头颈部肌肉的分类

解剖位置	分组	肌肉
躯干肌	第一组:躯干背部肌群(背肌)	浅层:斜方肌、背阔肌、菱形肌、肩胛提肌、前锯肌
		中层:上后锯肌、下后锯肌
		深层:分三组 1. 竖脊肌组:棘肌、最长肌、髂肋肌 2. 横突棘肌组:半棘肌、多裂肌、回旋肌 3. 短节段组:棘突间肌、横突间肌
	第二组:躯干前外侧肌群(腹肌)	腹直肌、腹内斜肌、腹外斜肌、腹横肌
	第三组:附加肌群	髂腰肌、腰方肌
头颈肌	第一组:头颈前外侧肌群	胸锁乳突肌、前斜角肌、中斜角肌、后斜角肌、颈长肌、头长肌、头前直肌、头外直肌
	第二组:头颈后部肌群	浅群:颈夹肌、头夹肌
		深群:头后大直肌、头后小直肌、头上斜肌、头下斜肌

(二)内力矩的产生

中轴骨骼肌肉运动所产生的力通常表现为在矢状、冠状和水平面产生的内力矩。每一平面的潜在最大内力矩取决于:①与平面平行的肌力;②有效肌肉内力臂长度(图 3-2-1)。

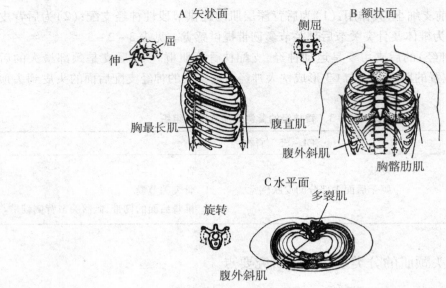

图 3-2-1 不同平面躯干肌产生的内力矩

一块肌肉力线的三维空间方向决定其产生一个特定动作的有效性。例如,腹外斜肌产生一种横跨胸外侧的力,其力线偏离垂线 30°(图 3-2-2)。肌肉合力矢量按三角形法则分为垂直和水平两部分。垂直力约等于肌肉最大力量的 86%,能够产生侧屈或前曲力矩;水平力约等于肌肉最大力量的 50% 能够产生轴向旋转力矩。控制中轴骨运动的肌肉的特点是:其力线从近乎垂直到水平,方向可有较大范围的变化。

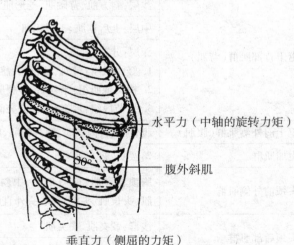

图 3-2-2 腹外斜肌在矢状面上产生的内力矩

多数情况下,躯干肌肉垂直排列多于水平排列,因此冠状面和矢状面活动比水平面活动所产生的最大力矩更大。

(三)中轴骨肌肉运动研究的要点

要理解中轴骨的运动,必须明确肌肉运动是单侧还是双侧。双侧肌肉同时活动时中轴骨通常表现为单纯的屈或伸的运动,此时任何潜在的侧屈或轴向旋转都将被对侧肌肉的反向作用力所中和。相反,肌肉的在做侧屈和向同侧或对侧的轴向旋转中也常伴有中轴骨的屈曲或者伸展。

中轴骨的肌肉运动部分取决于其邻近结构的固定程度。例如:当骨盆固定时,竖脊肌能伸展胸廓;反之,胸廓固定时,竖脊肌能旋转骨盆。如果胸廓和骨盆都能自由的运动,竖脊肌则能够伸展胸廓并且使骨盆前倾。

随着身体姿势的不同,重力有可能促进或抑制中轴骨的运动。例如:在站立位颈部伸肌作离心收缩控制着头从解剖位缓慢的屈曲,此时,重力是使头屈曲的基本的力量,伸肌控制着屈曲运动的速度和屈曲的程度。但是,头颈部如果需要快速的屈曲,则需要来自颈部屈肌爆发性的向心收缩,因为该运动所需的速度比仅靠重力产生的速度要大。

三、躯干肌的解剖及运动学

(一)躯干的背部肌群

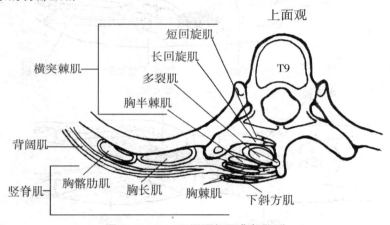

图 3 - 2 - 3　T9 平面躯干背部肌群

1. 浅表层和中间层的肌肉　背部浅表层肌肉包括斜方肌、背阔肌、菱形肌、肩胛提肌、前锯肌。一般来说双侧肌肉的活动是伸展邻近中轴骨,单侧肌肉的活动则是侧屈并常伴有轴向旋转。背部中间层肌肉包括上后锯肌和下后锯肌,是很薄的肌肉,位于菱形肌和背阔肌的深部,对躯干的运动和稳定不起作用。它们的功能很可能与通气力学有关。

浅表层和中间层经常被视为“非固有肌”,因为从组织胚胎学的观点来看,它们起源于前“肢芽”,然后随着发育移行到背部的最终位置上。有趣的是肩胛提肌、菱形肌、前锯肌,虽然都位于背部,但事实上它们是作用于上肢的肌群。因此,所有的背部非固有肌由脊神经的前支支配(例如臂丛或肋间神经)。

2. 深层的肌肉　背部深层肌肉由竖脊肌群、横突棘肌群、短节段群组成。一般来说,从浅表层到深层,肌肉的纤维长度逐渐变短并成角。位于更浅表的竖脊肌群的肌肉覆盖了脊柱的整个长度。而在深层的短节段组的每一块肌肉仅跨过椎骨间联合关节。背部深层的肌肉受脊神经后支的支配。竖脊肌群的部分长肌被脊髓的多个水平的神经所支配。而短节段肌群,如多裂肌,则是由单一的脊神经后支支配。

从组织胚胎学的角度来看,不同于四肢和前外侧躯干肌,背部深层的肌肉保持着背侧脊神经的起源。因此,这些肌肉经常被称为"背部的固有肌",大部分由相邻脊神经的后支支配。

（1）竖脊肌群 竖脊肌群沿着骨骼的旋转轴,穿行一定的距离。这种解剖学特征更适于控制整个中轴骨的总体运动（图3－2－4）,即双侧竖脊肌的收缩能够伸展躯干、颈部或及头部。靠骶骨和骨盆的连接,竖脊肌能够使骨盆前倾,从而增强了腰部脊柱的前凸;而伸髋时,髂肌张力增加从而增加了骨盆的前倾。位于外侧的髂肋肌可产生同侧肌肉的收缩,是竖脊肌群中最有效的侧屈肌。头或颈部的最长肌和髂肋肌有助于同侧的旋转,而腰部的髂肋肌对朝同侧旋转也有轻微的帮助。

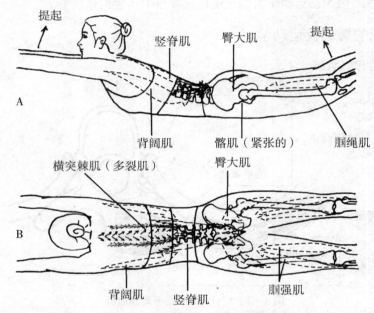

图3－2－4 正常人"燕飞"时肌肉活动的模式

正常人俯卧位上下肢离开支撑面头颈伸展时肌肉活动的模式。A为侧面观,B为上面观,注意髂肌对骨盆前倾的作用。

（2）横突棘肌群 紧靠竖脊肌的深层是横突棘肌群,包括半棘肌、多裂肌和回旋肌（见图3－2－5、6）。半棘肌位于浅表面,多裂肌位于中间,回旋肌位于深层。横突棘肌群中很多肌肉在形态学上是相似的,区别主要在于每一块肌肉的长度及其跨越椎间关节数量上的不同。半棘肌跨越椎间关节的平均数目为6～8个。在头颈部,半棘肌是通过颈部后方最大的肌肉,其近乎垂直的肌纤维方向为头颈部提供了重要的伸力矩。多裂肌位于半棘肌的深面,跨越椎间关节的平均数目为2～4个,是腰骶部最厚、最发达的肌纤维。在整个腰区,多裂肌止于相应的棘突,纤维方向几乎与棘突的长轴垂直,在提供了极好的伸力矩的同时,也是脊柱稳定的基础。由于主动收缩或保护性的痉挛所导致的腰部多裂肌过度用力在临床上可表现为腰椎过度前凸。回旋肌跨越椎间关节的平均数目为1～2个。回旋短肌跨越1个椎骨间关节,回旋长肌跨越2个椎骨间关节。

横突棘肌平均通过的椎间关节的数量比竖脊肌的少,这种解剖特点使横突棘肌更适于控制中轴骨的运动和并实现稳定。双侧横突棘肌收缩能够伸展中轴骨骼,这种伸力矩使腰部和颈部的脊柱前凸增加从而使胸部脊柱的后凸减少。单侧横突棘肌的收缩使脊柱侧屈或旋转,但解剖特点决定了这种力矩相对较弱,因此横突棘肌是侧屈和旋转的次要肌。头部和颈部的半棘肌是头颈区较发达的伸肌,而尾部和腰部的多裂肌是腰区较发达的伸肌。

　　(3)短节段肌群　短节段肌群包括棘突间肌和横突间肌,由大量成对的短纤维组成(图3-2-6)。每一块棘突间肌和横突间肌仅通过一个椎间关节。短节段肌群分布于除了胸部的整个脊柱,这种肌肉高度的自然节段性有利于对中轴骨的控制。短节段肌在颈部很发达,提供了丰富的节段性感觉反馈,这些反馈能够帮助视觉和听觉系统协调头颈的位置,对良好的头和颈的控制起决定性作用。

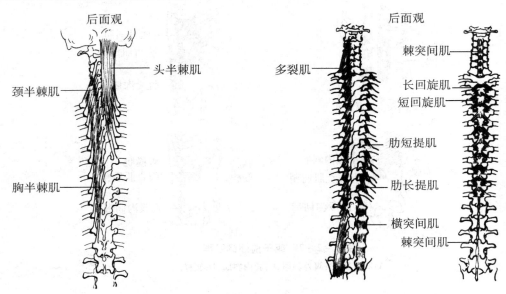

图3-2-5　横突棘肌群中的半棘肌后面观

图3-2-6　横突棘肌群中的多裂肌、回旋肌及短节段肌群中的棘突间肌和横突间肌后面观

　　每一对棘突间肌位于相应棘间韧带的两侧。棘突间肌相对的良好的杠杆作用和合适的纤维方向,为伸展提供了最佳的力矩。但是,由于这些肌肉尺寸很小,因此力矩的强度是相对较小的。

　　横突间肌位于相邻的横突之间。在颈部,每一块横突间肌在脊神经前支通过的地方,被分为小的横突前肌和横突后肌。单侧横突间肌的收缩使脊柱侧屈,虽然侧屈力矩的强度与其他的肌群相比,相对较小,但是,力矩很可能在椎间的稳定性方面提供重要的作用。

　　(二)躯干前外侧肌群(腹肌)

　　躯干前外侧肌群包括腹直肌、腹内斜肌、腹外斜肌和腹横肌(图3-2-7、8)。作为一群,它们经常被称为腹肌。腹直肌是一块长的呈带状的肌肉,位于身体中轴的两侧。宽而平坦的腹外斜肌、腹内斜肌和腹横肌从浅表到深层,覆盖了腹部外侧。腹肌各自的附着点及功能见表3-2-5。

表 3 - 2 - 5 外侧腹肌的附着点及功能

肌肉	外侧附着点	中间附着点	躯干活动
腹外斜肌	第 4 ~ 12 肋骨的外侧	髂嵴、白线、对侧的腹直肌鞘	双侧:躯干屈曲和骨盆后倾
			单侧:躯干侧屈和对侧旋转
腹内斜肌	髂嵴、腹股沟韧带、胸腰筋膜	第 9 ~ 12 肋骨、白线和对侧的腹直肌鞘	双侧:如上,增加胸腰筋膜张力
			单侧:躯干侧屈和同侧的旋转
腹横肌	髂嵴、胸腰筋膜、第 6 ~ 12 肋软骨的内表面、腹股沟韧带	白线、对侧腹直肌鞘	双侧:增加腹压、增加胸腰筋膜张力

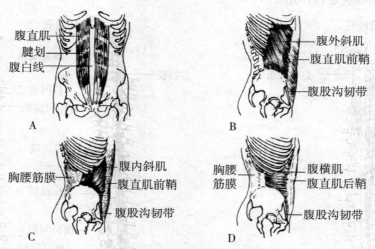

图 3 - 2 - 7 躯干前外侧肌群
A:腹直肌,B:腹外斜肌,C:腹内斜肌,D:腹横肌

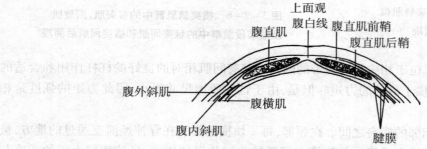

图 3 - 2 - 8 第 3 腰椎水平腹壁横断面观

人体做对角坐起的这个动作时,需要强大的腹斜肌(图 3 - 2 - 9)。而正常的坐起动作是侧屈和旋转被对侧肌肉中和的结果。

在躯干,脊柱所有的运动轴都位于后方,非常有利于腹肌,尤其是腹直肌产生使躯干屈曲的扭转力矩(图 3 - 2 - 10);除了腰大肌以外所有的肌肉在矢状面和额状面都有一个力臂来产生力矩。在健康的成人,虽然躯干的屈肌在矢状面上有较大的力矩杠杆,但躯干的伸肌很强大。屈 - 伸力矩的比例一般在 0.51 和 0.77 之间,这种相对强大的伸肌力量,对维持身体的直立姿势以及平衡胸部前方负重时有重要意义。

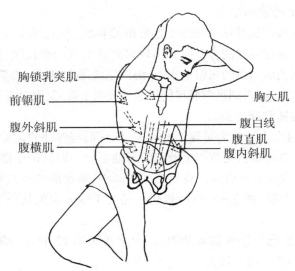

图 3 - 2 - 9　健康人对角线坐起时腹部肌肉的活动模式

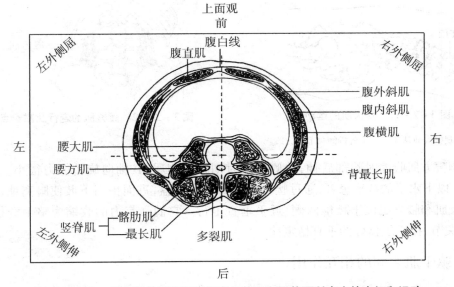

图 3 - 2 - 10　第 3 腰椎平面躯干肌在矢状面和冠状面所产生的力矩和运动

　　躯干的侧屈常常是躯干屈曲和伸展共同作用的结果。在右侧屈运动中,来自腹内斜肌、腹外斜肌、右侧竖脊肌、右侧横突棘肌的共同收缩运动增加了整个额状面力矩和在矢状面上躯干的稳定。由于腹内斜肌和腹外斜肌有较长的扭转力臂,它们在侧屈运动中相对有利的杠杆作用特别有效。

　　由于相对大的重叠区域和有利的杠杆作用,腹内斜肌和腹外斜肌也是躯干部最有效的旋转肌,旋转力臂等于腹外斜肌的长度(图 3 - 2 - 1C)。在轴向旋转期间,腹外斜肌的功能是协同腹内斜肌通过白线的连接产生一个对角的力线。当它们同时收缩时,腹外斜肌使躯干向对侧旋转,腹内斜肌使躯干向同侧旋转,产生了一侧的肩膀到对侧髂嵴之间的运动。因为旋转轴在水平面上,肌肉不用克服由于重力产生的外力矩,对抗力量是由上部身体的惯性和受牵拉的拮抗肌产生的被动张力。

虽然腹内斜肌和腹外斜肌被认为是躯干主要的旋转肌,但是,在旋转时,它们很少单独活动。躯干次要的旋转肌包括同侧的背阔肌和由较多斜肌组成的最长肌、髂肋肌和对侧的横突棘肌。这些次要肌能抵消腹斜肌的屈躯干作用,协助完成最大旋转。在躯干旋转时,多裂肌同样维持了腰部的伸直稳定性,否则腹斜肌将使得腰椎倾向于微屈,而引起下背部屈曲畸形。

(三)辅助肌(髂腰肌和腰方肌)

髂腰肌和腰方肌通常不被认为是躯干的肌肉,但它们与腰部的运动息息相关。

髂腰肌通过腰椎、腰骶和髋关节产生潜在的运动影响。因其位于髋部前方,主要使髋关节屈曲,使股骨朝向髋或髋朝向股骨。在后者的运动中,髂腰肌使骨盆前倾,加大腰椎前凸。通过与腰椎的附着,腰大肌(图 3 - 2 - 11)提供了相对于腿来说矢状面上躯干的很好的控制力,尤其是坐立时。

腰方肌位于腹后壁,起自髂腰韧带和髂嵴,向上止于第 12 肋骨和第 1 ~ 4 腰椎的横突,受 T12 ~ L3 前支支配(图 3 - 2 - 12)。

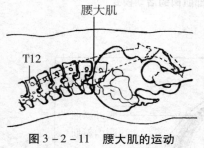

图 3 - 2 - 11　腰大肌的运动

侧面观腰大肌从 T12 ~ S1 各椎间关节的力线。

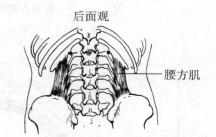

图 3 - 2 - 12　腰方肌的走行及附着点

双侧腰方肌收缩时腰部后伸,单侧收缩时则腰部侧屈,其轴向旋转能力很小。临床上 L1 或 L1 以下水平的截瘫患者,通过腰方肌提升一侧骨盆,进而抬高下肢使脚离地,实现行走。腰大肌和腰方肌位于腰椎两侧,近乎垂直走行。它们强有力的收缩为整个脊柱,包括 L5 ~ S1 关节,提供了良好的垂直稳定性。

四、躯干肌之间的相互作用

前面描述了躯干部肌肉的单独作用,其总结见表 3 - 2 - 6。以下将阐述躯干肌之间的相互作用,强调躯干肌的核心稳定性、正常坐—立运动的肌运动学;同时分析躯干肌与髋部肌肉之间的运动关系。

表 3 - 2 - 6　大部分躯干肌肉的作用

肌肉	屈	伸	侧屈	旋转
斜方肌	—	++	++	++ (CL)
脊肌(一组)	—	++	+	—
胸部最长肌		+++	++	—
颈部最长肌		+++	++	++ (IL)
头部最长肌	—	+++	++	++ (IL)

肌肉	屈	伸	侧屈	旋转
腰部髂肋肌	—	+++	+++	+ (IL)
胸部髂肋肌	—	+++	+++	—
颈部髂肋肌	—	+++	+++	++ (IL)
胸部半棘肌	—	+++	+	+ (CL)
颈部半棘肌	—	+++	+	+ (CL)
头部半棘肌	—	+++	+	—
多裂肌	—	+++	+	++ (CL)
回旋肌	—	++	+	++ (CL)
棘突间肌	—	++	—	—
横突间肌	—	+	++	—
腹直肌	+++	—	++	—
腹外斜肌	+++	—	+++	+++ (CL)
腹内斜肌	+++	—	+++	+++ (IL)
腹横肌	—	—	—	—
腰大肌	—	+	++	—
腰方肌	—	++	++	—

注: + 为肌肉相对移动或稳定的潜力,是在杠杆力臂、横截面积和纤维方向的基础上设定。 + :最小; ++ :中等; +++ :最大;—:提示没有有效的力矩产生;CL:对侧旋;IL:同侧旋转。

(一) 提供躯干的核心稳定性

脊柱稳定的主要机制是肌肉能够调整它们的力量的大小和持续时间而实现动态稳定。韧带和其他的结缔组织为脊柱的稳定提供了次要的力量。

肌性稳定通常被称为躯干的"核心稳定",这种机制保证了即使有不稳定的外力作用,躯干也能维持相对稳定的姿势。比如在加速的公交车或火车中要保持站或坐姿时,这种核心稳定机制就会发挥重要作用。

躯干的稳定也是肌肉发动肢体活动的基础。例如:在肩屈曲时,腹直肌在三角肌前部纤维兴奋之前的 38.9 毫秒就开始兴奋了。躯干肌能够下意识地根据周围环境或肢体的趋向提前稳定躯干,做好相应的准备。

躯干稳定肌分为两部分:固有肌和非固有肌。前者包括节段相对短的肌肉,它们主要附着在脊椎,对脊柱的多个节段有精细的调控作用。相反,非固有肌包括相对长的肌肉,它们部分或全部附着在脊柱外的结构上,例如颅、骨盆、肋骨、下肢远端,有利于躯干的稳定。

1. 躯干固有稳定肌　包括横突棘肌群和短节段肌群。这些肌肉的大部分是以节段的形式形成、跨越几个椎骨间关节。固有稳定肌力线的变化使它们能够控制不同平面内的稳定性。如图 3 - 2 - 13 所示,每一块肌肉力线(α)的空间方向在脊柱产生一个独一无二的稳定作用。垂直走向的棘突间肌和横突间肌在垂直方向产生 100% 的力(F_Y)。相反,在水平方向上,接近水平的短旋转肌产生接近 100% 的力(F_H)。剩下的肌肉产生 0°～90° 的对角力。这种轴向加压很好地控制了椎间关节的剪切力,优化了脊柱的核心稳定性。如果没有这样的控制,由于其曲率大和稳定性差,脊柱很容易受损伤。

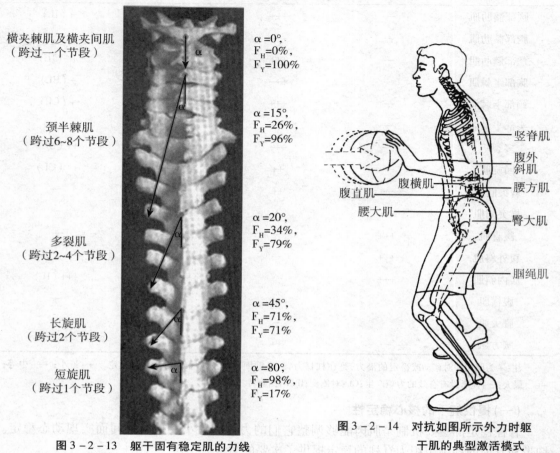

横夹棘肌及横夹间肌
（跨过一个节段）

$\alpha = 0°$,
$F_H = 0\%$,
$F_Y = 100\%$

颈半棘肌
（跨过6~8个节段）

$\alpha = 15°$,
$F_H = 26\%$,
$F_Y = 96\%$

多裂肌
（跨过2~4个节段）

$\alpha = 20°$,
$F_H = 34\%$,
$F_Y = 79\%$

长旋肌
（跨过2个节段）

$\alpha = 45°$,
$F_H = 71\%$,
$F_Y = 71\%$

短旋肌
（跨过1个节段）

$\alpha = 80°$,
$F_H = 98\%$,
$F_Y = 17\%$

图 3 - 2 - 13　躯干固有稳定肌的力线

竖脊肌
腹外斜肌
腹横肌
腰方肌
腹直肌
腰大肌
臀大肌
腘绳肌

图 3 - 2 - 14　对抗如图所示外力时躯干肌的典型激活模式

2. 躯干非固有稳定肌　包括腹肌、竖脊肌、腰方肌、腰大肌、连接骨盆和下肢的髋部肌肉。这些长而厚的肌肉把头颅、脊柱、骨盆、下肢连接成一个坚强的半钢性链而稳定躯干。图 3-2-14 显示在外力的作用下活动非固有稳定肌时其躯干、腰骶及下肢肌肉的激活。在额状面和矢状面,腰大肌、腰方肌和竖脊肌的活动为腰部和腰骶部提供了重要的垂直稳定性。腹肌的联合收缩,尤其是腹横肌通过胸腰筋膜张力的增加起到"束腹"的作用,从而加强了腰背部的稳定性。腹肌的活动可以稳定骨盆,对抗躯干非固有肌,尤其是竖脊肌、腰方肌和髋部肌的牵拉。在骨盆被牢牢固定的情况下,作用于躯干的力经过骶髂关节被有效地转移到髋部肌群,最后到达下肢及地面。基于以上运动学机制,在设计增加下腰部稳定性的运动疗法时,应考虑到使躯干和髋部两组肌群在三个平面都得到强化。

（二）起坐运动的控制

在许多运动中,躯干肌和髋关节肌之间是相互作用的。例如打篮球、花样滑冰时躯干和臀部的联合运动。为了理解这一重要的协同关系,接下来我们要关注的是起坐运动时肌肉的活动。

　　起坐不仅是一种重要的运动功能,也是强化腹肌的常用方法。通过抗阻运动,增加腹部肌肉的力量和调控能力,可改善整个躯干的稳定性。广义地讲,腹肌训练可以分为四种类型(表3-2-7)。第1类是腹肌产生等长的力量维持剑突和骨盆之间的距离,在第2到4类显示了腹肌收缩减少了剑突和骨盆之间的距离。这些方式中,最传统的或许是标准起坐训练,如第3类所示。仰卧起坐的完成可分为2个阶段。当两侧的肩胛骨离开垫子时,躯干屈曲的早期阶段结束(图3-2-15A),随后是髋部屈曲阶段包括骨盆—股骨髋部屈曲70°到90°(图3-2-15B)。在图3-2-15A中,躯干屈曲的力量主要来自腹肌的收缩,尤其是腹直肌,此时腹直肌的上部和下部有相同的强度,通过上部胸椎前方的背阔肌可能有助于这个区域的屈曲,胸大肌的胸骨头也可帮助上肢和头部朝向骨盆的运动。在整个躯干屈曲阶段,胸腰部脊椎屈曲时骨盆是后倾的,腰椎前突变小,此时无论髋部和膝盖的位置如何,肌电图上显示屈髋肌的活性是很低的,此阶段的屈髋能够增加臀大肌的被动张力,有助于骨盆的后倾。在髋部屈曲阶段,骨盆和躯干向股骨屈曲。虽然任何一个屈髋肌都有助于完成这个活动,但是髂肌和股直肌在此阶段起了主要作用。

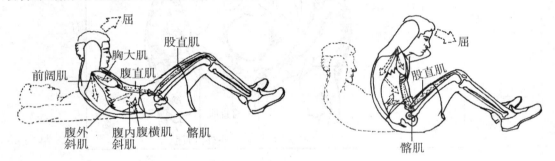

图3-2-15　在仰卧起坐完成的坐—立姿势的2个阶段

表3-2-7　腹肌收缩的四种类型

#1 等长收缩	#2 固定骨盆,屈曲躯干	#3 固定下肢,屈曲躯干和骨盆	#4 固定躯干,屈曲骨盆和/或下肢
1. 坐在大球上保持躯干直立平衡 2. 军人式俯卧撑躯干及下腰部的等长收缩 3. 如下图所示运动中躯干及下腰部的等长收缩	1. 部分坐起(图示) 2. 同上,但躯干向对角线方向屈曲 3. 躯干侧屈	1. 传统方式坐起(图示) 2. 同上,但躯干向对角线方向屈曲	1. 髋关节抗重力或抗阻力屈曲(图示) 2. 同上,但骨盆、下肢向对角线方向屈曲 3. 直腿抬高

腹肌较弱的人在试图完成整个坐起时,会表现出一个特征性的姿势,即试图让屈髋肌在这个过程中起主要作用。结果,胸腰部的屈曲程度很小并过"早"地出现骨盆向股骨的屈曲,屈髋肌过度收缩使腰椎过度前凸,尤其是在动作的开始阶段。

五、头颈部肌肉解剖及运动学

颈部肌肉分为前外侧肌群和后部肌群两个部分(表3-2-4)。图3-2-16描述了头颈区肌群的前屈、后伸和侧屈,这些运动取决于它们在寰枕关节旋转轴上的附着点。

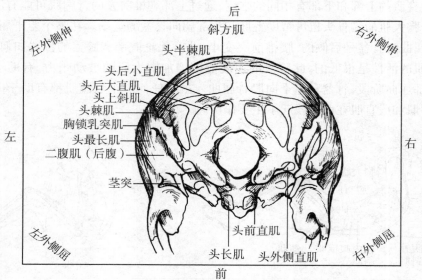

图3-2-16 头颈区肌群及其附着点(下面观)

显示了跨过寰枕关节的肌肉在枕骨和颞骨上的附着点,它们的活动是围绕枕骨髁水平的冠状轴和矢状轴。

颈筋膜包绕颈部并将肌肉和神经血管结构分成三个层次:浅层(封套筋膜)、中层(内脏筋膜)、深层(椎前筋膜)。这些层次不包括浅筋膜中的颈阔肌。颈筋膜的主要功能是保护肌肉并提供结构性支持,保护颈部内脏和重要的神经血管结构和协助传递肌肉之间的作用力。

(一)头颈区前外侧肌群

头颈区前外侧肌群除胸锁乳突肌受副神经支配以外,其余均由颈丛神经无名分支支配。

1. 胸锁乳突肌　胸锁乳突肌在颈前位置表浅可见,单侧收缩使头颈部侧屈并向对侧旋转。双侧收缩时,头颈部不同水平呈现不同的运动方式,这主要是由于在C3水平以下,胸锁乳突肌力线位于冠状轴前方;而在C3水平以上,其力线位于冠状轴后方。故双侧胸锁乳突肌收缩可前屈低位颈椎,后伸高位颈椎(包括寰枢关节及寰枕关节)。

2. 斜角肌　斜角肌前、中、后三部分组成,附着在低位颈椎中部的横突结节和第一、二肋(如图3-2-17)。臂丛走行于前斜角肌和中斜角肌之间。斜角肌的功能决取于其附着点是否固定。若固定颈椎,在呼吸时,斜角肌牵拉肋骨协助吸气。若肋骨侧固定,单侧收缩时斜角肌使颈椎侧屈;双侧收缩则体现在协助通气和颈椎稳定上;前斜角肌具有潜在的向对侧旋转颈椎的功能。前中后三块肌肉扇形分开,像一个稳定天线拉索系统,对中位和低位颈椎提供显著的双侧和垂直方向的稳定性。

3. 颈长肌和头长肌　颈长肌和头长肌位于颈椎的两侧,气管和食管的深面(图3-2-18),是唯一一块完全附着在脊椎前表面的肌肉,其功能如同动态的前纵韧带,对此区域起到一个在垂直方向上的稳定作用。

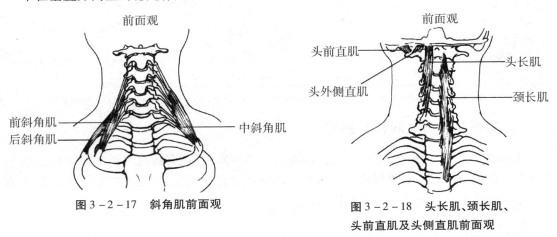

图3-2-17　斜角肌前面观

图3-2-18　头长肌、颈长肌、
头前直肌及头侧直肌前面观

4. 头前直肌和头外直肌　头前直肌和头外直肌是起自细长的寰椎横突的两块短肌,止于枕骨下面。头前直肌的主要功能是前屈,头外直肌的主要功能是侧屈。

(二)头颈部后侧肌肉

1. 颈夹肌和头夹肌　颈夹肌和头夹肌是一对长而薄的肌肉,它们起于项韧带下半部和C7~T6的棘突,位于斜方肌的深面;头夹肌止于头部胸锁乳突肌附着点的后方深面,颈夹肌止于C1~C3的横突后结节,与肩胛提肌共享大多数附着点(图3-2-19)。夹肌单侧收缩的功能是侧屈及向同侧轴向旋转头部和颈椎,双侧收缩导致上头颈区后伸。

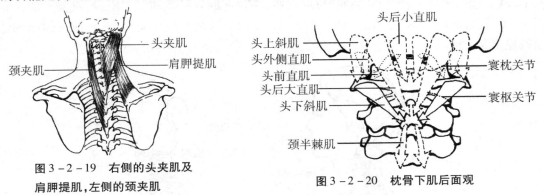

图3-2-19　右侧的头夹肌及
肩胛提肌,左侧的颈夹肌

图3-2-20　枕骨下肌后面观

2. 枕骨下肌　由位于颈部非常深的四对肌肉构成。这些相对短且厚的肌肉,附着于寰椎、枢椎和枕骨之间,位于上斜方肌、夹肌及头部半棘肌的深层而不易触及。与头前直肌和头侧直肌配合,枕骨下肌提供了寰枕关节和寰枢关节精细的运动控制。这使上颅颈区能够调整到对眼睛、耳朵、鼻子来说最合理的位置。如图3-2-20所示,各枕骨下肌包括短直肌对上颅颈区的关节有一个统一的控制支配水平。与寰枕关节和寰枢关节相关的肌肉的作用总结在表3-2-8。

表 3 - 2 - 8　寰枕关节和寰枢关节相关肌肉的作用

肌肉＼关节	寰枕关节			寰枢关节		
头前直肌	++	-	+	-	-	-
头侧直肌	-	-	++	-	-	-
头后大直肌	-	+++	++	-	+++	++ (IL)
头后小直肌	-	++	+	-	-	-
头下斜肌	-	-	-	-	++	+++ (IL)
头上斜肌	-	+++	+++	-	-	-

注:用 + 表示肌肉活动的潜力,用 - 表示无有效地力矩产生。 + :最小; ++ :中等; +++ :最大;IL:同侧旋转

六、头颈部肌肉之间相互影响

头颈部有近 30 块肌肉,不仅包括作用在头颈部的肌肉,还有跨过头颈部被划分在躯干背部肌群的部分。这里着重讨论在稳定头颈部和产生优化视觉、听觉和嗅觉的头颈部运动两项活动中头颈部肌肉之间的相互作用。

(一)稳定头颈部

跨越头颈部的肌肉构成颈部轮廓的大部分,特别是在颈椎的后方和两侧。当剧烈活动时,大量的肌肉可以保护颈部内脏器官、椎间盘、骨突关节和神经组织。除了保护作用,颈部肌肉也维持了头颈部姿势的稳定性。

颈椎的临界载荷在 10.5 至 40 牛顿之间。这个负荷小于头的实际重量。站立时维持头部平衡的最低水平的肌肉激活可在头颈区产生 3 倍于头部重量的压力。而当肌肉最大激活时可产生 23 倍于头部重量(或 1.7 倍身体重量)的压力。

短节段肌,如多裂肌、回旋肌、颈长肌、头长肌和棘突间肌,着重于头颈区的精细控制。长节段肌,包括斜角肌、胸锁乳突肌、肩胛提肌,头颈部的半棘肌和斜方肌,构成强大的缆索系统,维持头颈部在垂直方向的稳定(图 3 - 2 - 21)。这两组肌肉协调配合,使头颈区的活动既稳定又灵活。

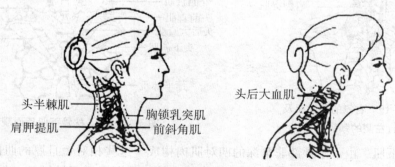

头半棘肌　胸锁乳突肌　肩胛提肌　前斜角肌　头后大血肌

图 3 - 2 - 21　维持头颈区理想姿势的 4 块肌肉的活动及与头部慢性前伸姿势相关的生物力学机制

(二)头颈运动的协调性:眼、耳、鼻的协调一致

头颈部可在三个轴面充分活动,以满足眼、耳、鼻对空间方向的需要。虽然各平面的运动都很重要,但以下内容主要着重于水平面的运动。图 3 - 2 - 22 显示整个身体如何通过协

调的运动增加头颈部轴向旋转的范围,这种全方位的头颈部轴向旋转使眼睛至少能进行180°的扫视。向右旋转的力量由以下肌肉同时激活形成:左胸锁乳突肌;右侧的斜方肌;头颈夹肌;右竖脊肌上部,如头长肌;和左侧横突棘肌,如多裂肌。虽然在图中没有显示,枕骨下肌中的右侧头后大直肌和头下斜肌的激活控制了寰枢关节的旋转。这些肌肉的激活不仅为头颈部的轴向旋转提供力量,而且还能在冠状面和矢状面上稳定头颈部。例如头夹肌、颈夹肌、斜方肌和竖脊肌上部的伸,平衡了胸锁乳突肌屈的力量。左侧胸锁乳突肌和斜方肌侧屈的力量与右侧头夹肌和颈夹肌侧屈曲力量相互抵消。

头颈区全方位轴向旋转需要躯干和下肢各肌肉的相互作用。比如需要右侧和左侧腹斜肌为头颈基底部的旋转提供所需的力矩。在图3-2-22中,整个躯干后部的竖脊肌如横突棘肌的伸抵消了腹斜肌屈曲躯干的力量。当肱骨盂肱关节被其它肌肉固定时,背阔肌可造成的躯干向同侧的旋转。相对于固定的左侧股骨来说,左侧臀大肌的激活使骨盆和腰骶部向右旋转。

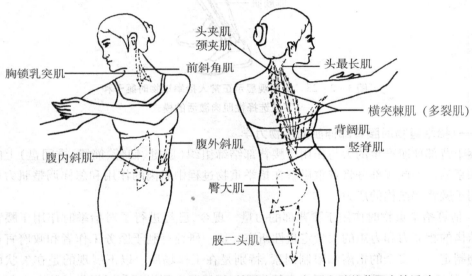

图3-2-22　健康人沿水平轴向右旋转时头颈区、躯干和髋关节肌肉的活动

为了增加与身体前方物体的视觉接触而故意前伸头颈部,比如长时间看电脑屏幕,可最终使头颈部前伸成为“自然”姿势(图3-2-21)。这种姿势能加重伸肌的紧张,如肩胛提肌和头半棘肌;为保持头眼在同一水平,还需枕下肌过度收缩,很容易疲劳。时间过长,整个头颈部肌肉会发生痛性肌肉痉挛,或称为“扳机点”,通常发生在肩胛提肌和锁骨下肌。这些常常与头痛和头皮放射性疼痛有关。治疗慢性头前伸姿势的关键是恢复正确的头颈姿势,比如通过加强正确头颈姿势意识,设计符合人体功效学的工作设施或康复训练等。

七、抬举重物的生物力学

抬举重物时对身体很多肌肉有相当大的要求(图3-2-23),可以对身体产生很大的压应力、张应力和剪应力,尤其是在脊柱的基底部。这些应力可能会超出肌肉、韧带、骨突关节和椎间关节能够承受的范围,导致腰背部损伤、疼痛。

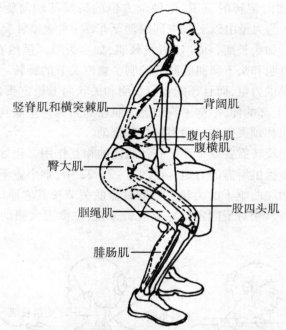

图 3 - 2 - 23   侧面观显示正常人抬举重物时躯干和
下肢选择性肌肉激活的模式

（一）抬举重物时腰背部伸肌的生物力学

躯干背部伸肌产生的力与作用于腰背部结缔组织（肌腱、韧带、筋膜、椎间盘）上的力是相互联系的。因此该部分将着重讲解在抬举重物过程中肌肉的作用和怎样调整肌力从而减少作用于腰背部结构的压力。

1. 估算抬举重物时作用于腰背部的力量　现今，已经进行了对抬举时作用于腰背部大多数结构的相关力和力矩的大量定量性研究。这一研究有利于医务工作者和政府官员为抬举重物制定一个安全的指南和限制因素，特别是在工作场所。以下展现的是在矢状面抬举重物时，估算 L2 所承受的关节压应力的步骤。虽然这个假设的例子提供的信息在复杂的生物力学上来说是很有限的，但是它的确有利于深入分析肌肉产生的力量和作用在腰背部典型结构上的压应力之间的生物力学关系。

图 3 - 2 - 24 标出了计算抬举重物时 L2 所承受的关节压应力所需的基本数据。图中的人正在垂直向上的抬举一个约自身体重 25% 的重物。矢状面运动的旋转轴为通过 L2 的冠状轴，这时估算压应力有三个步骤。

第一步建立了一个证明旋转轴静态旋转平衡的方程。该方程说明，在矢状面上内力矩和外力矩相等。这个假设通过计算由外力引起的外力矩来估算内力矩。注意两个外力矩的描述：一个是由于重物（EL），另一个是由于受试者落在 L2 上自身的体重（BW）。伸肌的肌力（MF）是在旋转轴后方产生的肌力。通过在第 1 步中的显示，背部的伸肌产生了一个为 125.6N·m 的内力矩，以对抗外力和体重所产生的外力矩。

第二步估算伸肌为维持内力矩所需要产生的肌力。假设背部的伸肌内力臂平均为 5cm，则伸肌必须产生至少 2512N 的力才能抬起重物。

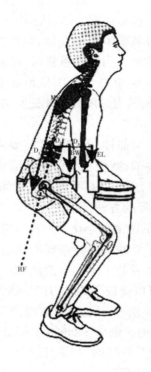

数据：
内力臂(D1)=5cm,
体重=800N(130lbs),
L2以上部分体重(BW)=65%体重(520N),
BW外力臂(D2)=13cm,
EL外力臂(D3)=29cm。

第一步：建立矢状面的平衡,
内力矩=外力矩(BW×D2+EL×D3),
内力矩=(520N×0.13m)+(200N×0.29m),
内力矩=125.6N·m。

第二步：估算肌力(MF),
内力矩(MF×D3)=外力矩(BW×D2+EL×D3),
MF=(520N×0.13m)+(200N×0.29m),
　　　　　　　　0.05m,
MF=2512N(565.1lbs)。

第三步：估算L2压应力(RF),
合力=0,
(−MF)+(−EL)+(−BW)+RF=0,
RF=2512N+520N+200N,
CF=3232N(726.7lbs)。

图 3 - 2 - 24　估算抬举重物时作用于 L2 的压应力的 3 个步骤

第三步估算抬举重物时作用于 L2 的总的关节反应力(这提示 L2 必须产生一个向上的力以对抗向下的力)。这股力量粗略的估算可以通过假设的静态平衡产生(合力 = 0)。假设肌肉,身体和重物三者产生的力的方向是相互平行的,并都是垂直作用于 L2 表面上方的(这个假设,在估计压应力时存在一个小的错误。更有效的办法需要使用三角法,以确定体重和重物真正垂直作用于 L2 方向上的分力)。关节压应力与重物、体重以及伸肌产生的合力是大小相等方向相反的。

这个例子表明,当举起重约 200N 的重物时,将在 L2 产生约 3232N 的关节压应力。临床分析这一数据,需要考虑以下两点。首先,(美国)国家职业安全与卫生研究院(National Institute for Occupational Safety and Health,NIOSH)已设置了一个指南,以保护工人免受由于抬举或搬运重物所产生的对腰椎的过度负荷,NIOSH 也推荐了 L5 − S1 的关节压应力的安全上限为 3400N。第二,腰椎的最大承载能力估计为 6400N,几乎是 NIOSH 建议的两倍。对于 40 岁的老人来说,6400N 是一个最大限度,以后每十年降低 1000N。这些规定只是一般估计,并不完全适用于抬举重物的情况。

基于以下两个理由,这一静态模型很可能低估了实际施加于 L2 的外力。首先,这一模型仅计算了由背侧伸肌产生的肌力。其他肌肉,尤其是那些近乎垂直的纤维走向如腹直肌和腰大肌,肯定会使腰椎的肌源性压应力增加。第二,这一模型包含有一个静态平衡条件的假设,因此忽略了使身体和重物加速向上运动的额外力量。一个快速的抬举动作需要更大的肌肉力量,同时将施加更大的压力和剪力在腰背部关节与结缔组织上。因此,通常建议人们缓慢平稳地抬举重物,当然,在某些职业环境下,这一建议是不实用的。

2. 抬举时减少背部肌肉受力要求的方法 值得注意的是,从图 3-2-24 第三步骤形成的结论来看,MF 向量对于确定压力的强度是最具影响力的变量,肌肉力量成比例的减少对减少腰背部结构上所有的压应力发挥最大的效果。当抬举重物时,腰部肌肉需要的强大外力归因于内外的力臂的不一致性。在图 3-2-24 中内力臂 D_1 是 5cm,伸肌因此处于一种极大的力学劣势上,必须产生多于物体重量很多倍的力。就如刚才证实的,举起自身体重 25% 的重物会在 L2 产生体重 4 倍的压应力。

治疗和教育的目标就是要减少背部损伤的可能性,而这通常需要 4 种方法减轻肌肉的力量。第一,要减慢抬举的速度,就如先前论述的,减慢抬举的速度能相应地降低背部伸肌压力的总量。第二,减轻抬举物的质量,这点很显然,但并不总是可能的。第三,减少外力臂的长度,这可能是减轻腰部压力最有效和最实际的方法。如图 3-2-24 证实的那样,应从两腿之间抬举重物,因此要使重物和腰椎之间的距离最小化。但在日常生活中,在两腿之间抬起起一件物体不总是实际的。比如把一个肥胖的病人转移到医院的病床的床头,如果不能减少病人质心与搬运者之间的距离会使搬运者处于不安全的境地。第四,增加腰部伸肌可用的内力臂长度。一个较大的伸肌内力臂可以使较小的肌力产生所需的力矩。较小的肌力显然等同于减小施加于脊椎上的压力。腰椎前凸的增加确实增加了竖脊肌可用的内力臂,但是举物时强调腰椎前凸毕竟不总是实际的。例如,从地板上提起一个非常重的物体,往往要屈曲腰椎,因此降低了腰椎的前凸,甚至当举物时,如果伴随过多的腰椎前凸,骨突关节不能够很好地分散它所承受的随之增加的压应力。

(二)抬举时增加腹内压的作用

1957 年,Bartelink 引入了 Valsalva 动作(瓦氏动作)这个概念。当举重物时,该动作可以帮助减负从而保护腰椎,Valsalva 动作描述了通过绷紧腹肌对抗关闭的声门而主动增加腹内压。Valsalva 动作在腹部产生了一种硬质的、垂直的高压柱,向上对抗膈膜,向下对抗骨盆底。就如同一个膨胀的腹内气球,Bartelink 提出当举重物时激活这一机制可能部分地减少对腰部伸肌的要求,因此对腰椎产生的压力减小。虽然这种增加腹内压可以减少对脊椎的压力的概念是有趣的,但也有研究反驳了这一生物机制的可靠性,认为腹肌收缩产生的力量增加了对腰椎的垂直压力,因为腹肌使腰椎弯曲,收缩腹肌需要增加伸肌的力矩来抗衡,因此增加了腰椎上肌源性的压应力。然而当负重时瓦氏动作的作用尤为明显,很可能是一个有益的运动,为腰椎提供一个重要的稳定因素,增加了腰部肌源性压应力和腰背部的直接夹板作用使得腰椎稳定性增强。

(三)抬举时被动伸力矩的其他来源

一个正常的年轻成人的下背部伸肌的最大伸展力接近 4000N(900lbs)。假设平均内部力臂 5cm,这组肌肉预计能产生约 200 N·m 的躯干后伸力矩。虽然这个估计并不对所有人都适用,但是它可作为对以下讨论的一种有用的参考。如果最大躯干自主伸肌力矩约 200 N·m,又怎样去解释抬举时通常都需要远远超过 200 N·m 伸力矩呢? 举例来说,在图 3-2-24 中抬举重物的人,如果载重总量增加到体重的 80%,这对于经常干重体力活的工人和体育竞赛的举重运动员来说拿起比这个更重的重物一点也不奇怪。此时所需要的伸力矩将超过理论上 200 N·m 的阈值。为了解释这一明显的矛盾,就要用两个次要的伸力矩来说明。

1. 牵拉后韧带系统而产生的被动张力 健康的韧带和筋膜被拉伸时有一定程度的弹

性。这种特性使结缔组织暂时储存了一小部分最初用来伸展的力。为抬举物体躯干逐渐向前弯曲拉伸了腰部的一些结缔组织,可推测出,在这些组织上的被动张力能够帮助产生伸力矩。这些结缔组织,统称为后韧带系统,包括后纵韧带、黄韧带、骨突关节关节囊、棘间韧带和后层胸腰筋膜。

从理论上讲,最大程度拉伸后韧带系统所产生的被动伸力矩大约72N·m。将这一被动力矩加到假设的200N·m的主动力矩上,共产生272N·m的用来抬举重物的伸力矩。因此,一个完全(拉伸)后韧带系统可以产生用来抬举重物的总伸力矩的约25%。不过请注意,这25%的被动伸力矩储备,仅仅在腰椎最大限度弯曲之后才可利用。这在现实抬举重物时是少见的。即使是一些竞技举重运动员,他们在举重时腰背部很圆滑,避免过度的屈曲。人们普遍认为,在抬举重物时应避免腰椎最大的屈曲。腰部应保持在近中立位自然生理凸度的位置,既不是过伸位,也不是过屈位。中立位显然使伸肌更有效地抵抗当抬举时在腰椎前方产生的剪应力,但是它仅仅占帮助伸展的所有被动储备力矩的一小部分。大多数的伸力矩是由肌肉的主动收缩产生的,肌肉组织可以通过抗阻性训练来增加肌肉力量以满足抬举重物时很高的要求。

2. 连接胸腰筋膜的肌肉产生的张力　胸腰筋膜在腰部最厚、最发达。大部分贴附在腰椎、骶骨、骨盆(腰部旋转轴后方的位置)。所以,从理论上讲,拉伸胸腰筋膜而产生的被动张力可以在腰区产生伸力矩。

为了使胸腰筋膜产生有用的张力,它必须伸展并且被绷紧。这可以通过两种途径来实现:第一,筋膜可以通过为抬举物体而向前弯曲的腰椎屈曲被拉伸。第二,筋膜通过附着在胸腰筋膜上肌肉的主动收缩而被拉长,如腹内斜肌、腹横肌、背阔肌、臀大肌。这些肌肉在负重时是被激活的(图3-2-25)。

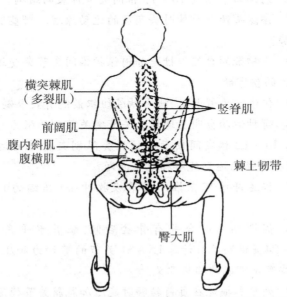

横突棘肌
(多裂肌)
竖脊肌
前阔肌
腹内斜肌
腹横肌
棘上韧带
臀大肌

图3-2-25　后面观正常人抬举重物时躯干和下肢选择性肌肉激活的模式

当一个人抬举物体时腹肌自然发生大力的收缩,这一现象是与腹腔内的压力增加有关。从理论上讲,由腹内斜肌和腹横肌产生的收缩力可以传递到腰部的胸腰筋膜产一个伸力矩。

但大多数胸腰筋膜的水平的纤维走向限制了大量伸力矩的产生。腹肌产生的力可以在腰椎间接产生 6N·m 的伸肌力距，与腰背部伸肌产生的大约 200N·m 的主动力距相比可能较小，但是通过胸腰筋膜产生的转移张力，在腰部可提供重要的静态支撑，这很像一个塑身衣。

背阔肌和臀大肌也可以通过附着到胸腰筋膜而间接地产生腰部的伸力矩。这两块肌肉在胸腰筋膜上有广泛的附着点。在抬举过程中，两块肌肉都被激活，但作用不尽相同。臀大肌稳定并控制髋关节。背阔肌有利于从手臂转移外载荷到躯干。背阔肌不仅附着于胸腰筋膜，还附着于后方的骨盆、骶骨和脊椎。基于这些附着点和其相对产生伸腰的力臂，背阔肌有着腰背部肌肉的所有属性，它在躯干上向上走行的斜的纤维方向为中轴骨提供了扭转的稳定，尤其是当两侧都活动时。这种稳定在处理不对称的大件的货物时特别有用。

（四）有助于安全提物的因素

人们通常会选择一个个性化（自由式）技术去提物，并非下蹲提物或弯腰提物。一个自由式技术，允许搬运者去把下蹲提物的一些好处与更高代谢效率的弯腰提物结合起来。工人们有报告过当被允许以自由式技术，而不是一个设定的技术去提物时，其安全上限就更高，更大，这需要自我感知。

有腰背部损伤病史或者有腰背部损伤倾向的患者应该留心以下三个需要考虑的因素：①了解知道你的身体有哪些限制；②在抬举物体前想一想应该怎样做；③尽可能保持身体和心血管的最佳状态。

（敖丽娟）

复习思考题

1. 列举四个限制 T6～T7 椎间关节伸展的结构。

2. 描述头颈部前伸时头颈区的运动原理。哪些肌肉短缩能够维持这个姿势？

3. 黄韧带的自然弹性是如何保护椎间关节免受过度和潜在的损伤性压缩力的伤害的？

4. 仅依靠力臂长度，哪个结缔组织最能有效限制胸腰区的屈曲扭矩？

5. 哪种运动会明显地增加关节突关节囊的张力？

6. L1-L2 横突间韧带的位置会限制矢状平面运动吗？如果是这样的，哪个骨骼的运动能解释这个问题？

7. 描述纤维环在椎间关节吸收冲击（压缩力）中起到的机械力学作用。

8. 假设站立时合并有骨盆后倾，骶骨水平角从 40° 到 10°，用图 3-1-24 提供的参数计算 L5～S1 关节的剪切力和压力随后倾的变化，评论这些变化可能的临床意义。

9. 列举和描述在负荷转移时能增加骶髂关节稳定性的三个因素。

10. 描述腰椎屈伸对椎间盘和椎间孔的影响。

11. 描述胸锁乳突肌单侧痉挛和双侧痉挛最可能产生的头颈部姿势。

12. 为什么背部的浅层和中间层肌会被分类为后背的"非固有肌"？描述在这一分类中特殊的肌肉神经支配。

13. 骨突关节囊是由哪一支感觉神经支配并说明其来源。

14. 竖脊肌的中央腱被中轴骨、韧带和相邻的肌肉固定。分别从三个组织中提供一个代表。

15. 解释为何胸半棘肌被认为可产生对侧的轴向旋转，而颈最长肌则被认为可产生同侧轴向旋转？

16. 假设一个人有 T8 脊髓损伤。基于你对肌肉神经支配的知识，预测躯干肌会完全幸免、轻度瘫痪、中度瘫痪，还是完全瘫痪？

17. 如图 3－2－11 所示，腰大肌几乎不能弯曲或伸展上中腰部。但是当骨盆最大限度前倾时会发生怎样的变化呢？

18. 列举 3 块附着于颈椎横突前结节和颈椎横突后结节的肌肉，什么结构通过其间？

19. 作为一个肌肉群，躯干伸肌比躯干屈肌拥有更大的最大力矩。列举两个因素解释这种力量的自然差异。

20. 哪块肌肉会在躯干极度伸展、右侧屈曲和右侧轴向旋转时被明显延长？

第四章　下肢

第一节　髋

　　髋部的疾病和损伤是临床常见伤病,婴儿髋形态异常易造成脱位,老年人则易患退行性疾病。骨质疏松症可致髋部骨折潜在的可能性增加 2 倍。该节所描述的髋部结构及其关节囊、韧带和肌肉系统的相关知识是此区域骨骼肌肉疾患诊断和治疗的基础。

一、髋关节的基本结构特征

　　髋关节由球形的股骨头与深的髋臼窝组成,是人体中最典型的球—窝关节,大量的韧带和肌肉使股骨头能完全地保持在髋臼中。股骨近端厚厚的关节软骨、肌肉和骨小梁结构都有助于缓冲通过髋部的力量。由于疾病和损伤的原因使这些保护机制失效,则常会导致关节结构的退化。

(一)股骨近端

　　1. 股骨头　股骨头位于腹股沟韧带的中下 1/3 处,一般来说,成年人双侧股骨头中心之间的距离为 17.5cm。股骨头的形状近似 2/3 球形结构,整个股骨头的表面除小凹外都被关节软骨所覆盖。圆韧带走行于髋臼横韧带和股骨头小凹之间,被滑膜包绕,增加了关节的稳定性。圆韧带的血供为闭孔动脉的小分支,它变异不定,仅能给股骨头提供少量血供;股骨头大部分血供来自通过关节囊的动脉。

　　2. "颈干角"　股骨颈干角为额状面股骨颈和股骨干内侧面之间的夹角(图 4 – 1 – 1)。出生时,此角可为 140°～150°,成年后减少到 125°左右。

　　3. "前倾角"　前倾角为股骨干和股骨颈之间相对旋转而形成的角度。通常从上面观为股骨颈与通过股骨髁的内外侧轴形成的向前 10°～15°的角度(图 4 – 1 – 2)。前倾角明显大于 15°时称作过度前倾,相反明显小于 15°则称为后倾。正常颈干角和前倾角使髋关节面获

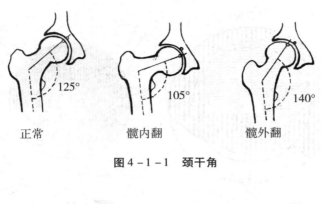

图 4 - 1 - 1　颈干角

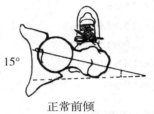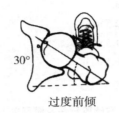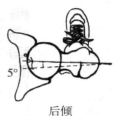

图 4 - 1 - 2　前倾角

得最佳对线与匹配。

婴儿期股骨前倾角大约30°左右,6 岁时减少到15°。过度前倾可导致"内八字"步态(in-toeing),是一种纠正过度前倾的股骨头进入髋臼的代偿机制。长期的"内八字"步态会发生内旋转肌和肌腱挛缩,从而导致髋关节外旋范围减小。大约有50%的"内八字"步态儿童最终可以正常走路,下肢其它结构的代偿改善了步态,最常见的是胫骨的代偿。

(二)髋臼

1. 结构特征　髋臼是一个较深,呈半杯状的臼窝,它容纳股骨头。髋臼唇是围绕在髋臼周围的环形纤维软骨,与髋臼横韧带相融合,主要作用为加深髋臼窝以便更好地抓住股骨头。股骨头表面除小凹外均被关节软骨所覆盖,最厚的部分位于前上部(图 4 - 1 - 3),是行走时受力最大的部位。在行走时,摆动中期髋关节承重约为体重的13%,站立相时髋关节承重超过体重的300%。行走时髋臼所承受的压力可传到骶髂关节和耻骨联合,这些关节活动受限会导致髋关节压力增加,从而造成过多的磨损。

2. 髋臼力线　发育不良的髋臼不能完全包纳股骨头,会导致慢性脱位和骨性关节炎,CE 角和髋臼前倾角是描述臼、头关系的常用指标。

(1)中心边缘角或 CE 角(center-edge angle)　CE 角(也称 Wiberg 角)用来描述在冠状面上髋臼对股骨头的覆盖程度(图 4 - 1 - 4A),正常为35°~40°。若此角较小,不能很好地包纳股骨头,将增加脱位的风险。

(2)髋臼前倾角(acetabular anteversion angle)　髋臼前倾角是用来描述在水平面上髋臼对股骨头的包纳程度。正常的髋臼前倾角大约有20°,部分股骨头的前部暴露在髋臼外(图

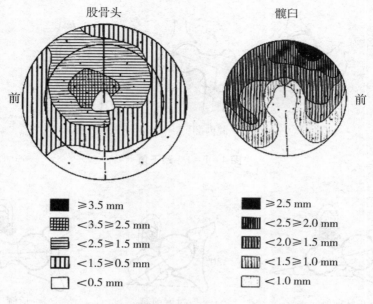

图 4 - 1 - 3 右侧股骨头及髋臼关节软骨的平均厚度

4 - 1 - 4B),髋关节前面厚厚的囊韧带和髂腰肌腱覆盖前部的髋关节,股骨和髋臼的过度前倾则应怀疑有髋关节前脱位,特别是在下肢外旋时。

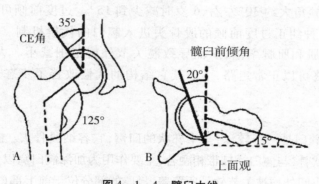

图 4 - 1 - 4 髋臼力线

A. 中心边缘角或 CE 角;B. 髋臼前倾角

(三)关节囊和韧带

髋关节囊的表面有髂股韧带、耻股和坐股韧带予以加固,这些韧带和周围肌肉的被动张力可以控制髋关节各方向的活动。髂股韧带是人体中最厚的韧带并且也是最坚韧的韧带之一,当人体以完全伸髋站立时,股骨头的前部则对髂股韧带产生抵压。截瘫患者常常通过髂股韧带的被动张力来维持身体站立。

髋关节完全伸直(过伸 20°)并稍内旋、外展时,大部分囊韧带纤维都被拉长,这个位置被认为是髋关节的"锁定"位(close-packed position)。髋关节屈曲 90°伴中度外展和外旋时关节囊和韧带松弛,被称为"解锁"位。解锁位臼头对合关系最佳。

二、骨与关节运动学

"股骨—骨盆髋关节运动学"是用相对固定的骨盆来描述股骨的旋转。与此相反,"骨盆—股骨髋关节运动学"是用相对固定的股骨来描述骨盆及叠加在其上的躯干的旋转。不论是将股骨还是骨盆当作移动的部分,骨运动学都是以解剖位(中立位)为基础来描述的(图4-1-5)。

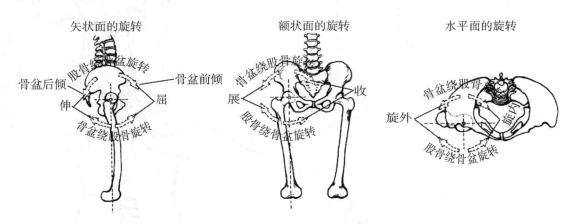

图4-1-5　右髋关节的骨运动学

(一)股骨—骨盆的骨运动学

1. 股骨在矢状面的旋转　股骨在矢状面相对于骨盆的旋转为屈伸(见图4-1-6A)。当膝关节完全屈曲时,髋关节通常可屈曲至120°;完成下蹲、系鞋带等动作时,需要髋关节最大屈曲。膝关节完全伸直时,受腘绳肌和股薄肌被动张力的牵拉,髋关节的屈曲通常被限制在80°以内。最大屈髋可以松弛绝大部分韧带,但会牵拉到关节囊的下部。

正常情况下,髋关节可过伸20°。膝关节完全屈曲时,跨过髋膝前方的双关节肌(股直肌)的被动张力可以限制髋关节的后伸角度。髋关节过伸可增加绝大部分关节囊韧带的被动张力,特别是髂股韧带和髋关节的屈肌。

2. 股骨在冠状面的旋转　股骨在冠状面相对于骨盆的旋转为内收和外展(见图4-1-6B)。一般来说,髋关节可以外展40°,此活动度主要受限于耻股韧带,内收肌群和腘绳肌。髋关节可以内收25°,除了对侧肢体的干扰外,外展肌的被动张力、髂胫束、坐股韧带的上部纤维都对内收有限制作用。

3. 股骨在水平面的旋转　股骨在水平面的旋转称之为内旋和外旋(见图4-1-6C)。髋关节内、外旋有很大的主观可变性。一般来讲,髋关节可内旋35°,最大的内旋会拉伸外旋肌,比如梨状肌和部分坐股韧带。髋关节伸直时外旋平均可达45°,阔筋膜张肌、髂胫束,髂股韧带的外侧束等产生的张力会使髋关节外旋受限;髋关节屈曲时,其主动的外旋活动可减少至30°~35°。

股骨相对于股盆的髋旋转

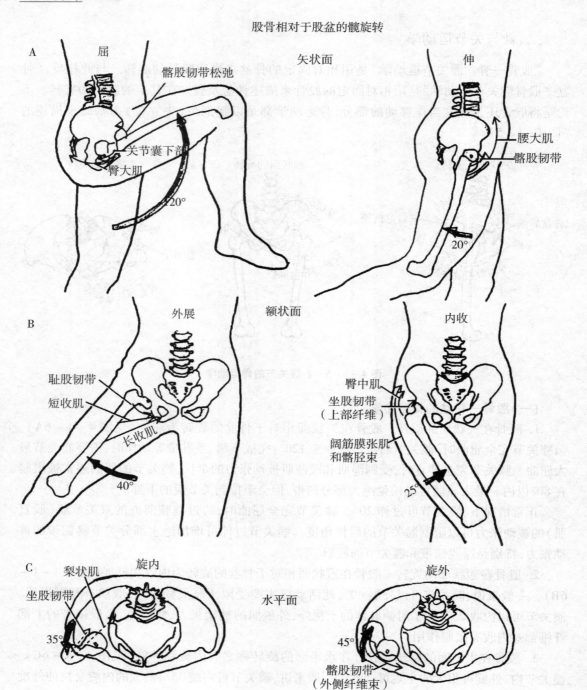

A 屈　　　　　　　　　　矢状面　　　　　　　　　伸

髂股韧带松弛

关节囊下部

腰大肌

臀大肌

髂股韧带

20°　　　　　　　　　　　　　　　　　20°

B 外展　　　　　　　　　额状面　　　　　　　　　内收

耻股韧带

短收肌

长收肌

臀中肌

坐股韧带
（上部纤维）

阔筋膜张肌
和髂胫束

40°　　　　　　　　　　　　　　　　　25°

C 梨状肌　　　旋内　　　　　　　　　　　　　　旋外

坐股韧带

水平面

35°　　　　　　　　　　　　45°

髂股韧带
（外侧纤维束）

图 4 - 1 - 6　股骨 - 骨盆的骨运动学
A. 矢状面屈伸；B. 冠状面收展；C. 水平面旋转

（二）骨盆—股骨的骨运动学——腰骨盆节律

骨盆相对于股骨头的旋转影响腰椎的外形，这个重要的运动学关系被称为腰骨盆节律（图 4 - 1 - 7）。同向性腰骨盆节律表现为骨盆和腰椎在同一方向旋转，这使躯干弯曲最大

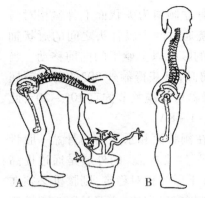

化,增加了上肢向前下的触物能力(图4-1-7A);反向性腰骨盆节律为当骨盆和腰椎同时向相反方向转动(图4-1-7B),此种转动重要的结果是当骨盆旋转时,第一腰椎以上的躯干还能保持相对稳定。这种节律主要发生在行走、跳舞运动中,需要保持第一腰椎以上躯干(包括头和眼)的稳定,不随骨盆的旋转而"上身晃动"。如果腰椎融合,反向腰骨盆节律受影响,会表现为明显的行走姿势异常。

一般情况下,骨盆—股骨节律的幅度会受限于腰椎的自然屈伸能力。

图4-1-7 腰骨盆节律的2种形式

A. 同向性腰骨盆节律;B. 反向性腰骨盆节律

骨盆相对于股骨的髋旋转

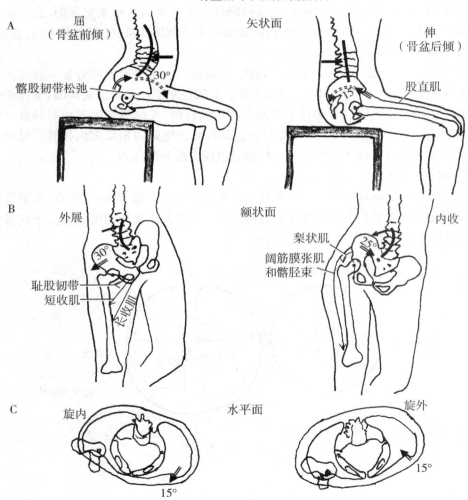

图4-1-8 骨盆—股骨的骨运动学

A. 骨盆前后倾;B. 骨盆左右倾;C. 髋内外旋转

1. 矢状面上的骨盆—股骨式旋转　骨盆前、后倾斜　骨盆倾斜为矢状面上骨盆相对与股骨的旋转，髂嵴向前运动为前倾，反之为后倾，是骨盆围绕通过两个股骨头之间的冠状轴的旋转而形成的。腰椎前凸增加可抵消我们所不期望见到的腰椎以上躯干的向前移动。当垂直坐位髋关节屈曲90°时，正常成人通过腰椎过伸骨盆前倾，可获得额外30°的髋关节屈曲，此时髂股韧带松弛和关节囊下部拉紧；相反，屈腰后倾骨盆可使髋关节伸直10°～20°，此时腰椎平直或前曲，髂股韧带和髂腰肌会被轻微拉伸（图4-1-8A）。

2. 额状面上的骨盆—股骨式旋转　骨盆左、右倾斜　在额状面和水平面的骨盆—股骨式旋转用单腿站立来描述最为合适，承重侧被称作"支撑髋"。"支撑髋"的外展是通过提高或提升未支撑侧的髂嵴来完成（图4-1-8B）。假设上腰椎干保持相对稳定，则腰椎必须在骨盆侧倾时往相反方向作弯曲。骨盆—股骨式髋外展被限制在30°以内，主要是因为腰椎存在侧弯时的自然限制。内收肌群的张力增高和/或耻股韧带的限制将影响骨盆—股骨式髋关节外展。如果有明显的内收肌挛缩，则未支承侧的髂嵴会低于支撑侧，这种情况在行走时表现更加明显；相反，支撑侧的髋内收是通过降低未支撑侧的髂嵴来实现的，这个动作使支撑侧腰区发生轻微侧凹。腰椎活动下降和/或髂胫束或髋外展肌群（例如臀中肌，梨状肌）长度的明显下降都可影响上述运动方式。

3. 水平面上的骨盆—股骨式旋转　髋内、外旋转　在水平面上的骨盆-股骨式旋转主要发生在垂直轴上（图4-1-8C）。当未支撑侧髂嵴在水平面上向前旋转时，支撑侧的髋关节相对内旋；相反，未支撑侧髂嵴在水平面上向后旋转时，支撑侧髋关节相对外旋。如果骨盆在相对稳定的躯干下进行旋转，那么当骨盆旋转时腰椎则向相反方向扭转。骨盆—股骨水平旋转潜能的发挥有赖于腰椎和躯干伴随骨盆同向旋转的能力。

（三）髋关节运动学

髋关节遵循杵臼原理。图4-1-9显示了髋关节运动的关节轨迹：内收、外展发生于关节表面的纵轴，内、外旋则发生于关节表面的横轴。屈和伸以旋转的形式发生于股骨头和月状的髋臼表面，旋转轴为穿过股骨头的轴线。

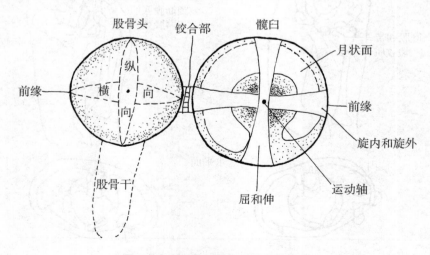

图4-1-9　髋关节运动的关节轨迹

三、肌肉和关节的相互作用

（一）屈髋肌

髋部主要的屈肌有髂腰肌、缝匠肌、阔筋膜张肌、股直肌、耻骨肌和长收肌。次要的髋部屈肌为短收肌、股薄肌和臀小肌的前部纤维。见图4－1－10。

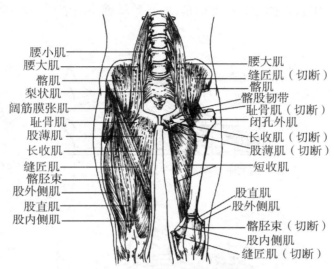

左侧
腰小肌
腰大肌
髂肌
梨状肌
阔筋膜张肌
耻骨肌
股薄肌
长收肌
缝匠肌
髂胫束
股外侧肌
股直肌
股内侧肌

右侧
腰大肌
缝匠肌（切断）
髂肌
髂股韧带
耻骨肌（切断）
闭孔外肌
长收肌（切断）
股薄肌（切断）
短收肌
股直肌
股外侧肌
髂胫束（切断）
股内侧肌
缝匠肌（切断）

图4－1－10　显示髋关节前方的肌肉

左侧主要显示深层的短收肌和大收肌,右侧显示髋关节前方的主要屈肌和内收肌。

无论是股骨—骨盆式屈髋还是骨盆—股骨式屈髋,髂腰肌都是强大的屈髋肌。髋外展时,髂腰肌有助于髋外旋。如果骨盆不能很好地被腹直肌等腹部肌肉所稳定,骨盆倾斜时髂肌可以增加腰背部负重量。腰大肌在垂直方向上能较好地稳定腰椎。缝匠肌是全身最长的肌肉,起自髂前上嵴,止于胫骨近侧端内侧面,可屈曲、外展、外旋髋关节。

阔筋膜张肌起自髂骨(图4－1－12),向远端移行于髂胫束,最后附着于胫骨外侧髁(Gerdy's结节)。阔筋膜张肌与髂胫束形成一体,主要屈曲和外展髋关节,还有髋内旋和屈膝作用。阔筋膜张肌通过阔筋膜来增加张力,张力向下传到髂胫束来帮助在伸膝时稳定膝关节外侧。股直肌起于髂前下棘和髋臼上缘,屈髋时占了总等长收缩的1/3力矩,股直肌还是主要的伸膝肌。

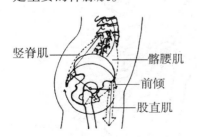

竖脊肌
髂腰肌
前倾
股直肌

图4－1－11　屈髋肌和竖脊肌这一对对偶力在骨盆前倾中的作用

1. 骨盆—股骨式屈髋　骨盆前倾是由屈髋肌的收缩和下背部肌肉的伸展两种力量共同作用而实现。固定股骨,收缩髋部屈肌可以使骨盆通过两髋的冠状轴进行旋转。任何能够产生股骨—骨盆式屈髋的肌肉对骨盆前倾的作用是相同的。临床上多数人认为骨盆前倾最重要的影响是增加了腰椎前凸。随着腰椎前凸的增加,腰椎的骨突关节所承受的压力也在增加。腰椎周围结缔组织僵硬度的增加和/或腘绳肌被动阻力的增加可使得腰椎相对变平(即轻度的屈曲)。图4－1－11屈髋肌和竖脊肌这一对对偶力在骨盆前倾中的作用。

2. **股骨—骨盆式屈髋** 股骨—骨盆式屈髋是通过屈髋肌和腹肌之间的协同作用来实现的,这在需要强力屈髋的活动中最为明显。例如:直腿抬高运动常用来加强腹肌的力量,这个动作的完成需要腹直肌产生一个强有力的骨盆后倾力量,以利于中和屈髋肌潜在的骨盆前倾的力量(图4-1-12A)。如果没有腹直肌作充分的稳定,屈髋肌的收缩会使骨盆过度前倾(图4-1-12B),进而增加腰部的前凸,导致腰椎小关节压力增加,最终发展为腰部疼痛。

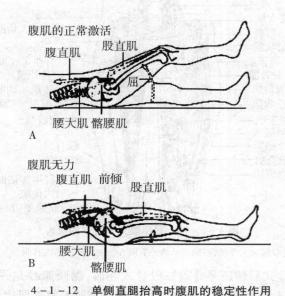

4-1-12 单侧直腿抬高时腹肌的稳定性作用

A:腹肌正常激活,防止了屈髋肌所造成的骨盆前倾。B:腹肌激活不足,屈髋肌的收缩导致骨盆前倾。

(二) 髋内收肌

髋部主要的收肌有耻骨肌、长收肌、股薄肌、短收肌、大收肌(见图4-1-10)。次要的内收肌为股二头肌(长头),臀大肌下部纤维和股方肌。内收肌群位于大腿内侧,由三层构成(图4-1-13)。

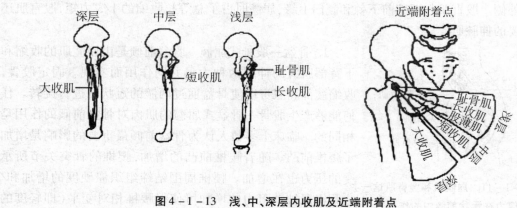

图4-1-13 浅、中、深层内收肌及近端附着点

1. 内收肌群在冠状面上的功能　内收肌群在冠状面上最显著的功能是产生内收转矩，此转矩控制着骨盆—股骨和股骨—骨盆式的髋内收运动学。在图4-1-14中显示了内收肌群的对称性收缩而形成的动作。在右侧，内收肌群使股骨加速踢向足球，此动作主要通过髋左侧的骨盆—股骨式髋内收来实现。

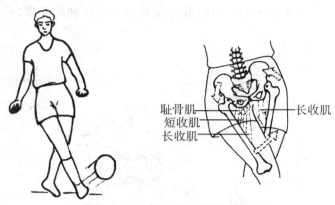

图4-1-14　踢足球时内收肌的协同

左侧大收肌的激活产生骨盆—股骨内收，右侧内收肌群的激活产生股骨-骨盆内收加速度踢球的力矩。

2. 内收肌群在矢状面上的功能　不管髋关节处于什么位置，大收肌的后部纤维都是强有力的伸髋肌，腘绳肌也有相同的作用。一般来说，余下的内收肌是伸髋肌还是屈髋肌主要与髋关节的位置有关。在屈髋40°~70°之间，内收肌丧失了产生任何屈髋或伸髋的功能，一旦超出此范围，个别的内收肌可屈或伸髋。图4-1-15显示快速跑动时长收肌在矢状面上的作用：屈髋>100°时，长收肌的力线位于髋关节冠状轴的后方，产生伸髋作用；髋关节过伸时，长收肌的力线位于髋关节冠状轴的前方，产生屈髋作用，与股直肌协同。内收肌群的这种功能在一定程度上解释了跑步时造成内收肌劳损的原因。

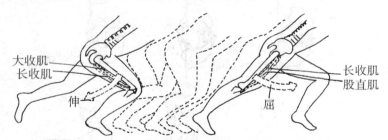

图4-1-15　疾跑期间长收肌在矢状面上的2种激活方式

左图提示屈髋时，长收肌与大收肌处于伸髋的位置；右图提示伸髋时，长收肌与股直肌位于屈髋的位置。这些变化是基于髋关节沿冠状轴旋转时长收肌力线的变化。

（三）髋内旋肌

解剖上并没有严格的髋内旋肌，但许多肌肉可产生髋内旋作用，这包括臀小肌和臀中肌的前部纤维、阔筋膜张肌、长收肌、短收肌和耻骨肌。内侧腘绳肌（半腱肌、半膜肌）也有髋内旋的作用。

屈髋接近90°时，上述肌肉力线与旋转长轴接近垂直，内旋潜能明显增加。臀中肌前部纤维的内旋转矩在屈髋90°时是0°时的8倍。即便是一些外旋肌，比如梨状肌，在屈髋90°时也产生髋内旋作用。这解释了为什么健康人的内旋转力矩在屈髋时比伸髋时要大50%。这个现象在一定程度上也解释了脑瘫患者为什么会出现过度内旋步态,因为伸髋肌无力会导致屈髋状态下内旋转矩的增加,此种步态可以通过提高臀大肌的后伸和外旋力量来加以调整。

　　1. 髋内收肌作为内旋肌的生物力学　如图4-1-16,由于股骨干的自然弯曲位于髋旋转纵轴的前面,因此内收肌在水平方向的分力线就位于旋转轴的前方,从而产生内旋力矩,尽管其转矩不大。

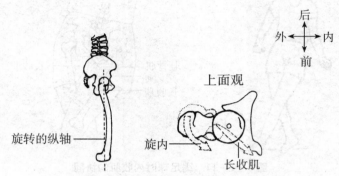

图4-1-16　内收肌的内旋功能

　　2. 行走时内旋肌的潜在功能　从骨盆—股骨式运动的角度来看,内旋肌具有精细但又十分重要的步态调节功能。在站立状态时,内旋肌使骨盆在相对固定的股骨上作水平面的移动(图4-1-17),左侧髂嵴的向前旋转可以证明右髋关节内旋。右侧内旋肌的收缩可以为左侧肢体的摆动提供驱动力。在快速行走时,内旋肌需要强大的收缩力来增加对侧下肢的跨步长。

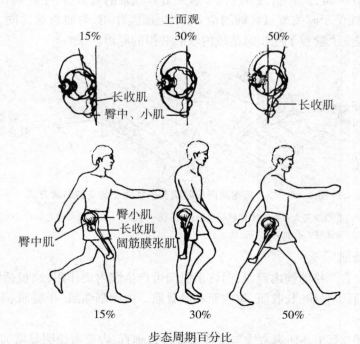

图4-1-17　在步态周期中右髋关节部分内旋肌的活动模式

(四) 伸髋肌

　　主要的伸髋肌有臀大肌、腘绳肌和大收肌的后侧头(图 4 - 1 - 18)。臀中肌后部纤维是次要的伸髋肌。如前所述,内收肌群在髋关节屈曲超过 100°时也有伸髋作用。

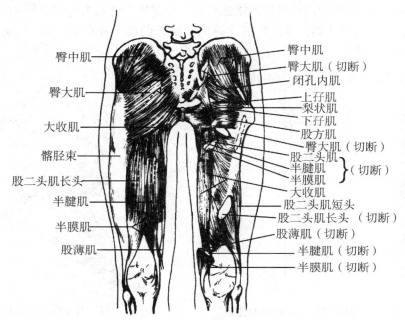

图 4 - 1 - 18　显示髋关节后方的肌肉

　　1. 骨盆—股骨式伸髋　在腰椎以上躯干保持相对稳定时,伸髋肌和腹肌则可提供力偶使骨盆后倾(图 4 - 1 - 19)。骨盆后倾协助伸髋并减少腰椎前凸。与骨盆 - 股骨式屈髋的运动学机制相反。

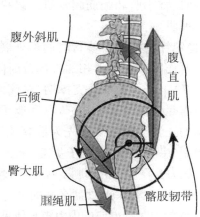

图 4 - 1 - 19　伸髋肌与腹肌形成的对偶力可产生骨盆后倾

　　站立时身体向前倾斜是很常见的动作,例如洗脸时的身体前倾。在髋部主要支撑这一稳定姿式的肌肉为腘绳肌。前倾的两种情况见图 4 - 1 - 20。身体轻微前倾时,身体重力线移到髋部冠状轴的前方,这种轻微的屈髋是通过臀大肌和腘绳肌的拮抗收缩而形成的。更大的前倾时,身体的重力线则移到髋关节冠状轴前方的更远处,支撑这个显著的屈髋姿式则需要腘绳肌更大的收缩。臀大肌在此位置作用不大,腘绳肌对身体大幅度前倾有独特的支撑作用。

2. 股骨—骨盆式伸髋　髋伸肌常常需要产生大的股骨—骨盆式伸髋转矩以加速身体向上向前的运动。以爬山时的右髋为例(图4-1-21),当爬山者背负重物时,屈髋体位使右髋部承受着巨大的屈曲力矩,但这种体位有利于伸髋肌产生最大的伸肌转矩,此时内收肌也能产生伸髋转矩协助伸髋。腰部伸肌支撑屈曲状态的躯干并稳定骨盆,表现为典型的股骨—骨盆式伸髋模式。

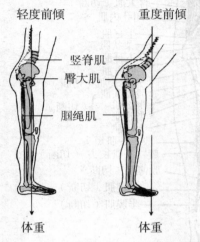

图4-1-20　伸髋肌对身体前倾的控制作用

轻度前倾:重力线轻度前移到冠状轴前方;显著前倾:重力线明显前移到冠状轴前方,明显增加了腘绳肌的伸力矩。

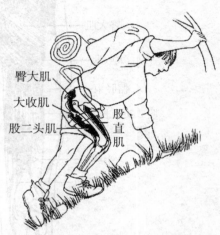

图4-1-21　与伸髋相关的肌肉在背负重物爬山时的活动模式

(五)髋外展肌

髋部主要的外展肌为臀中肌、臀小肌和阔筋膜张肌。梨状肌和缝匠肌被认为是次要髋外展肌。臀中肌是最大的髋外展肌。

1. 步行时对骨盆冠状面稳定性的控制　步行时髋部外展肌产生的外展转矩对控制冠状面的骨盆—股骨式运动有重要作用。在站立相的大部分时间里,髋外展肌通过相对固定的股骨来稳定骨盆(图4-1-17)。步行的单腿支撑期,对侧的腿正离开地面并向前摆动,此时支撑侧肢体髋关节如果没有足够的外展转矩,骨盆和躯干就会倾向摆动的肢体侧。上述运动学机制对于行走时步态的正常至关重要。先天性髋关节脱位,破坏了髋部外展肌对冠状面骨盆—股骨式运动的控制,患者表现为"鸭子步态"。

2. 髋外展肌在髋部产生的压力　在步行的单腿支撑期,右髋在额状面上的稳定依赖于髋外展肌和体重产生的两个反作用力对股骨头上骨盆平衡的维持。骨盆相当于杠杆,股骨头相当于支点,当髋外展肌(HAF)产生的逆时针方向的内力矩与体重(BW)产生的顺时针方向的外力矩相等时,此杠杆平衡。髋关节承受的压力在单腿支撑时大约是体重的2.4倍。行走时,由于骨盆在股骨头上的加速运动,压力可达体重的2.5~3倍,跑步时则增加至5.5倍。

(六)髋外旋肌

髋部主要外旋肌有臀大肌、6个短外旋肌中的5个;臀中肌的后部纤维、臀小肌、股二头肌的长头、闭孔外肌都被认为是次要外旋肌。闭孔外肌之所以被认为是次要的外旋肌,是因为其力线位于纵旋转轴后方数毫米处。

髋部6个短外旋肌分别为梨状肌、闭孔内肌、上孖肌、下孖肌、股方肌和闭孔外肌。这些肌肉的力线主要在水平面上走行,这个方向适宜产生外旋转力矩。在形式上就像肩关节上的冈下肌和小圆肌,短外旋肌也提供对关节后侧的稳定作用。

闭孔内肌起自闭孔膜的内侧和相邻的髂骨,其纤维汇聚成肌腱经坐骨小孔出骨盆,其肌腹被坐骨小切迹固定,因而它的肌腹与它附着在股骨转子窝上的肌腱偏离了约130°(图4-1-22A)。在固定股骨时,此肌肉的收缩会形成骨盆在股骨上的转动(图4-1-22B)。由闭孔内肌产生的作用力压在关节的表面,此压力可以在骨盆主动旋转时帮助稳定关节。

像内旋肌那样,髋外旋肌在骨盆—股骨式旋转中发挥重要作用。例如:右侧外旋肌收缩可旋转股骨上的骨盆(图4-1-23)。此时右下肢着地,右侧外旋肌收缩促使同侧骨盆转向前,而左侧连同躯干转向后。这种运动学机制对于在运动场上快速、灵活地改变方向,突然转到对手的另一侧非常重要。需要时,内旋肌的离心收缩可使此动作减速,髋内收肌极其快速的协同作用也有助于减速骨盆的外旋,这或许可以解释在许多涉及到骨盆—躯干快速旋转的体育运动中髋内收肌损伤的原因。

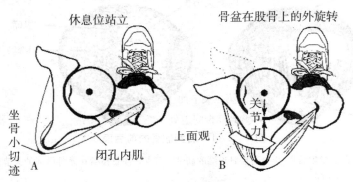

休息位站立　　　　　骨盆在股骨上的外旋转

图4-1-22　闭孔内肌的活动(上面观)

A:休息位站立时闭孔内肌以130°绕过坐骨小切迹;B:当股骨固定站立时,肌肉收缩导致骨盆—股骨外旋转。注意肌肉收缩产生关节压力。

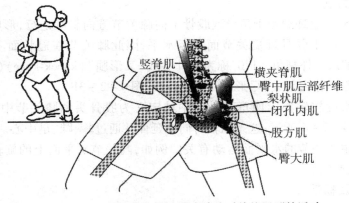

图4-1-23　右髋骨盆—股骨式外旋时外旋肌群的活动

在右髋骨盆—股骨式外旋期间外旋肌的激活,背伸肌也显示出对躯干的旋转作用。

(敖丽娟)

第二节 膝

一、膝关节的基本结构

膝关节由股骨、胫骨、髌骨、腓骨组成(图4-2-1)。其中髌骨是一个接近三角形的骨,被包裹在股四头肌腱中,是全身最大的籽骨。髌骨后面覆盖有4mm~5mm厚的关节软骨,可分散传到关节面的压力,这个面与股骨滑车形成髌股关节。髌骨后面的纵脊将髌骨分成内外侧两个面:较大且轻度凹陷的外侧面和股骨滑车的外侧面匹配;内侧面显示出明显的解剖变异,在内侧面的内侧缘形成第三个关节面,称为"奇面"(odd facet)(图4-2-1)。膝关节包括内、外侧胫股关节和髌股关节三个关节间隙。

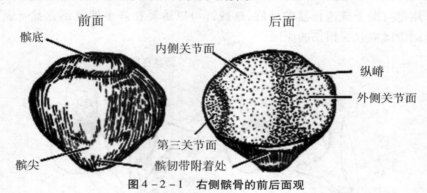

图4-2-1 右侧髌骨的前后面观

下方有股四头肌的肌腱附着点,上方有髌骨近端的韧带附着点。注意覆盖在髌骨后部的关节软骨面内侧缘形成第三关节面,称为"奇面"(odd facet)。

二、关节运动学

(一)解剖和力线

股骨近端125°的生理型颈干角导致股骨干向膝关节方向斜倾走行,形成轻度的向内成角(图4-2-2)。由于胫骨近端关节面接近水平,因此膝关节在冠状面上向侧方形成约170°~175°的外翻角。外翻角<170°称为膝外翻或"叉形腿"(knock-knee)(图4-2-3A);外翻角>180°则称为膝内翻或"弓形腿"(bow-leg)(图4-2-3B)。

髋关节的垂直旋转轴在第四章第一节中被定义为股骨头和膝关节中心间的连线(图4-2-2)。如图4-2-4所示,这条纵轴可向下延伸并通过膝、踝、足中心。在力学上,这一轴线与整个下肢主要关节的水平面运动有关。例如,髋关节水平面上的旋转可影响至远端足部的位置,反之亦然。

(二)关节囊及韧带

膝关节的纤维关节囊包绕胫股关节和髌股关节,并通过周围的肌肉、韧带和筋膜获得加强。膝关节囊前部附着于髌骨缘和髌韧带,由股四头肌和髌骨支持带进行加固。髌骨支持带是股外侧肌、股内侧肌和髂胫束的致密结缔组织的延伸部分(图4-2-4),它连接股骨、

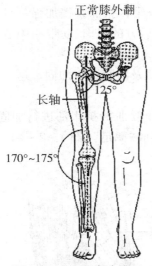

正常膝外翻

长轴

125°

170°~175°

图 4 - 2 - 2 正常膝外翻

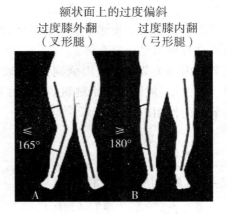

额状面上的过度偏斜

过度膝外翻
（叉形腿）

过度膝内翻
（弓形腿）

165°

180°

A

B

图 4 - 2 - 3 额状面上的过度偏斜

A：过度膝外翻；B：过度膝内翻。

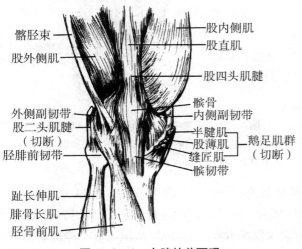

髂胫束

股外侧肌

外侧副韧带

股二头肌腱
（切断）

胫腓前韧带

趾长伸肌

腓骨长肌

胫骨前肌

股内侧肌

股直肌

股四头肌腱

髌骨

内侧副韧带

半腱肌

股薄肌   鹅足肌群

缝匠肌   （切断）

髌韧带

图 4 - 2 - 4 右膝的前面观

突出显示了很多肌肉和结缔组织。鹅足肌腱被切开暴露
于髌外侧支持带区域。

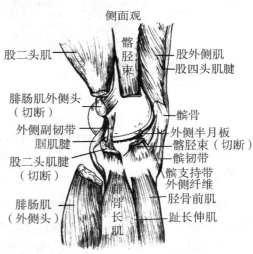

侧面观

股二头肌

髂胫束

腓肠肌外侧头
（切断）

外侧副韧带

腘肌腱

股二头肌腱
（切断）

腓肠肌
（外侧头）

腓骨长肌

股外侧肌

股四头肌腱

髌骨

外侧半月板

髂胫束（切断）

髌韧带

髌支持带
外侧纤维

胫骨前肌

趾长伸肌

图 4 - 2 - 5 膝关节侧面观

显示了许多肌肉和结缔组织。髂胫束、腓肠肌外
侧头和股二头肌被切断，暴露出膝关节侧副韧带、腘
肌肌腱和外侧半月板。

胫骨、髌骨、髌韧带、侧副韧带和半月板。

膝关节的外侧关节囊通过外侧副韧带、髌骨外侧支持带纤维和髂胫束获得加固（图 4 -
2 - 5）。并由股二头肌、腘肌腱和腓肠肌外侧头共同提供肌肉稳定性。

膝关节后部关节囊通过腘斜韧带和弓状韧带进行加强（图 4 - 2 - 6）。腘斜韧带跨于半
膜肌腱和股骨外侧髁之间，当胫骨相对于股骨做外旋，该韧带在膝关节完全伸展时被拉紧。
腘弓状韧带起于腓骨头，并分为两支。较大的一支呈弓形跨过腘肌腱并附着于胫骨髁间后
部。而较小的一支则附着于股骨外侧髁的后部，并达籽骨，该骨常埋于腓肠肌的外侧头中。

膝关节囊后部还通过腘肌、腓肠肌、腘绳肌,尤其是半膜肌的纤维扩张部获得加强。与肘关节不同,膝关节没有防止过伸发生的骨性结构,而是通过关节后方的肌肉、韧带和关节囊结构限制过伸。

膝关节的后外侧关节囊通过腘弓状韧带、外侧副韧带、腘肌及肌腱进行加固。这一系列的组织结构常被称为弓形复合体。

膝关节的内侧关节囊通过内侧副韧带、髌内侧支持带和半膜肌的扩张部进行加固(图4-2-7)。缝匠肌、股薄肌和半腱肌的肌腱在膝关节前内侧形成"鹅足"(图4-2-4),也起到加固关节囊的作用。

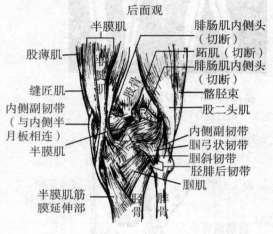

图4-2-6 膝关节囊后部

通过腘斜韧带和腘弓状韧带进行加强。腓肠肌内外侧头和跖肌被切断暴露出后关节囊,可看到腘肌在腘窝的深部,被半膜肌的伸肌筋膜所覆盖。

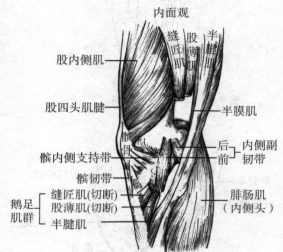

图4-2-7 膝关节内侧面的肌肉和结缔组织

缝匠肌和股薄肌被切断,暴露出了内侧副韧带的前后部分。

膝关节囊的内面由一层滑膜覆盖,是一种复杂的解剖结构。膝关节有多达14个滑囊,通过这些滑囊可缓冲运动过程中组织间较大的摩擦力。这些组织间连接包括:肌腱、韧带、皮肤、骨、关节囊和肌肉(表4-2-1)。尽管某些滑囊仅仅是滑膜的延伸部分,但也有一些滑囊形成独立的外部结构(表4-2-2)。上述组织间连接处的过度活动易导致滑囊炎的发生。

脂肪垫常位于滑囊的周围。脂肪垫和滑囊液可减少运动时组织间的摩擦。在膝关节,较大面积的脂肪垫位于髌骨上或下的组织深层。

表4-2-1 加固膝关节囊的韧带、筋膜和肌肉

关节囊的部位	起加强作用的结缔组织	起加强作用的肌肉、肌腱
前	髌腱 髌骨支持带	股四头肌
外	外侧副韧带 髌骨外侧支持带 髂胫束	股二头肌 腘肌腱 腓肠肌外侧头

续表

关节囊的部位	起加强作用的结缔组织	起加强作用的肌肉、肌腱
后	腘弓状韧带 腘斜韧带	腘肌 腓肠肌 腘绳肌
后外侧	腘弓状韧带 外侧副韧带	腘肌腱
内侧	内侧副韧带 髌骨内侧支持带	半膜肌腱扩张部 缝匠肌、股薄肌和半腱肌的肌腱

表4-2-2　各种组织间连接处的滑囊

组织间连接	举例
韧带和肌腱	位于外侧副韧带和股二头肌腱之间的滑囊 位于内侧副韧带和鹅足肌腱间的滑囊
肌肉和关节囊	位于腓肠肌内侧头和膝关节囊内侧间的无名滑囊
骨和皮肤	位于髌骨与皮肤间的皮下髌前滑囊
肌腱和骨	位于半膜肌腱和胫骨内侧髁之间的半膜肌滑囊
骨和肌肉	位于股骨和股四头肌之间的髌骨上滑膜囊
骨和韧带	位于胫骨和髌韧带间的髌骨下滑囊

(三)胫股关节

胫股关节是一个最重要的关节,是由凸起的股骨髁在较平坦的胫骨平台上形成的关节。关节稳定性并不是由于骨性结构间严密的匹配,而是通过肌肉、韧带、关节囊、半月板及体重所产生的力量以及限制性结构来实现的。

1. 半月板

(1)解剖学分析　半月板是呈月牙形的纤维软骨样盘状结构(图4-2-8),增加了胫股

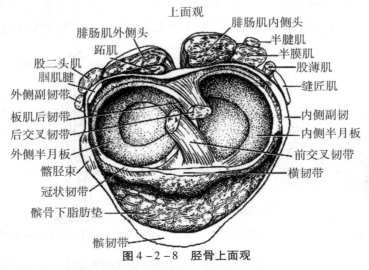

图4-2-8　胫骨上面观

半月板、侧副韧带、交叉韧带、肌肉、肌腱被切断暴露。

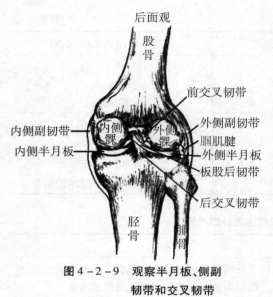

**图 4-2-9 观察半月板、侧副
韧带和交叉韧带**

注意腘肌腱经过外侧半月板和外侧副韧带。

关节的匹配度。半月板通过前、后角固定于胫骨髁间区，外缘通过半月板胫骨韧带附着于胫骨和邻近的关节囊。两个半月板在前方由横韧带连接。有几条肌肉在半月板上有次级附着点。股四头肌和半膜肌均附着于双侧半月板，腘肌附着于外侧半月板，这有助于在膝关节活动时半月板的稳定。

如图4-2-8、9所示两个半月板的外形和与关节囊的连接方式均有所不同。内侧半月板呈C形，其外侧缘附着于内侧副韧带深面及邻近关节囊；而外侧半月板呈O形，其外侧缘仅附着于外侧关节囊，腘肌腱从外侧副韧带和外侧半月板的外侧缘之间穿过（图4-2-9）。半月板，尤其是外侧半月板，具有一定的自由活动度，增加了胫股关节的动态匹配。

（2）功能分析　半月板的主要功能是减少胫股关节间的压应力。其余功能包括：在活动过程中稳定关节、润滑关节软骨、减少摩擦以及引导膝关节的关节运动。平地行走时，膝关节的压应力可达体重的2～3倍；登台阶时，可达体重的4倍。半月板的存在使胫股关节接触面积增加了三倍，显著减小关节软骨的压力，保护了膝关节。切除半月板将导致膝关节退变风险明显增加。

半月板可承担膝关节总负荷的一半。在行走的每一步中，半月板将随应力变化而发生变形。这种机制就使膝关节压应力的一部分可作为每个半月板的外周张力而被吸收。因此，撕裂的半月板将丧失吸收负荷的能力。

2. 胫股关节的骨骼运动学　胫股关节包括两个自由度：矢状面上的屈伸活动和轻度屈膝状态下水平面上的内外旋转运动。图4-2-10和4-2-11分别显示了胫骨相对于股骨和股骨相对于胫骨的运动。膝关节在冠状面上仅发生约为6°～7°的被动运动。

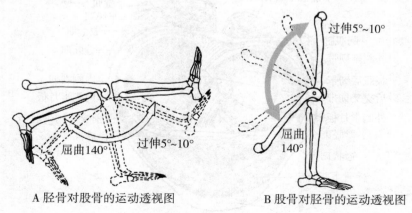

A 胫骨对股骨的运动透视图　　　　B 股骨对胫骨的运动透视图

图4-2-10　膝关节在矢状面上的屈和伸运动

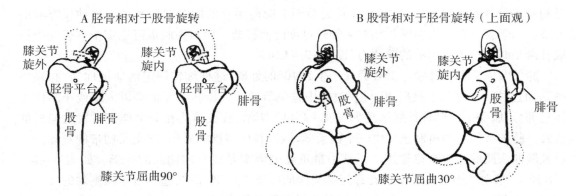

A 胫骨相对于股骨旋转

B 股骨相对于胫骨旋转（上面观）

膝关节旋外　膝关节旋内

膝关节旋外　膝关节旋内

胫骨平台　腓骨

胫骨平台　腓骨

股骨　腓骨

股骨　腓骨

股骨　腓骨

膝关节屈曲90°

膝关节屈曲30°

图 4 – 2 – 11　膝关节在水平面上的运动

（1）屈和伸　屈伸运动的发生与内外侧旋转轴有关。活动的范围与年龄和性别有关，但一般来说，正常的膝关节可发生130°～140°的屈曲和约5°～10°的过伸。膝关节屈伸运动轴并不固定，但仅在股骨髁间移动，移动的轨迹被称为"渐屈线"（evolute）（图 4 – 2 – 12）。受股骨髁离心曲率的影响。

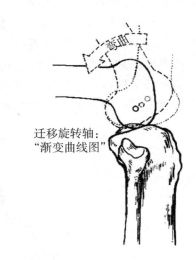

弯曲

迁移旋转轴："渐变曲线图"

图 4 – 2 – 12　膝关节屈曲运动
产生了一个沿内外旋转轴的迁移。

图 4 – 2 – 10 ～ 12 旋转轴的移动具有生物力学和临床意义。首先，轴的移动改变了屈伸肌内力臂的长度。这就部分解释了为什么最大效率的内力矩随运动范围而变化。其次，许多膝关节外部装置，例如量角器、等速测试设备或铰链式膝关节矫形器，由于只围绕同一固定轴旋转，因此在膝关节的运动过程中，外部装置的旋转弧与小腿的旋转弧可产生轻度的不一致。其结果就是在膝关节运动时，铰链式矫形器可相对于小腿呈活塞样运动而导致皮肤的摩损。为减少这种情况的发生，我们必须把外部装置的固定旋转轴尽可能地锁定在膝关节"平均"旋转轴的位置，通常是股骨外上髁的位置。

（2）内旋转和外旋转　一般来说，膝关节水平面旋转可随屈曲增加而增加。膝关节屈曲90°可产生约40°～50°的旋转。活动过程中外旋通常大于内旋，其比率为2∶1。一旦膝关节完全伸直，轴向旋转将受到最大程度的限制；由于韧带被动拉紧、部分关节囊以及骨关节一致性的增加使膝关节被"锁定"。

膝关节的水平旋转要么是胫骨相对于股骨的旋转，要么就是股骨相对于胫骨的旋转。描述膝关节轴向旋转的术语是基于胫骨结节与股骨远端前方的相对位置而命名的。如图 4 – 2 – 11所示。

3. 胫股关节的关节运动学

（1）膝关节的主动伸展　图 4 – 2 – 13 描绘了膝关节最后90°伸直过程中的关节运动学。在胫骨相对于股骨的伸直过程中，胫骨关节面相对于股骨髁发生向前的滚动和滑动（图 4 – 2 – 13A）。图中所示半月板被收缩的股四头肌牵拉向前。当从深蹲位变为站立位时产生股骨相对于胫骨的伸展,股骨髁将在胫骨关节面上向前滚动的同时向后滑动。这种反方向的关节运动学就有助于限制股骨相对于胫骨过度向前移动。股四头肌也可稳定半月板而抵抗股骨滑动时所产生的向后的剪切力(图4-2-13B)。

膝关节完全伸直并锁定需要胫骨产生约10°的外旋,这种旋转锁定活动被称为"扣锁机制",而这种活动是基于最后30°伸展过程中膝关节的轴向旋转。无论是以大腿或小腿作为运动部分,膝关节的两种伸展运动如图4-2-13所示,膝关节均在完全伸直时发生向外的旋转。膝关节的扣锁机制至少由三个因素驱动:股骨内侧髁的外形、前交叉韧带的被动张力以及股四头肌的侧方牵拉作用。而其中最重要的因素是股骨内侧髁的外形。如图4-2-13B所示,股骨内侧髁的关节面在靠近髁间沟的位置约呈30°的凸起。由于内侧髁的关节面相对于外侧髁的关节面更加靠前,当胫骨相对于股骨伸直时,胫骨将沿其向外弯曲的轨道移动;当股骨相对于胫骨伸直时,股骨将沿胫骨向内弯曲的轨道移动。

(2)膝关节的主动屈曲　膝关节主动屈曲的关节运动学机制与图4-2-13相反。

(3)膝关节的内、外旋转　如前所述,膝关节必须处于部分屈曲状态时才可发生胫骨与股骨间的独立水平面旋转。一旦发生屈曲,内、外旋转的运动学就将包括半月板、胫骨及股骨关节面的自旋。股骨相对于胫骨的水平旋转可使半月板由于股骨内外侧髁的自旋而发生轻度变形。半月板通过主动肌的连接而稳定,例如腘肌和半膜肌。

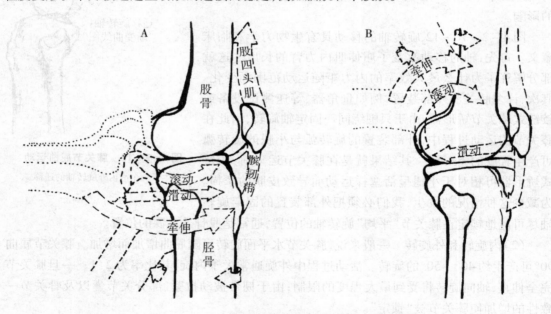

图4-2-13　膝关节主动伸展运动的关节运动学

A:胫骨相对于股骨的伸展运动;B:为股骨相对于胫骨的伸展运动。在A和B中半月板均被收缩的股四头肌向前拉。

(三)髌股关节运动学

髌股关节是指髌骨关节面和股骨滑车间所形成的关节。股四头肌、关节面及支持带可稳定此关节。当膝关节发生屈伸运动时,髌骨可在股骨滑车上滑动。

当膝关节屈曲135°时,髌骨上极与股骨滑车远端接触(图4-2-14A),"跨"在髁间窝上。此时,髌骨外侧关节面的外侧缘和内侧关节面的"奇面"与股骨髁间窝两侧的关节面形成关节(图4-2-14E)。从屈曲90°开始伸膝,髌骨的接触面逐渐向下移动。在90°到60°屈曲位时,髌股关节具有最大的接触面积(图4-2-14D);即使如此,接触面也仅有髌骨总关节面的30%,髌股关节压力将明显上升。最后20°伸膝时,髌骨的接触面将移至髌骨下极(图4-2-14C)。在完全伸直状态下,髌骨移至股骨滑车近端,此时放松股四头肌,髌骨可获得最大被动活动度。

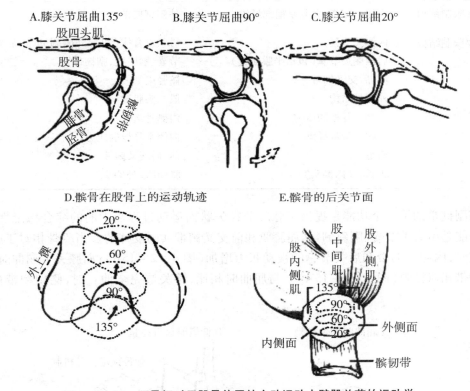

图4-2-14 胫骨相对于股骨伸展的主动运动中髌股关节的运动学

图A-C提示了髌骨和股骨之间的最大接触点在膝关节伸展时从髌骨的上缘到下缘的移动情况。D和E显示了膝关节屈曲135°、90°、60°和20°时髌骨在股骨髁间沟中的运动轨迹。

(四)侧副韧带

1. 解剖学分析 内侧副韧带是一条平而宽的结构,跨越膝关节的内侧面。以髌内侧支持带纤维和内侧关节囊为主的许多结构与内侧副韧带混合,并对其起加固作用。内侧副韧带分前后两部分。前部约长为10cm,从近端向远端由轻度由后向前的相对易于辨认的表浅纤维构成。这束纤维的远端与髌内侧支持带混合,最终附着于胫骨近端内侧面的鹅足韧带附着点的后方。内侧副韧带的后部由一束较短的纤维组成,其位于前部纤维的深面。这些纤维的远端部分较宽,附着于后内侧关节囊、内侧半月板及半膜肌的肌腱部分。

外侧副韧带呈圆而坚韧的条索状,垂直方向走行于股骨外侧髁和腓骨头之间,其远端与股二头肌的肌腱混合。与内侧副韧带不同,外侧副韧带并不附着于邻近的半月板。

2. 功能分析 侧副韧带的主要功能是限制膝关节在冠状面上的过度活动。当膝关节伸展时,内侧副韧带的前部在防止膝外翻中发挥主要作用。与之相对应的是,外侧副韧带则在防止膝内翻中发挥主要作用。许多其它组织结构也在防止膝内、外翻的过程中发挥了一定作用(表4-2-3)。

表4-2-3 为膝关节提供主要和次要保护的组织

	外翻力	内翻力
主要限制结构	内侧副韧带,尤其是前部纤维	外侧副韧带
次要限制结构	内侧关节囊	弓状复合体(包括外侧副韧带、后外侧关节囊、腘肌腱、腘韧带)
	后内侧关节囊(包括半膜肌腱)	
	前、后交叉韧带	髂胫束
	外侧骨结构	股二头肌腱
	外侧半月板的压力	内侧骨结构
	内侧支持带纤维	内侧半月板的压力
	鹅足	前、后交叉韧带
	腓肠肌(内侧头)	腓肠肌(外侧头)

侧副韧带的第二个功能是提供了膝关节在矢状面运动过程当中的的综合稳定性张力。这种功能是由后关节囊、腘斜韧带、屈膝肌和前交叉韧带共同发挥的。当股骨相对于胫骨完全伸直时,内侧副韧带和后关节囊的被动张力增加(图4-2-15B);而膝关节屈曲时,关节囊和韧带相对松弛(图4-2-15A)。与屈曲时相比,膝关节完全伸直时,侧副韧带被拉伸约20%。

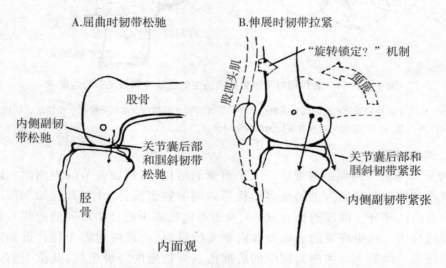

4-2-15 膝关节在股骨相对于胫骨的活动中内侧副韧带、后关节囊和腘斜韧带

A:膝关节屈曲时内侧副韧带、后关节囊和腘斜韧带处于松弛状态;B:膝关节主动伸展股四头肌收缩时这些结构将被拉紧。

侧副韧带对于膝关节屈曲过程中的内、外旋转也有一定的限制作用(表4-2-4)。

表4-2-4　膝关节韧带的功能和常见损伤机制

结构	功能	常见损伤机制
内侧副韧带	1. 防止膝外翻 2. 防止膝过伸 3. 防止轴向旋转	1. 足部固定时受到外翻作用力(如:美式足球中的"clip") 2. 膝关节严重过伸
外侧副韧带	1. 防止膝内翻 2. 防止膝过伸 3. 防止轴向旋转	1. 足部固定时受到内翻作用力 2. 膝关节严重过伸
后关节囊	1. 防止膝过伸 2. 腘斜韧带防止外旋 3. 后外侧关节囊防止内翻	膝过伸或膝关节外旋时伴随有膝过伸
前交叉韧带	1. 多数纤维对抗膝关节伸展(限制胫骨过度前移,股骨过度后移或是两者皆有) 2. 限制内翻、外翻和轴向旋转	1. 足部固定时受到较大的外翻力 2. 足部固定时受到较大的旋转力 3. 上述情况的合并,尤其是膝关节完全伸直或接近完全伸直并伴有股四头肌的强烈收缩时 4. 膝关节过度伸直
后交叉韧带	1. 多数纤维对抗膝关节伸展(限制胫骨过度后移、股骨过度前移或两者皆有) 2. 限制内翻、外翻和轴向旋转	1. 膝关节在全屈曲位,踝关节在全跖屈位胫骨近端着地摔倒 2. 任何力量导致的胫骨相对于股骨的过度向后移位(例如"仪表盘"损伤)或是股骨相对于胫骨的过度向前移位,尤其是在膝关节屈曲时 3. 膝关节严重过伸导致关节后间隙增大 4. 足部固定时受到过大的轴向旋转或内外翻力,尤其是在膝关节屈曲时

(五)前、后交叉韧带

交叉一词是对这些韧带穿过股骨髁间窝时空间关系的描述(图4-2-16)。交叉韧带属于关节囊内结构,其表面有滑膜覆盖。由于交叉韧带表面的大部分位于滑膜和关节囊之间,因此交叉韧带被认为是滑膜外结构。这些韧带的血供源于滑膜和邻近软组织的小血管。交叉韧带是以其在胫骨上的附着点进行命名的。前、后交叉韧带协同可限制膝关节在所有方向上的运动(表4-2-3、4),但其主要功能是对抗股骨和胫骨在前后方向上的剪力作用。相对于股骨,前交叉韧带限制胫骨前移,后交叉韧带限制胫骨后移(图4-2-17)。

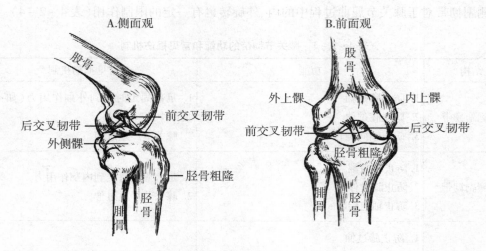

图 4-2-16　前后交叉韧带的走行

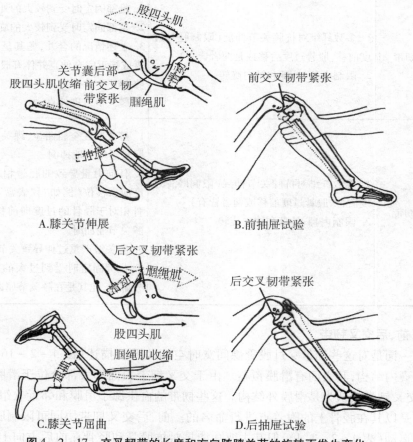

图 4-2-17　交叉韧带的长度和方向随膝关节的旋转而发生变化

A:股四头肌收缩时将胫骨相对于股骨向前滑动。膝关节伸展时延长了前交叉韧带、关节囊后部、腘绳肌和侧副韧带。B:前抽屉试验。C:后交叉韧带由于腘绳肌的收缩而向后滑向。D:后抽屉试验。

三、肌肉与关节的相互作用

(一)肌肉和关节的神经支配

1. 肌肉的神经支配　膝关节肌肉的神经支配见表4-2-5。

表4-2-5　膝关节周围的肌肉及其神经支配

肌肉	动作	神经支配	神经丛
缝匠肌	髋关节屈曲、外旋、外展 膝关节屈曲、内旋	股神经	腰丛
股薄肌	髋关节屈曲、内收 膝关节屈曲、内旋	闭孔神经	腰丛
股直肌	膝关节伸展、髋关节屈曲	股神经	腰丛
股四头肌其余三块	膝关节伸展		
腘肌	膝关节屈曲、内旋	胫神经	骶丛
半膜肌	髋关节伸展 膝关节屈曲、内旋	坐骨神经	骶丛
半腱肌	髋关节伸展 膝关节屈曲、内旋	坐骨神经	骶丛
股二头肌(短头)	膝关节屈曲、外旋	坐骨神经	骶丛
股二头肌(长头)	髋关节伸展 膝关节屈曲、外旋	坐骨神经	骶丛
腓肠肌	膝关节屈曲 踝关节跖屈	胫神经	骶丛
跖肌	膝关节屈曲 踝关节跖屈	胫神经	骶丛

2. 膝关节的感觉支配　膝关节的感觉主要通过L3~L5神经根的感觉支传向脊髓,具体指胫后神经、闭孔神经和股神经。胫后神经(坐骨神经的分支)是膝关节最主要的感觉传入神经,包括关节囊后部、相关韧带、髌下脂肪垫在内的大多数关节内结构的感觉。闭孔神经包含来自髋和膝的感觉传入纤维,可解释为什么髋关节疾病常表现为膝内侧疼痛。股神经包含了大多数来自膝关节前内侧和前外侧关节囊及相关韧带的感觉支。

(二)膝关节肌肉的功能

1. 伸肌:股四头肌

(1)解剖学分析　股四头肌由股内侧肌、股外侧肌、股中间肌和股直肌组成,所有肌肉合并后形成一条强壮的肌腱附着于髌骨基底部,进一步向远端延伸为髌腱附着于髌骨尖和胫骨结节之间。股外侧肌和股内侧肌还形成扩张部,附着于关节囊、半月板和髌骨支持带。股四头肌及肌腱、髌骨和髌韧带被统称为伸膝装置(knee extensor mechanism)。四块肌肉中,股直肌提供总伸力矩的20%,其余提供80%。

股直肌起自骨盆髂前下棘,大部分止于股骨干前外侧和股骨嵴。股外侧肌是股四头肌中最大的一块肌肉,而股内侧肌可延伸至膝关节远端。股内侧肌的纤维存在两种完全不同的走行方向。较远端的斜行纤维(股内侧斜肌)以50°~55°的角度靠近髌骨,而其余的纵行纤维(股内侧长肌)则以15°~18°的角度靠近髌骨。这两束纤维在髌骨上具有不同的力线。尽管斜行纤维仅占全部股内侧肌的30%,但当髌骨在股骨滑车上滑动时,这种斜行牵拉髌骨的作用对髌骨的稳定性和方向具有重要作用。股中间肌位于股直肌深面,少数肌纤维附着于股骨远端前面。股中间肌可在主动伸膝过程中拉动关节囊和滑膜。

(2)功能学分析 一般情况下,膝关节的伸肌力矩比屈肌力矩大2/3。股四头肌通过等长、向心、离心等收缩方式来完成膝关节的多种功能。通过等长收缩,股四头肌可有助于稳定并保护膝关节;通过离心收缩,股四头肌可控制机体重心下降的速度,比如在坐下和下蹲时。股四头肌的离心性收缩可为膝关节提供减震作用,比如行走时的足跟着地期,膝关节轻度屈曲可缓冲地面的反作用力。股四头肌犹如弹簧一样有助于缓冲负重对于关节的影响,这种保护机制在高度负重情况下尤为有效,例如跳起后落地、跑步以及从高的台阶跳下。膝关节用支具固定或被融合于伸直位将破坏这种自然的缓冲机制。股四头肌的离心收缩减缓膝关节屈曲,而向心收缩可加速伸膝,后者在跑步、登山、起跳或起立时升高身体重心。

为了研究的方便,学者们把起立时屈曲膝关节的力称为外力矩(external torque),伸直膝关节的力称为内力矩(internal torque)。前者一般指体重、小腿重量、重物等,后者则指股四头肌的力量,它们是一对反作用力。如何认识这种相反的力矩及其作用机理,对理解和从事膝关节疾病的康复治疗有重要意义。

①膝关节外力矩分析 主要从"胫骨相对于股骨"和"股骨相对于胫骨"两种运动方式进行分析。股四头肌的强化训练主要依靠重力或阻抗作用所产生的外力矩。外力矩的强度随膝关节伸直角度的变化而变化。在胫骨相对于股骨的伸膝运动中,下肢重量的外力臂从屈曲90°到伸直0°呈增加趋势(图4-2-18),0°时最大;与之相反,在股骨相对于胫骨的伸膝运动中,上身重量的外力臂从屈膝90°到伸膝0°呈递减趋势(图4-2-19),0°时最小。

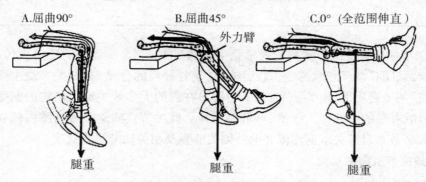

图4-2-18 胫骨相对于股骨的伸展运动

临床实践中,股四头肌的抗阻运动是一种康复治疗方法,但也可能对病变膝关节造成进一步的损伤,使临床症状加重。如何选择合适的运动疗法呢? 图4-2-18、19中所提供的信息对理解和指导强化股四头肌的运动疗法有重要意义,尤其是对于那些存在膝关节病变的患者。图4-2-20曲线图的含义在于:股骨相对于胫骨在90°~45°范围内伸直或胫骨相对于股骨在45°~0°范围内伸直时,膝关节承受的外力矩最大;通过修正抗阻或抗重力伸膝的方式,可实现减小过大外力臂的目的。比如,可选择 90°～45° 的范围内,进行胫骨相对于股骨的伸膝运动,并在踝部增加外部负荷(抗阻运动);或选择 45°～0° 范围内(部份下蹲位)进行股骨相对于胫骨的伸膝运动。采取这两种运动方式,可在膝关节 0°～90° 运动范围内获得轻～中度外力矩的股四头肌抗阻训练。换言之,在获得理想的股四头肌强化康复治疗的同时,控制继发性损伤的发生。

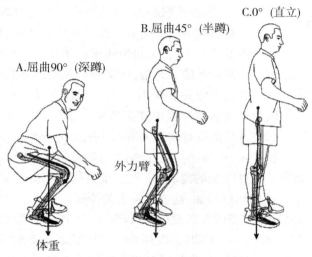

图 4－2－19 股骨相对于胫骨的伸展运动

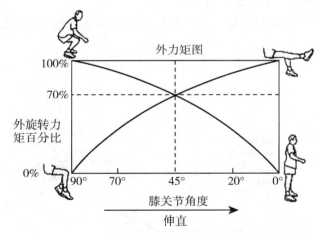

图 4－2－20 伸膝过程中外力矩百分比变化曲线图

此图显示了膝关节在股骨相对于胫骨以及胫骨相对于股骨的伸展过程中最大力矩百分比的变化。伸膝外力矩达到 70% 以上时用红色影标出。

②膝关节内力矩与关节角度的关系 1973 年,Smidt GL 在膝关节屈伸的生物力学研究中发现:膝关节内力矩(伸直力矩)在屈膝 45°～70° 范围内最大,极度屈曲或最大伸直时最小。膝关节内力矩—角度关系的曲线受髋关节所处位置和活动速度影响。这种情形常见于登较高的台阶、从坐椅子的位置站立、保持半蹲姿势等活动。在股骨相对于胫骨的伸直模式中,内力矩和外力矩在膝关节接近伸直时都会快速下降,这种股四头肌内、外力矩的生物力学匹配有利于在维持关节稳定性的同时,减少关节应力。这一理论知识部分解释了以下临

床治疗的选择:允许的条件下,股四头肌肌力康复采用0°~45°范围内的"闭链"股四头肌抗阻运动,这样可以在强化肌力的同时,把对关节的损伤的可能性减少到最低限度。

③髌骨的作用及髌股关节运动学　从功能上来说,髌骨可将股四头肌腱前移,因此可增加"伸膝装置(knee extensor mechanism)"的内部力臂。从而增加股四头肌的力矩(图4－2－21)。内力臂越大,股四头肌的力越大,所产生的内力矩就越大。

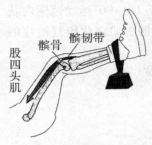

图4－2－21　伸膝时股四头肌的力矩

图示膝关节伸展类似于起重机吊起重物。

日常活动中髌股关节常处于高压力状态,例如,平地行走的压力为体重的1.3倍,站起为体重的2.6倍,爬梯子时髌股关节的压力可达到体重的3.3倍;而深蹲时髌股关节的压力可达体重的7.8倍。如此大的关节作用力反映了由股四头肌所产生力量的强度,以及肌肉活动过程中膝关节所处的角度。为了说明这些因素,我们将对半蹲位时髌股关节的作用力进行分析(图4－2－22A)。伸膝过程所产生的力向近端和远端被转移到股四头肌腱(QT)和髌韧带(PL),这个过程正如绳子穿过固定的滑轮,这些力量共同作用的结果表现为髌股关节之间的压力。深蹲时膝关节屈曲角度增加,这要求强大的伸膝装置力量,并最终作用于髌股关节(图4－2－22B);深蹲减小了股四头肌腱(QT)和髌韧带(PL)矢量所形成的夹角,从而增加了髌股关节间压力(JF)的强度。下蹲时,屈膝60°~90°状态下髌股关节间的压力和接触面积最大(图4－2－14E)。这种匹配关系可以减少髌股关节单位面积所承受的压力,使受力均匀分布,避免和延缓膝关节退变的发生。

维持髌股关节良好的对合关系的因素很多,这些因素之间的相互平衡,可以在膝关节伸

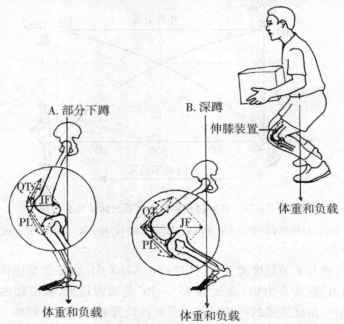

图4－2－22　下蹲的程度与髌股关节内在压力之间的关系

A:维持部分下蹲需要通过股四头肌腱和髌韧带传递力量。B:深蹲时需要股四头肌自己在膝关节产生一个巨大的外力矩。

屈活动时保证髌骨在尽可能小的关节面应力状态下通过股骨滑车(图 4 - 2 - 23)。上述因素不平衡时,髌股关节对合关系就会发生改变,甚至脱位,导致关节面局部应力增加,引起髌股关节疼痛综合征的发生。

股四头肌收缩可拉动髌骨向上并向外滑动。由股四头肌对髌骨所产生的向外拉力的角度被称为 Q 角(图 4 - 2 - 24)。该角的画法如下:a. 画一条线表示股四头肌的合力,其为髂前上嵴与髌骨中点的连线;b. 画一胫骨结节与髌骨中点的连线。两线相交所形成的角度即为 Q 角,其大小因性别而有所不同:女性为 15.8°,男性为 11.2°。Q 角所导致的髌骨外偏倾向会形成生理性的"弓弦张力"(图 4 - 2 - 23),股内侧肌斜行纤维(VMO)的重要作用就是抵抗股四头肌作为一个整体造成髌骨向外脱位的趋势。髌股关节内侧扩张部和股骨滑车的外侧关节面可阻止髌骨向外侧滑动。尽管目前尚无充足证据,但临床上一般认为 Q 角明显大于正常可能是导致髌股关节疼痛、软骨软化及髌骨外侧脱位的因素之一。

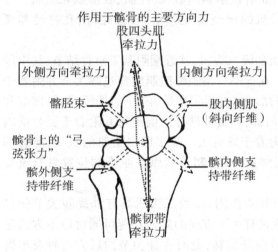

图 4 - 2 - 23 髌骨在力的引导下在髁间沟里滑动

    每一结构都有一个自然的牵拉髌骨向内或向外的趋势。在许多病例中,反方向的力抵消了另外一个力,所以髌骨可以在膝关节屈伸活动中有最佳的运动。

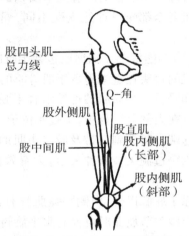

图 4 - 2 - 24 Q 角的测量方法

多种结构和功能性因素共同作用均可导致髌骨向外侧的过度滑动(表 4 - 2 - 6)。髌骨运动轨迹异常与髌骨相对于股骨滑车的倾斜程度有关。在女性患者中,股骨滑车变浅常导致髌骨向外侧过度倾斜,尤其是在完全屈膝时明显。随着时间的发展,异常倾斜将导致关节软骨应力的增加和习惯性髌骨向外脱位的发生。大量运动医学临床数据显示在习惯性髌骨脱位的患者中,58.4% 的全脱位患者为女性,而男性全脱位患者仅占 14%。

表 4 - 2 - 6 髌骨运动轨迹过度外移的原因

异常的结构或功能	举例
外侧软组织过度紧张	髂胫束和/或髌骨外侧支持带紧张
内侧软组织过度松弛	内侧副韧带和/或髌骨内侧支持带松弛
骨发育不良	股骨滑车外侧面发育不良(如髁间沟狭窄)
	高位髌骨

续表

异常的结构或功能	举例
膝关节力线不佳	Q 角增大
	膝外翻
	股骨前倾角过度增加
	胫骨过度外扭转
肌肉无力或缺乏控制	髋外展外旋肌无力
	股内侧肌斜头无力或萎缩
	胫骨后肌无力（与足的过度旋前相关）

2. 屈曲—旋转肌群　除了腓肠肌以外，膝关节后部的所有肌肉均有屈曲以及向内或向外旋转膝关节的能力。膝关节所谓的屈曲旋转肌群包括腘绳肌、缝匠肌、股薄肌和腘肌。与伸膝肌群全都受股神经支配不同，屈曲—旋转肌的神经支配包括：股神经、闭孔神经和骶神经。

（1）功能解剖　腘绳肌包括半腱肌、半膜肌和股二头肌，其近端附着于坐骨结节，其中股二头肌的短头在近端附着于股骨嵴的外侧唇。在远端三条腘绳肌肌腱穿过膝关节并附着于胫骨和腓骨。半膜肌的远端附着于胫骨内髁的后面、内侧副韧带、内外半月板、腘斜韧带和腘肌。在大部分行程中，半腱肌位于半膜肌的后部，其腱性部分向前走行并附着于胫骨前内侧面远端。腓侧副韧带及股二头肌的两个头附着于腓骨头。除了股二头肌的短头，所有腘绳肌均跨过髋关节和膝关节，为有效的伸髋屈膝肌，对控制骨盆以及躯干的位置具有重要作用。

除了屈膝以外，内侧腘绳肌具有内旋膝关节的作用，而股二头肌具有外旋膝关节的作用。当膝关节屈曲时可伴有水平旋转。腘绳肌具有水平方向的旋转功能可通过以下方式鉴别：让患者坐位屈膝 70°~90°，令其小腿向内或向外旋转，此时在膝关节的后方可触及半腱肌腱和股二头肌腱。当膝关节逐渐伸直时，由于膝关节被锁定以及多数韧带的拉紧导致膝关节的旋转停止。换言之，腘绳肌的旋转力臂在膝关节完全伸直时显著下降。

缝匠肌和股薄肌起于骨盆，远端跨过膝关节内侧附着于胫骨近端与半腱肌相邻。在髋部，这两块肌肉均为屈髋肌，但是它们具有不同的运动方向见本章第一节）。缝匠肌、股薄肌和半腱肌的肌腱在止点附着处并列形成一扁腱，这块宽而扁平的结缔组织被称为"鹅足"。这组肌肉是膝关节重要的内旋肌，同时有屈膝作用。鹅足组肌群在膝关节内侧的动态稳定性中发挥重要作用。这群肌肉的主动张力与内侧副韧带一起可防止膝关节外旋和外翻的发生。对于内侧副韧带慢性松弛的患者，手术重建鹅足韧带可增加内侧副韧带的张力。

腘肌是一条三角形的肌肉，位于腘窝内腓肠肌的深面。腘肌的近端形成一条坚韧的韧带，从外侧副韧带和半月板之间穿过，附着于股骨髁外侧。它是膝关节唯一附着于关节囊内的肌肉，其远端广泛地附着于胫骨后部。腘肌纤维可附着于外侧半月板后缘，并与弓状韧带相融合。

（2）屈曲—旋转肌的作用　膝关节的屈曲旋转肌可在行走及跑步过程中发挥良好的功能。这些运动的具体例子将分别在膝关节胫骨相对于股骨的运动和股骨相对于胫骨的运动中进行分析。

①胫骨相对于股骨的骨运动学 屈曲旋转肌的重要功能是在行走或跑步过程中加速或减速胫骨的运动。值得注意的是,这些肌肉仅产生低到中度的力,却可产生相对高的短缩或延长速率。例如,腘绳肌最重要的功能之一就是在行走过程中的延迟摆动相使前摆中的小腿减速。尽管为离心运动,但这些肌肉却有助于缓冲膝关节完全伸直所带来的不良影响。这些肌肉快速收缩以加速膝关节屈曲就可缩短摆动相中下肢的功能长度,这种机制在跳跃或快走时发挥重要作用。

②股骨相对于胫骨的骨骼运动控制 与控制胫骨相对于股骨活动的肌肉相比,控制股骨相对于胫骨的活动所需要的肌肉一般较大且更复杂。例如,缝匠肌可同时对 5 个自由度进行控制(2 个在膝,3 个在髋)。下面将以跑步接球这一动作说明多块膝关节屈曲旋转肌的活动(图 4－2－25A)。当右足固定于地面时,右髋部、骨盆、躯干、颈部、头部和眼睛均转向左侧。请注意右侧腓骨和左侧颈部对角线间的变化,尤其是肌肉间的协调性。在这个例子中,股二头肌的短头附着在腓骨对角运动链的底部,而胫骨则通过骨间膜和其它肌肉结构与腓骨相连。

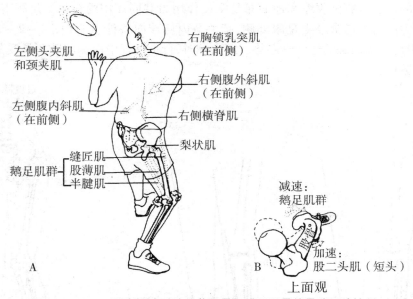

图 4－2－25 跑步接球时膝关节股骨相对于胫骨的骨骼运动控制

A:接球活动需要控制头、颈、躯干、骨盆和股骨的肌肉参与活动,右足固定在地面上,右膝关节将作为一个很重要的旋转轴。B:右膝关节在水平面上的运动控制。股二头肌短头收缩加速了股骨内旋转。鹅足肌肉的收缩将牵拉到内侧副韧带,从而帮助减速或限制膝关节的外旋转。

膝关节的稳定性和控制需要通过肌肉和韧带所产生的力量之间的相互作用来实现。这种相互作用在水平面运动和冠状面运动的控制中具有重要作用。这将通过图 4－2－25B 来说明。在右足固定后,股二头肌的短头将加速股骨的内旋转。鹅足肌群通过离心收缩的方式协助减慢胫骨上股骨内旋的速度。鹅足肌群的作用就在于其通过阻止外旋和膝外翻从而发挥动态内侧副韧带的作用。肌肉活动也有助于弥补内侧副韧带松弛带来的不良影响。

(3)膝关节屈曲—旋转肌最大力矩的产生 1973 年,Smidt GL 在膝关节屈伸的生物力学研究中发现:膝关节屈曲力矩在膝关节接近完全伸直时达到最大,随膝关节逐渐屈曲而稳定下降。尽管屈膝45°时腘绳肌的内部力矩最大,但是当这些肌肉处于完全伸展状态时,膝关节的屈曲力矩最大。屈髋时拉长腘绳肌将产生更大的屈膝力矩。肌肉长度—张力曲线关系是决定腘绳肌屈曲力矩的重要因素之一。

有关膝关节内旋肌和外旋肌最大力矩的数据较少。当屈髋屈膝90°时,膝关节内旋肌和外旋肌可产生约30N·m的最大力矩。当屈髋屈膝20°时,内旋力矩将比外旋力矩大40%。

四、膝关节的异常力线

(一)冠状面

在冠状面上,膝关节通常存在5°~10°的外翻角。这种力线的偏移常常表现为过度膝外翻或膝内翻。

1. 膝内翻伴单髁间关节骨性关节炎　正常力线的膝关节站立时,内外侧关节间隙受力是平衡的(图4-2-26)。假设体重的44%由膝关节承担,理论上每侧间隙应承担体重的22%(图4-2-26A)。正常平地步行时,膝关节所承受的力将增加至体重的2.5~3倍。这种关节受力的增加是肌肉收缩和地面对足跟反作用力共同作用的结果。足跟着地时,地面的反作用合力的力线通常经由足跟外侧、膝关节内侧传向身体重心(图4-2-26B),换言之,每走一步均有膝内翻的运动学趋势。膝内翻时,行走过程中内侧间隙所承受的力通常是外侧间隙的数倍。

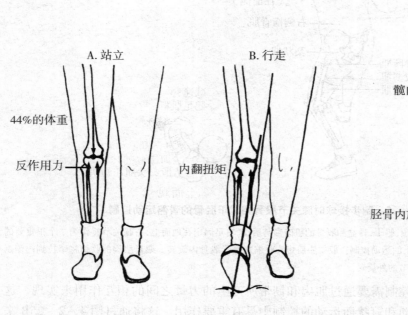

图4-2-26　通过正常膝关节的反作用力

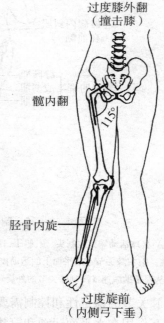

图4-2-27　髋内翻或足部
过度内旋均可导致膝外翻

多数人均能够耐受这种不对称的膝部负荷。当膝关节内侧间隙由于过度劳损等导致关节软骨病变、变薄时,可造成膝内翻或"O"形腿。膝内翻畸形进一步增加膝关节内侧室的负荷,导致病变更加重,形成恶性循环。膝内翻常常需要手术治疗,例如高位胫骨截骨术。手术的目的是纠正内翻畸形,减少膝关节内侧室的应力。除了手术以外,配戴足部矫形器也可减少内侧关节间隙所承受的应力。

2. 过度膝外翻　许多生物力学因素,包括膝关节创伤、老年退行性病变、高体重指数、韧带松弛等均可导致膝外翻。膝外翻也可因髋、踝部畸形或肌肉无力而加重。如图 4 - 2 - 27 所示,髋内翻(颈干角 <125°)或髋部肌无力(例如臀中肌无力),从理论上讲,增加了膝的外翻负荷;足过度外翻畸形时,胫骨远端"外展"会增加膝外翻的力量。随着时间的推移,这种外翻应力将造成内侧副韧带和关节囊的劳损。膝关节外翻除了导致外侧间隙骨性关节炎外,还会影响髌股关节的运动轨迹,并导致前交叉韧带应力异常。

(二) 矢状面

膝关节完全伸直处于"锁定位"时,由于胫骨平台向后倾斜,膝关节往往呈 5° ~ 10° 的过伸。膝关节过伸可使身体的重力线位于膝关节屈伸轴的稍前方,此时股四头肌可放松。正常时,这种重力相关的伸直力矩会被后关节囊和屈膝肌的被动拉伸所对抗。

膝关节过伸超过 10° 被称为膝过伸畸形(膝反张),其主要原因是持续、大力量的伸膝力量导致膝关节后部结构的过度拉伸。姿势控制不良、神经肌肉疾病所造成股四头肌痉挛和/或膝关节屈肌瘫痪均可导致膝过伸畸形。

五、膝关节运动学小结

1. 膝关节屈曲 90° 可产生约 40° ~ 50° 的旋转。活动过程中外旋范围通常大于内旋,其比率为 2 : 1。

2. 在胫骨相对于股骨的伸展过程中,胫骨关节面相对于股骨髁发生向前的滚动和滑动。在股骨相对于胫骨伸展的过程中,股骨髁将在胫骨关节面上向前滚动的同时向后滑动。这种反方向的关节运动学就有助于限制股骨相对于胫骨过度向前移动。

3. 膝关节完全伸直时锁定关节需要产生约 10° 的外旋。这种旋转锁定的活动被称为扣锁机制,是膝关节在最后 30° 伸直过程中股骨髁内旋、胫骨髁外旋的结果。

4. 当发生胫骨相对于股骨的屈曲时,髌骨可向与股骨相反的方向滑动;而当发生股骨相对于胫骨的屈曲时,股骨则向与髌骨相反的方向滑动。

5. 从屈膝 90° 伸直时,髌骨的接触面逐渐向下极移动。在 90° 到 60° 范围内,髌股关节接触面积最大,但也只有髌骨总关节面的 30%。因此,髌股关节内的压力将明显上升。最后 20° 伸膝时,髌骨的接触面移向下极。在完全伸直状态下,髌骨将位于股骨滑车的上方,髌上脂肪垫受压。

6. 股伸肌群可提供总伸膝力矩的 80%,而股直肌仅提供总力矩的 20%,所有通过膝关节的肌肉中,股伸肌群所产生的力矩最大。

7. 最大的膝关节伸展力矩见于屈膝 45° ~ 70° 时,股骨相对于胫骨在 90° ~ 45° 范围内伸直或胫骨相对于股骨在 45° ~ 0° 范围内伸直时,膝关节承受的外力矩最大。

8. 股四头肌收缩可拉动髌骨向上并向外滑动。由股四头肌对髌骨所产生的向外拉力的角度被称为 Q 角。

(敖丽娟,王文丽)

第三节　踝和足

　　踝和足位于下肢运动链的终端,关节组合错综复杂,其主要功能是负重行走并缓冲压力。人在行走、跑步或跳跃时,足不但要有足够的柔韧性来缓冲身体的压力,在三维空间调整足部适应地面的变化,而且需要有相当的坚韧性以便适应蹬地时所需要的力度和稳定。足部的正常感觉,包括本体感觉,也为下肢提供了重要的生物反馈和保护措施。人在松软的地面与坚硬的人造路面上行走时,足踝甚至整个下肢的运动链都将发生不同程度的适应改变。在足跟着地时,松软的地面会"下陷让位"以便使后足活动的角度减少、幅度减慢;而坚硬的人造路面则不会"下陷让位",致使人体足部加大代偿以适应地面,这一过程涉及到整个下肢的动力学链。本节的重点,拟就几种影响踝关节和足部的病症的评定与治疗问题加以讨论,并从运动学角度提出理论性根据,以便于理解和应用。

一、骨骼学

(一)基本术语

　　1. 关节的局部命名　踝关节也称距小腿关节,是位于胫骨、腓骨和距骨间的关节连接结构;足部是指所有的跗骨和踝关节远端所属的关节结构。距骨是踝和足的一部分。距骨在踝和足的局部运动和整个下肢的运动中均有重要的作用。

　　足可以分为三个区域,每一个区域由一组骨和一个或多个关节组成。后足由距骨、跟骨和距下关节组成;中足由余下的跗骨组成,包括跗横关节和较小的远端跗骨间关节;前足由跖骨和趾骨组成,包括跗跖关节及其远端的所有关节。

　　2. 下肢远端与上肢远端解剖结构的相似性　踝和足在结构上与腕和手有类似之处。前臂的桡骨和小腿的胫骨,各自均与一组小骨连接,分别为腕骨和跗骨。若将腕部的豌豆骨视为籽骨,腕骨和跗骨均由 7 块骨组成。跖骨和掌骨以及其远端的趾(指)骨的结构,均极为相似。但足趾因无对掌运动,其功能远不如手拇指。

(二)骨学

　　1. 腓骨　细而长的腓骨位于胫骨的外侧并与之平行。腓骨头可于胫骨平台外侧触及,而腓骨远端只有下 1/4 可触及。腓骨只传递大约 10% 的体重,其余由胫骨向远端传递。腓骨远端为外踝,从功能上讲,它为腓骨长肌和腓骨短肌的肌腱提供了一个滑车,其内侧与距骨外侧形成关节。

　　2. 胫骨远端　胫骨远端膨大,内侧为内踝突起,内踝尖较外踝尖水平高。内踝的外侧与距骨内侧形成关节。胫骨远端外侧有一个腓骨切迹,是接纳腓骨远端的三角形凹陷。

　　胫骨的外侧扭:与近端相比胫骨下端沿长轴有约 20°～30° 的向外侧扭转,因此自然站立时足呈轻度外旋位。胫骨的内翻角度:胫骨的整体线性对位轴与地面垂直线间大约有 4° 的内翻角;胫骨内翻的程度因人而异,可直接影响到正常距下关节的功能。

　　3. 跗骨　跗骨的骨性特征见表 4 – 3 – 1。

表 4 - 3 - 1　跗骨骨性特征

距骨	骰骨
● 滑车面	● 腓骨长肌腱沟
● 头	跟骨
● 颈	● 结节
● 前、中、后关节面	● 跟骨结节外侧突和内侧突（内、外侧结节）
● 距骨沟	● 前、中、后关节面
● 外侧和内侧结节	● 跟骨沟
内侧楔骨、中间楔骨和外侧楔骨	● 载距突
● 横弓	舟骨
	● 近端关节凹面
	● 舟骨粗隆

4. 跖骨和趾骨

（1）跖骨　跖骨从内向外标号为 1～5。每一跖骨都由近端的基底部、骨干和远端的头部构成。从矢状面上观察，跖骨呈向上拱起的弓状结构。这种弓状结构提高了跖骨支撑负荷的能力，并于跖骨骨干的跖面提供容纳肌肉和肌腱的空间。第一跖骨头的跖面有两个小的关节面，用来与埋藏在屈短肌腱的两个籽骨形成关节。

（2）趾骨　跟手的指骨一样，足有 14 块趾骨，踇趾有远、近两节趾骨，余四趾则有远、中、近三节趾骨。每一趾骨均由近端的凹状基底部、中间的干部以及远端的凸状头部构成。

二、关节学

踝和足的主要关节有踝关节（距小腿关节）、距下关节和跗横关节。距骨从力学上与所有这三个关节都有关联。距骨表面的 70% 被关节软骨所覆盖，具有多个关节面，形态复杂。

（一）运动学名词

用来描述踝和足的运动学术语，包含两套定义：基本型定义和应用型定义。基本型定义基于足或踝做与三条标准的旋转轴间成直角的运动（图 4 - 3 - 1）：沿横轴旋转的背屈和跖

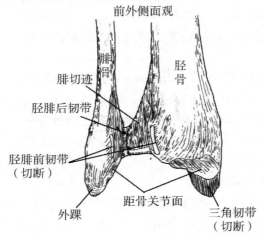

前外侧面观

腓骨

胫骨

腓切迹

胫腓后韧带

胫腓前韧带
（切断）

距骨关节面

外踝

三角韧带
（切断）

图 4 - 3 - 1　右胫腓骨远端及其关节面

屈,平行于矢状面运动;沿纵轴旋转的内翻和外翻,平行于冠状面运动;沿垂直轴旋转的外展和内收,平行于水平面的运动。

但事实上,这种基本型定义并不能够真正地反映踝和足的三维运动。因为这些关节的运动大部分都发生在倾斜的轴线上,表现为旋前和旋后,如图4-3-1所示。旋前包括外翻、外展和背屈;旋后包括内翻、内收和跖屈。

表4-3-2总结了用于描述踝和足的运动术语,包括描述异常姿势或畸形的术语。

表4-3-2　用于描述踝和足运动和畸形的术语

运动	旋转轴	运动平面	固定的畸形或异常姿势举例
跖屈	内—外	矢状面	马蹄足
背屈	内—外	矢状面	仰趾足
内翻	前—后	冠状面	足内翻
外翻	前—后	冠状面	足外翻
外展	竖直	水平面	外展
内收	竖直	水平面	内收
旋后	倾斜 (其倾斜度依关节而异)	不同程度地跖屈、内翻、内收("跖屈内翻收")运动组合成分	不一致术语: 常指一个或多个旋后运动的组合成分
旋前	倾斜 (其倾斜度依关节而异)	不同程度地背屈、外翻、外展("背屈外翻展")运动组合成分。	不一致术语: 常指一个或多个旋前运动的组合成分

(二)踝关节的结构与功能

广义的踝关节包括距小腿关节、上和下胫腓联合及小腿骨间膜。上胫腓联合实际上参与膝关节后外侧角的构成。下胫腓联合拥有坚韧的韧带连接,包括:骨间韧带,胫腓前韧带,胫腓后韧带和胫腓横韧带。

狭义的踝关节指距小腿关节(talocrural joint),由踝穴和距骨构成,类似木匠的"榫槽"结构(图4-3-2)。踝关节挤压力的90%~95%穿过距骨和胫骨,5%~10%的挤压力通过距骨的外侧和腓骨。踝关节的关节软骨大约厚3mm,在高负荷时可被挤压30%~40%,有效吸收震荡,减少软骨下骨质的损伤。

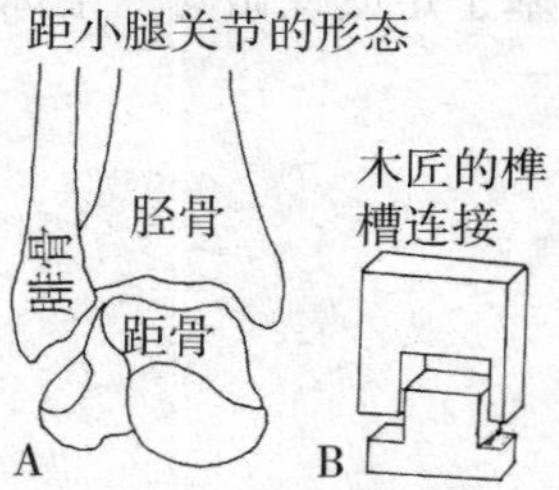

踝关节的稳定性离不开强大的韧带结构(图4-3-3、4)。

距小腿关节的形态

木匠的榫槽连接

图4-3-2　距小腿关节
A:距小腿关节的形态;B:和榫眼模型在形状上的相似性。

内侧的三角韧带限制踝关节、距下关节和距舟关节的外翻。由于三角韧带的强韧性和外踝较内踝更向远端延伸的骨性结构,都有阻止足踝过度外翻的作用,因而三角韧带在一般的足踝扭伤时拉伤的可能性并不大。踝关节的外侧副韧带包括距腓前韧带、距腓后韧带以及跟腓韧带。由于内踝阻挡"榫槽"内侧的强度有限,内翻性踝关节扭伤较常见,通常都伴随有外侧副韧带的损伤。距腓前韧带附着于外踝的前方,然后继续向前和向内附着于距骨的颈部,是外侧韧带中最常损伤的韧带。在所有外侧踝韧带的损伤中,约2/3累及距腓前韧带和跟腓韧带。

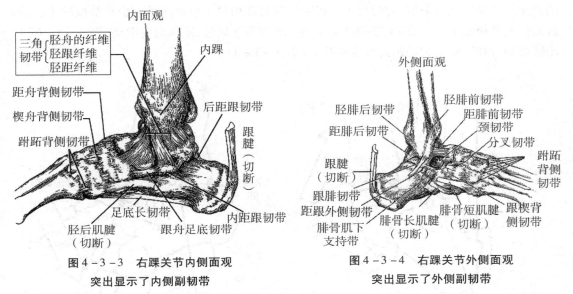

图4-3-3 右踝关节内侧面观
突出显示了内侧副韧带

图4-3-4 右踝关节外侧面观
突出显示了外侧副韧带

距腓后韧带起源于外踝的后内方,并附着于距骨的外侧结节(图4-3-4)。纤维由一个前外到后内的倾斜方向穿过踝关节的后方。距腓后韧带的主要功能是将距骨稳定在"踝穴"里。它限制距骨的过度外展,尤其是在踝关节完全背屈的情况下。下横韧带是由距腓后韧带的一部分纤维所组成的小而粗的索状韧带,它的纤维向内侧继续延伸至内踝的后方,成为距小腿关节后壁的一部分。分布在踝关节的韧带也分布到如距下关节和距舟关节等足部的其它关节,起到了稳定多个关节的作用。

由于外踝较内踝偏低和偏后,故其实际旋转轴较纯粹的内—外侧轴有偏离。如图4-3-5,其旋转轴由外向内穿过外踝、距骨和内踝时有轻微的向上和向前的倾斜度,这个轴向在冠状面上与纯粹的内外轴向大约有10°的偏差,而在水平面上则有6°的偏差。因此背屈总伴

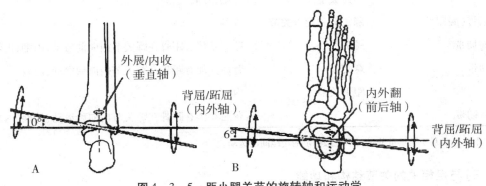

图4-3-5 距小腿关节的旋转轴和运动学

从后面(A)和上面(B)可以观察到距小腿关节轻微倾斜的旋转轴。

随轻微的外展和外翻,而跖屈则伴随轻微的内收和内翻。换言之,踝关节实际上也产生有限的旋前和旋后的运动。当足与小腿成90°角时,称为踝关节的0°位(中立位)。踝关节可有15°~25°的背屈和40°~55°的跖屈,此时距下关节所产生的协同运动可能占有其活动范围的20%。

踝关节背屈时,距骨向后滑动(图4-3-6A),跟腓韧带将被拉紧。外踝扭伤后,踝关节的背屈运动通常受到限制,此时可采用将距骨和足部相对于小腿向后方松动移位的手法,即被动性关节松动术,增加踝关节的背屈运动。踝关节跖屈时,距骨向前滑动(图4-3-6B),距腓前韧带和三角韧带的距舟纤维被拉紧(表4-3-3)。

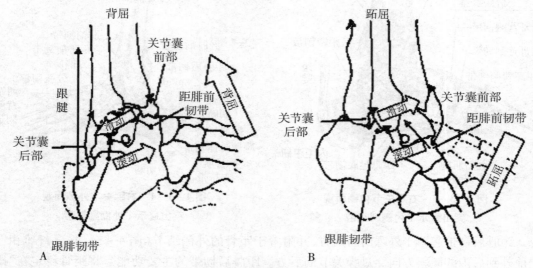

图4-3-6　踝关节被动背屈和跖屈的关节运动学

牵拉时结构用细长箭头表示;松弛时结构用波浪箭头表示。

表4-3-3　牵拉和延长踝关节主要韧带的运动*

韧带	主要的关节	牵拉和延长韧带的运动
三角韧带(胫距纤维)	踝关节	外翻,背屈并伴有距骨在踝关节内向后滑动
三角韧带(胫舟纤维)	踝关节	外翻,跖屈并伴有距骨在踝关节内向前滑动
	距舟关节	外翻,外展
三角韧带(胫跟纤维)	踝关节和距下关节	外翻
距腓前韧带	踝关节	跖屈并伴有距骨在踝关节内向前滑动,内翻,内收
跟腓韧带	踝关节	背屈并伴有距骨在踝关节内向后滑动,内翻
	距下关节	内翻
距腓后韧带		背屈并伴有距骨在踝关节内向后滑动,外展,内翻

*本信息是基于无负重的足对于静态稳定的小腿间的运动。

(三)与足相关的关节结构和功能

1. **距下关节**　即距跟关节。非负重时,足旋前和旋后主要是跟骨相对于距骨的运动,后者在踝穴内基本不动;而负重时的旋前和旋后,如在步行的站立期,则跟骨保持相对的稳定。此时,小腿和距骨作为一个整体单元,在稳定的跟骨上方做旋前、旋后的运动。这种机制使距下关节在负重时可不受其上方的踝和小腿体位的影响,相对独立地控制足的方位。这对于走过陡峭的山坡、双腿过度岔开站立、行走或跑步时突然改变方向和在摇摆不定的船上保持平衡等活动,都是极为重要的。

大而复杂的距下关节由位于跟骨和距骨间的后、中和前三个关节构成的联合体,其中后关节面约占70%。凹形的距骨后关节面正好架在凸起的跟骨关节面上,并被骨间的交锁韧带、体重和收缩的肌肉紧紧地稳定住。前关节和中关节较小,临床上采用关节松动术增加后足的活动时,通常把重点放在后关节上。

距下关节的后、中及前三个关节,均被各自的关节囊分别包裹,较大的后关节囊由三条增厚的韧带予以加固,它们分别是内侧、后侧和外侧跟距韧带。跟距韧带直接附着在距骨和跟骨之间,在距骨窦内斜行穿过,它几乎限制所有的运动,尤其是内翻运动。

距下关节的旋转轴通常被描述为由足跟的后、外向前、内和上方穿越距下关节的轴线(图4-3-7)。此旋转轴与水平面呈42°夹角(图4-3-7A),与矢状面呈16°夹角(图4-3-7B)。

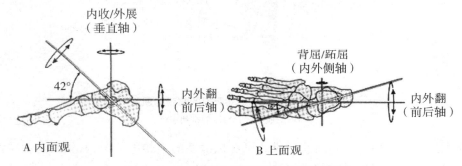

图4-3-7　距下关节的旋转轴和骨运动学

鉴于旋转轴的倾斜,在旋前(包括背屈,外翻和外展)和旋后(包括跖屈,内翻和内收)的组合运动中,旋前以外翻和外展为主,而旋后则以内翻和内收为主(图4-3-7)。总之,距下关节的活动远远大于踝关节的活动,而距下关节活动中内翻大于外翻。临床上往往因过于注重踝关节而忽略了距下关节的重要性。

在寻找距下关节的中立位时,可用触诊法以食指和拇指分别摸到距骨头的内侧和外侧:若将胫骨内旋,侧可使内侧足弓塌陷(即所谓的旋前—背屈外翻外展),此时距骨头的内侧将明显突出;若将胫骨外旋,内侧足弓将上抬(即所谓的旋后—跖屈内翻内收),此时距骨头的外侧将明显突出;进一步调节胫骨的内外旋程度直到食指和拇指下触摸到的距骨头内侧和外侧大小一致时的位置即是距下关节的中立位。临床上熟练地掌握如何寻找距下关节中立位的技能对于正确评定下肢的生物力学及配制个性化矫正足垫都是至关重要的。

2. 跗横关节　包括距舟关节和跟骰关节,是后足与中足分界线。为使其更有启发性,我们特将跗横关节与其它踝和足的主要关节的功能以及相互间的关系一起讨论。如前所述,踝关节的运动主要是矢状面的背屈和跖屈,而距下关节则主要是内翻/外翻以及内收/外展。跗横关节与距下关节有着密切的功能关联,这两个关节从功能上相互合作以完成和控制足部大部分的旋前和旋后运动。

（1）关节结构和韧带的支撑

①距舟关节　类似球窝关节，为足内侧纵弓提供大量的活动性，表现为中足相对于后足的扭动（内翻和外翻）。弹力韧带即跟舟足底韧带（图4-3-8），是距舟关节的重要连接，表现为厚而宽的胶原结缔组织带骑跨于跟骨的载距突和舟骨的内侧跖面之间，它通过直接支撑距骨头内侧和跖面的突起部而形成了距舟关节的"底和内侧壁"。它的高度胶原纤维的本质提供了相当程度的强度和对抗延伸的能力。人站立时此处需要有很强的支撑，这是因为体重有将距骨头压向跖底及内侧地面的趋势。直接与距骨头相接触的弹力韧带表面衬有平滑的纤维软骨。

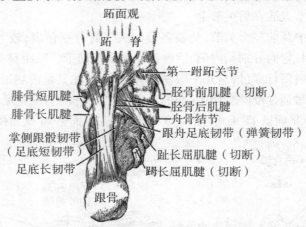

跖面观

跖脊

第一跗跖关节

腓骨短肌腱

胫骨前肌腱（切断）
胫骨后肌腱
舟骨结节

腓骨长肌腱

掌侧跟骰韧带
（足底短韧带）

跟舟足底韧带（弹簧韧带）

趾长屈肌腱（切断）

足底长韧带

跛长屈肌腱（切断）

跟骨

图4-3-8　右足足底深部的韧带和肌腱
注意腓肠肌和胫骨后肌的排列走行。

②跟骰关节　是由凹面和凸面形成的可对抗滑动的连扣关节结构，较距舟关节活动明显小，这种特性有助于足部外侧的稳定性。

跗横关节在没有临近关节，尤其是距下关节联合运动的情况下活动度很小。整个足部绝大部分的旋前和旋后是由距下关节和跗横关节运动的总和所组成。

在讨论跗横关节运动机制的细节之前，有三点值得提及：第一，跗横关节有两个分开的旋转轴；第二，其运动的幅度和方向在负重与不负重的情况下是不同的；第三，跗横关节对中足的稳定性在很大程度上受距下关节所在位置的影响。这些细节将在下面的节段中讨论。

（2）关节运动学　跗横关节拥有两个分开的旋转轴，每个轴都有其独特的运动模式。严格地讲，与大部分负重活动相关的功能性运动是由跨过这两个轴的混合运动组成。跗横关节的旋前和旋后可让中足和前足适应各种复杂的地面。

很难独立测定跗横关节活动度，一般认为其旋后幅度是其旋前的2倍。有关跗横关节的运动最好是结合跨过后足和中足的运动来讨论。试考虑无负重的足，在做主动的旋后运动时，附着广泛的胫骨后肌是主要旋后肌。由于跟骰关节相对僵硬，跟骨的内翻和内收运动将把足部的外侧拉至足的内侧的"下方"。这个运动的重要枢纽点正是距舟关节。胫骨后肌的牵拉对于舟骨的旋转和足内侧纵弓的抬起都有贡献。在这个运动期间，舟骨的近端关节凹面和弹性韧带都沿着距骨头的突面旋转。

无负重足的旋前运动与上面提到的相似，但是反向的。腓骨长肌的牵拉可帮助降低足的内侧部和抬高足的外侧部。在讨论有关足的旋后和旋前时大都是在假设足在没有负重或离开地面的情况下的运动。颇有难度的是去理解和掌握当足踏于地面,特别是行走时,这些关节动力学的变化。这一点将在本节的后面加以讨论。

(3)足的内侧纵弓 图4-3-9显示了足的内侧纵弓和横弓的位置。这两个足弓都对负重情况下的足部的稳定性和回弹性提供了重要的元素,起到支撑身体重量并在运动过程中推进身体的作用。这种具有回弹性的足弓使其更能适应不同地面和负重的变化。体重通过胫骨传导到距骨,然后经其后下方传至跟骨,而经其前下方则传至第2~5跖骨头和第1跖骨头下的两个籽骨,位于这些承重点之间的就是具有回弹性的足弓。当人在站立时因体重而使足弓被轻微压平,当负重去除时(如人从站立到坐下),其足弓通常会回弹恢复到原有的弓形成度。纵弓由内外两部分组成,就功能而言,两部分实为一个功能单元,联同横弓一起将压力分散到各个方向。内侧纵弓较外侧纵弓高且更为重要。

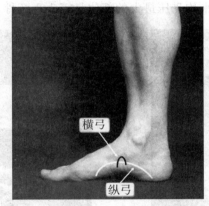

图4-3-9 内侧面观正常足的纵弓(白线标示)和横弓(黑线标示)

足弓的完整性取决于以下因素:①足骨的形状;②足底韧带的强度,特别是跟舟足底韧带(弹簧韧带)以及其长、短韧带;③足底掌腱膜(特别是足底筋膜的中间部分);④肌肉通过收缩拉紧肌腱并产生的夹板效应。

内侧纵弓由以下结构组成:跟骨、距骨、舟骨、三个楔状骨、三个跖骨,其中距骨头及距舟关节是内侧足纵弓的"基石"。胫前肌附着于第一跖骨和内侧楔状骨,协助加强内侧纵弓的支撑力,腓骨长肌腱从足底外侧穿到内侧协助加强内侧纵弓的支撑力。外侧纵弓由跟骨、骰骨和外侧的两块楔状骨组成,比内侧纵弓要平很多,人在站立时外侧纵弓与地面几乎贴合。横弓由骰骨、楔状骨和跖骨底共同构成,内侧和外侧的纵弓对横弓起到支柱的作用,而腓骨长肌腱斜穿足底帮助维持横弓的凸形状态。我们将在本节段中重点讨论有关内侧纵弓的结构与功能,横弓将在后面学习有关远端跗骨间关节时进行讨论。

内侧纵弓是足的主要负重和缓冲结构,若没有这个足弓缓冲结构,人在行走或跑步作用于足部的压力将会超过骨的生理性负重能力。其它帮助足弓缓冲负荷的结构有跖底脂肪垫,位于大趾跖面基底的两个籽骨和表浅跖筋膜(主要附着于跖底表面的厚真皮,其主要的功能是减低剪力)。内侧纵弓以及相关的结缔组织,通常足以胜任支撑足部在相对较低压力的情况下,或在放松站立时那种几乎接近静态的足部所承受的压力。但当足部的负重增加至更大,比如在脚尖站立、行走、跳跃或跑步时等更多的动态运动状况下,其肌肉主动地收缩力量可以帮助进一步维持内侧足弓。

如前所述,距舟关节及其相关的结缔组织形成了内侧纵弓的"拱顶石",其它维持纵弓的静态结构包括跖筋膜、弹性韧带、和第一跗跖关节,其中跖筋膜非常重要。跖筋膜由一系列厚实、富有胶原纤维的纵、横向带状组织构成,它覆盖足底及其内外两侧,并分为表浅和深部纤维。表浅纤维主要附着于覆盖其表面的厚真皮。而更宽广的跖深筋膜则附着于跟骨结节内侧凸的后方。以此处为起点,纤维行向外侧、内侧和中央前方,融合并覆盖足部内在肌组的第一层。粗大的中央束延伸至跖骨头部,并附着于跖趾关节的跖板(韧带)和邻近的屈趾肌腱的纤维性腱鞘上。因此,足趾的主动伸直可牵拉跖深筋膜的中央束并增加内侧纵弓的张力。这种机制非常重要,可使人在脚尖站立或足蹬离地面时增加足弓的张力。人正常站立时,体重从靠近距舟关节处传入足部,这种负荷通过内侧纵弓向前后传递,最终传到脂肪垫和足跟处的厚真皮以及跖骨的头部(图4-3-10A)。正常情况下,后足所受到的负重压力大约是前足的两倍。前足平均受压最大的部位是第2、3跖骨。

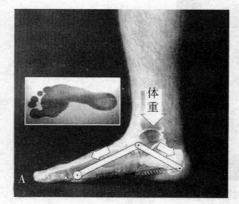 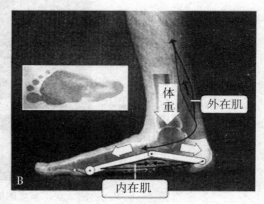

图4-3-10 足部模型描绘站立位时身体负重的机制

A:正常的纵弓,通过跖腱膜的伸展来承受和消散身体重力。足印显示了正常足弓的弧度。B:足弓塌陷,由于过度伸展和无力的跖腱膜导致的异常的塌陷纵弓,如图中所示的过度伸展的弹簧。

直立时,体重有将距骨压向下方并使内侧纵弓被压平的趋势。其结果便增加了跟骨和跖骨头之间的距离,被拉紧的结缔组织,特别是跖深筋膜,就像一个半弹性的绳带被负荷轻度拉长,允许足弓有轻微塌陷(图4-3-10A),起到支撑和缓冲作用。跖深筋膜是维持内侧纵弓高度的主要结构,若切断此结构会降低内侧纵弓弹性的25%。足弓塌陷时,从后面可观察到跟骨相对于胫骨的外翻。

(4)扁平足 扁平足或"平脚"指足内侧纵弓慢性塌陷或异常的下降。通常是由于中足或前足近端关节松弛,同时伴有足底跖筋膜、弹簧韧带和胫骨后肌腱的薄弱或松弛。此时会出现跟骨外翻、距下关节过度旋前、距骨和舟骨负重引起的胼胝体。

图4-3-10B显示了一个有扁平足的人的足,其足印显示出中足异常宽大。扁平足通常丧失了将负重分散到整个脚部的能力。患者通常需要以内在和外在肌的收缩力来代偿因结缔组织被过度牵拉或薄弱导致的张力下降,要用肌肉的收缩来维持其足弓。这也许是造成疲劳以及过度使用症候群的诱因,包括小腿疼痛、胫前痛、骨刺、跖筋膜增厚及炎症等。

扁平足通常被描述为僵硬或柔软性扁平足。僵硬的扁平足(图4-3-10B)甚至在无负重时也显示出塌陷的足弓。柔软的扁平足是足弓塌陷中更常见的类型。内侧纵弓在无负重的情况下,外形基本正常;但负重时会出现过度塌陷。继发的柔软性扁平足通常与肌腱的病变、胫后肌功能失常、关节囊韧带松弛导致足部过度旋前性代偿等有关。对于柔软性扁平足而言,极少病例需外科介入,常采取矫形鞋垫或鞋并辅以运动锻炼的形式来进行治疗。

3. 距下关节和跗横关节的联合运动　非负重时,旋前将足底扭向外侧,而旋后则将足底扭向内侧;站立负重时,旋前和旋后表现为小腿、距骨针对相对固定的跟骨进行三维旋转。这一重要的机制主要是通过距下关节、跗横关节和足的内侧纵弓的联合运动来实现。

在步行周期的头 30% ~ 35% 的时相,距下关节旋前(外翻),给中足添加了具有柔曲性的活动要素(图 4 – 3 – 11B)。到站立后期时,随着距下关节的旋后及足弓的上抬,又给中足添加了具有僵直性的稳定,这有利于足蹬离地面时能够承受较大的负荷,其中包括体重及蹬地时的反作用力。足的这种在每一步行周期中交替地将一个具有缓冲作用的柔曲性的足部结构转变为一个具有杠杆作用的僵直性的足部结构的能力,是足部的众多具有临床意义的功能特性之一。距下关节是指挥足旋前和旋后的重要关节,就好像一个教练员在球场上决定每个球员是否上下场一样,起决定性的作用。

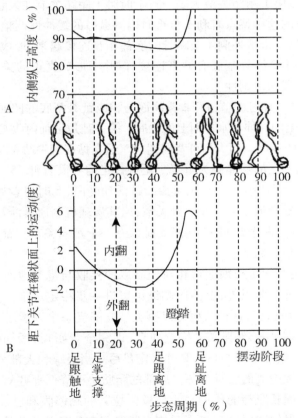

图 4 – 3 – 11　站立相内侧纵弓高度变化和距下关节活动范围

A:在步态周期的站立相中(0 ~ 60%),内侧纵弓高度的百分比变化。在摆动期,足部不负重的情况下,足弓的高度是100%。B:在站立相中,距下关节在额状面的关节活动范围(例如跟骨的内翻和外翻)。

4. 远端跗骨间关节的基本结构与功能　远端的跗骨间关节由三个关节或关节复合结构所组成,每个关节均占据了中足的一部分。远端跗骨间关节包括楔舟关节、骰舟关节、楔骨间关节和楔骰关节。作为一个整体,远端跗骨间关节可协助跗横关节将中足旋前与旋后,并通过参与横弓的形成而提供了横跨中足的稳定性。由于这些关节的活动度极小因而通常很少被正式地讨论。

楔舟关节的主要功能是帮助将旋前和旋后的运动成分向远端传至前足。骰舟关节产生小的相互滑动,在足内翻和足外翻时,为内侧纵弓与外侧纵弓间提供了一个相对稳定的支点。楔骨间关节和楔骰关节复合结构形成了足的横弓,为中足提供横向稳定。负重时,横弓轻微下降,使重量能传至 5 个跖骨头。

5. 跗跖关节　跗跖关节也被称为 Lisfranc 关节,是中足与前足的分界。此关节由跖骨基底与楔骨及骰骨的远表面构成。第 1 跖骨与内侧楔骨、第 2 跖骨与中间楔骨、第 3 跖骨与外侧楔骨间依次形成关节;第 4、5 跖骨都与骰骨形成关节。在第 1 跗跖关节有非常完整的关节囊。

跗跖关节的作用相当于前足的基底关节。第 2、3 跗跖关节活动度最小,其部分原因是因为有强壮的韧带及第 2 趾以嵌入的形式夹在内侧与外侧楔状骨之间,提供了一个穿越整个足部的纵向稳定因素。这种稳定性在站立末期前足准备蹬离地面时极为重要。第 1、4、5 跗跖关节活动度大,以第 1 跗跖关节为著。行走时第 1 跗跖关节在矢状面有大约 10° 的活动范围。第 1 跗跖关节的这种特点有利于负重时内侧纵弓的缓冲性调整。

足底、背侧和骨间韧带将外侧 4 个跖骨的底部相互连接起来,形成了 3 个小的跖骨间滑液性关节。虽然在第 1、2 跖骨基底有韧带连接,但并不形成真正的关节。跖骨间关节的微小运动可增加跗跖关节的协调性。

6. 跖趾、趾间关节　跖趾关节由跖骨头凸面与相应趾骨基底的凹面构成。跖趾关节的运动主要表现为矢状面上的屈伸和水平面上的收展。第 2 趾是足趾内收与外展的参照趾。足趾能被动地伸 65°,屈 30° ~ 40°。而大指可背屈到 85°,这在掂起脚尖站立时表现最为明显。

趾跖趾关节运动对足的功能极为重要。正常行走需要其背伸 65°,爬山时则需背伸 80° 跖屈需 20°。跖趾关节背伸小于 55°,则可诊断趾活动受限,此时患者通常以患足外侧行走,以避免疼痛。外翻畸形看似主要累及跖趾关节,但其病理机制通常涉及整个第一趾幅。

第 1 ~ 4 趾均有远近两个趾间关节,第 5 趾仅有一个趾间关节。趾间关节背伸的主要限制因素是趾屈肌和足跖底韧带。

在站立末期,中足和前足必须变得相对僵硬以便接收与蹬离地面相关的挤压力。除了启动附近的内在肌和外在肌以外,上抬内侧纵弓可进一步稳定足部。上抬足弓的主要机制被传统地描述为"绞盘效应",这种效应可以脚尖站立的姿态予以展示(图 4 - 3 - 12A)。由于跖深筋膜附着于近端趾骨,跖趾关节完全伸直(即完全背屈)将增加整个足内侧纵弓的张力。从理论上来讲,其增加的张力可抬高并稳定足弓。当足跟和大部分的足部被抬起时,身体的重量向前移至更加内侧的跖骨头部。局部的脂肪垫可降低那些对骨有潜在性损伤的压力。而籽骨则有保护屈长肌腱的作用。一旦被已拉紧的跖筋膜和已加固的足弓所稳定住,第 2、3 趾幅则作为坚强的"杠杆"以便承受来自腓肠肌和比目鱼肌收缩时所产生的巨大扭力矩。在站立期的最后阶段,被拉紧的跖筋膜的张力接近体重。如果跖筋膜不能从跟骨将这种力量传至足趾的底部,则将限制抬高足弓的"绞盘效应"。这种现象常常可通过注意那些在做过趾筋膜切开术或遭受有剧痛性趾底筋膜炎的人在行走时所采取的保护性的或无效的"蹬离地面"的步态而观察到。

正常足 平足

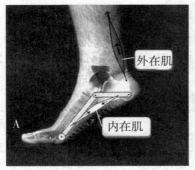
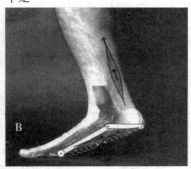
外在肌

内在肌

A B

图 4 - 3 - 12　踮起脚尖时跖筋膜的"绞盘效应"

绞盘是一种降落或提升的装置。这个装置中有一条绳子缠绕在由曲柄带动的圆柱体上。这条绳子类似于跖筋膜，而这个圆柱体类似于跖趾关节。A：正常足外在的跖屈肌收缩提升跟骨，从而身体重力转移到了跖骨头上。跖趾关节（如图中齿轮所示）过伸导致了内侧纵弓（图中弹簧标注）内跖筋膜的牵拉。牵拉的张力不断增加，同时增强了前足和中足的稳定。内在肌的收缩为足弓提供了额外的加固力。B：典型的扁平足，内侧纵弓塌陷，前足会在足尖负重时下沉。跖趾关节伸展受限减弱了"绞盘效应"；即使足内肌努力代偿，仍不能恢复足弓，结果导致中、后足不稳。

与正常的足相比较，试考虑扁平足患者试图以足尖站立的病理运动学机制（图 4 - 3 - 12B）。虽然此人并没有神经肌肉的病理性改变，但仍严重丧失了上抬后跟的能力。在没有内侧纵弓效应的情况下，这种不稳定的、没有锁定的中足和前足在负重的情况下将下陷，这通常会引起跗跖关节背屈（与正常稍微跖屈相比较）。这种运动力学的效应可牵拉外在屈趾肌组，如果严重的话，将限制足趾的背屈。不论其特殊的原因与效应间的关系如何，降低跖趾关节的背屈运动将降低绞盘机制对足部的稳定效应。表 4 - 3 - 4 中总结了踝和足在整个步行站立期的重要功能。

表 4 - 3 - 4　行走站立期踝和足的主要运动*

区域	代表性关节	站立早期		站立中期到后期	
		运动	所需要的功能	运动	所需要的功能
踝	踝关节	跖屈	允许足快速触地	背屈后迅速跖屈	提供一个稳定的关节以承重，随后产生蹬离地所需要的推进力
后足	距下关节	旋前，降低内侧纵弓	允许下肢内旋，使足部具有缓冲减震的功能，提供一个可变形的中足	继而从旋前变为旋后，并伴随有内侧纵弓抬高	允许下肢外旋，把中足转变为一个坚硬的力矩以便蹬离地面
中足	跗横关节	相对内翻以应对来自地面的反作用力	允许距下关节完全旋前	相对外翻	使中足和前足与地面保持紧密稳固的接触
前足	跖趾关节	不太重要		过伸（背屈）	通过"绞盘效应"升高内侧纵弓和稳定中、前足以利于蹬离地面

* 足的每一区域仅以一个关节来代表。

三、肌肉和关节的相互作用

1. 肌肉的解剖与功能　足踝关节所有的外在肌均为多关节肌。距小腿关节和距下关节(图4-3-13)的肌腱通过旋转轴的部位决定其生物力学作用,详见表4-3-5。

表4-3-5　小腿外在肌组解剖及关节运动

		解剖	关节活动
前腔隙肌组 (腓深神经)	胫骨前肌	止于第1跗跖关节的内侧跖底面	背屈踝关节,内翻距下关节,内翻和内收距舟关节,为内侧纵弓提供第二线的支撑
	趾长伸肌	行于蹞长伸肌外侧,通过足趾背侧扩张部的纤维止于中节和远节趾骨的背面	背屈踝关节,伸大蹞趾
	蹞长伸肌	至蹞趾背面时正好位于胫骨前肌腱的外侧	背屈踝关节,外翻足部
	第3腓骨肌	行于趾长伸肌外侧,实际上是趾长伸肌的一部分,因而可以认为是后者的第5肌腱,第3腓骨肌附着于第5跖骨的底部	背屈踝关节,外翻足部
外侧腔隙肌组 (腓浅神经)	腓骨长肌	起于腓骨近端外侧向远端行走相当长的距离。在绕过外踝的后方后,通过骰骨上的槽沟进入足趾底面,行走于足底长韧带和足底短韧带之间,最终止于第1跗跖关节跖面的外侧	外翻、跖屈足,外展距下关节和跗横关节,通过拮抗来自于胫骨前肌的潜在内侧牵拉作用而稳定第1跗跖关节
	腓骨短肌	腓骨短肌腱伴随腓骨长肌行走于外踝的后方,与腓骨长肌腱在穿过腓侧支持带深面时同在一个滑液腱鞘内,在此支持带的远端,腓骨短肌腱离开腓骨长肌腱走向其远端附着点第5跖骨底粗隆上的茎突	外翻、跖屈足,外展距下关节和跗横关节
后腔隙肌组 (胫神经)	浅	腓肠肌	内外侧头分别起于股骨髁状突后方的内外侧。较大的内侧头在小腿的中部与其外侧头相融合形成了一个肌腱性的扩张部,此后在比目鱼肌腱加入以后则共同形成跟腱	跖屈 + 轻度内翻,屈膝
		比目鱼肌	位于腓肠肌的深面且非常厚实,相当于覆盖在它表面的腓肠肌横断切面的两倍,起于腓骨近段和胫骨中段的后方,远侧端与跟腱相融合,止于跟骨结节	跖屈 + 轻度内翻

续表

		解剖	关节活动
浅	跖肌	起于股骨外侧髁上线，是一个小而退化的肌肉，短肌腹(7cm～10cm)，长肌腱。其很长而细的肌腱，行走于腓肠肌和比目鱼肌之间，最终与跟腱的内侧缘相融合，有致密的肌梭，实际上是巨大的浅组跖屈肌的本体感受器	跖屈＋轻度内翻
深	胫骨后肌	起始于胫骨、腓骨和骨间膜的后方。胫骨后肌、趾长屈肌和胫神经血管束正好于屈肌支持带的深面穿过跗骨小管(类似于腕部的腕管，"跗骨小管综合征"类同于腕管综合征)。绕过内踝后方，向远端于三角韧带的浅面穿过屈肌支持带的深面后肌腱开始分为浅部和深部，并附着于除了距骨以外的所有跗骨以及更加中央的几个跖骨的底部，其最突出的远端附着点为舟骨结节	距下关节及跗横关节旋后，踝跖屈
	趾长屈肌	在跗骨小管及以前与胫骨后肌伴行，随后向远端行经内踝的后方跨过踝关节，其肌腱的主体于跖骨底部分为 4 个小肌腱，分别附着于趾外侧 4 个远端趾节底部的跖面	距下关节及跗横关节旋后，踝跖屈，屈跖趾关节和趾间关节
	踇长屈肌	起始于胫骨、腓骨和骨间膜的后方，向远端于距骨结节和跟骨的载距突的下缘间所形成的槽沟内穿过踝关节。屈长肌并非属于跗骨小管内的结构。当进入足的跖底面后，屈长肌腱行于第 1 跖趾关节处的两个籽骨之间，最终止于大趾远端趾节底部的跖面	距下关节及跗横关节旋后，踝跖屈，屈跖趾关节和趾间关节

注：后腔隙肌组（胫神经）

2. 运动学分析　胫前肌群在步行周期的站立初期最活跃，它做离心收缩以便控制踝关节跖屈的速度，例如，在后跟着地至足部放平的期间。有控制的跖屈保证了前足能够平滑着地。同样的离心收缩方式也有助于减缓内侧纵弓下降的速度，从而间接控制后足的旋前（外翻）运动。在摆动期，胫前肌群主动背屈踝关节并伸足趾以确保足部流畅地离开地面。

胫前肌群这种矢状面上的主动背屈能力，需要肌群内各肌肉的协调配合。趾长伸肌和第 3 腓骨肌的外翻、外展作用必须由胫骨前肌的内翻、内收作用相平衡。胫骨前肌麻痹时，踝关节仍可主动背屈，但会出现外翻、外展。

腓骨短肌腱伴随腓骨长肌行走于外踝的后方。腓骨长肌腱、腓骨短肌腱在穿过腓侧支持带深面时都同在一个滑液腱鞘内。出支持带后，腓骨短肌腱逐渐离开腓骨长肌腱，止于第5 跖骨基底的茎突。腓骨短肌突然强烈收缩可致第 5 跖骨茎突撕脱性骨折。腓骨长肌和腓骨短肌是足的主要外翻肌组，保证了踝关节外侧的主动稳定性。

腓骨长肌、腓骨短肌有很强的距下关节外翻力臂（超过 2cm），可外展距下关节和跗横关节。外踝作为滑车将腓骨长肌腱、腓骨短肌腱控制在踝关节屈伸轴的后方，因此可跖屈踝关节。值得一提的是腓骨长肌和胫骨前肌分别附着于第 1 跗跖关节趾底面的外、内两侧，为第 1 趾跗基底部提供了动力学平衡。若腓骨肌力弱或瘫痪，第一趾跗则向内移位，导致踇趾外翻畸形的倾向。

腓骨长肌、腓骨短肌在步行周期整个站立中期到末期最活跃。此时踝关节由背伸迅速转为跖屈，距下关节做进行性的旋后（内翻）运动，腓骨长肌、腓骨短肌的重要功能是使距下关节旋后减速。此外，腓骨长肌主动收缩的肌力帮助把第 1 趾跗牢固地稳定于地面。若腓骨长肌力弱或麻痹，失去对抗胫骨后肌对前足强有力的旋后力量，前足则随后足进入旋后状态，致足外缘着地，可能增加踝内翻性扭伤。

站立最末期足蹬离地面时，腓骨长肌、腓骨短肌协助其它肌肉跖屈踝关节。腓骨肌位于踝关节后外，可对抗跖屈肌强有力的内翻（旋后）倾向。这些肌肉平衡的必要性在图 4 - 3 - 13 中以受试者用脚尖站立的姿态体现出来。在足跟上抬时，为了形成支撑横弓和内侧纵弓的功能性"悬吊带"而强力收缩的腓骨长肌和胫骨后肌产生对抗性平衡，结果使没有负重的后足稍微旋后，进而为内侧纵弓和更远端的区域提供了动态稳定。这种稳定性确保足尖站立的跖屈力矩（将身体推向上、前方的力矩）能有效地通过后足向前足传递至跖骨头。

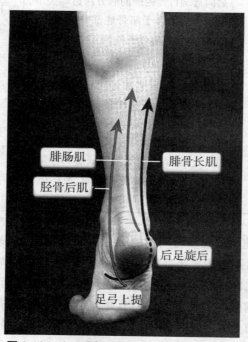

图 4 - 3 - 13 踮起足尖时几种跖屈肌的力线

图中标记腓肠肌和胫骨后肌形成一条悬吊带来支撑横弓和内侧纵弓。腓肠肌和胫骨后肌的推力造成后足轻微的旋后，从而加强了足的稳定性。

　　此外,步行中足蹬离地面时,足跟被抬高;腓骨肌,尤其是腓骨长肌的收缩帮助将身体的重量从前足的外侧转移至前足的内侧。这一动作将身体重量流畅地转移到进入行走周期站立早期的对侧足部。

　　胫骨后肌腱为其邻近的弹簧韧带提供了直接的力学支撑,为内侧纵弓增强了稳定性。断裂或松弛的胫骨后肌腱会引起内侧纵弓塌陷、距骨高度下降。

　　胫骨后肌腱和趾长屈肌腱都以内踝为滑车结构,力量位于踝关节旋转轴的后方。同理,外踝是腓骨肌的滑车。踇长屈肌腱的跖屈滑车系统由两部分组成:位于距骨后方内、外侧结节之间和位于跟骨载距突下方的踇长屈肌腱沟。

　　除腓骨长肌、腓骨短肌外,其余跖屈踝关节的肌肉也同时使距下关节或跗横关节旋后(内翻)。这些肌肉的收缩力,包括跟腱,均位于距下关节旋转轴的内侧,具有强大的后足内翻力量。

　　跖屈肌及其旋后功能:从足平坦站立到足跟刚要离地之前,跖屈肌群做离心收缩,以便使小腿在固定的距骨上方向前旋转(相当于踝关节做背屈)的运动减速。然而,从后跟离地到足趾离地的时相,跖屈肌群的收缩模式转变为向心收缩,以增加在蹬离地面的推进力。此时,踇长屈肌,趾长屈肌以及足内在肌主动收缩,使足趾跖面紧紧抓地,此作用扩大了足趾负重的表面积,减轻了接触性压强。

　　在站立相,胫骨后肌、踇长屈肌、趾长屈肌对抗旋前,协助旋后,其中以胫骨后肌最重要。在整个足部与地面接触时,胫骨后肌使正在旋前的后足减速以便使内侧纵弓逐渐地、有控制地下降;换言之,通过离心收缩,胫骨后肌吸收了部分负重性冲击力。胫骨后肌功能的下降会影响足部的缓冲力学机制。站立相中晚期,胫骨后肌的收缩有助于引导后足的旋后运动。此肌力可能也促进同时发生在小腿下部及距骨的外旋运动,并帮助重建内侧纵弓的高度。

　　蹬地推的跖屈力矩:在健康人中,最大的跖屈等长收缩力矩可超过踝和足的其它运动力矩潜能的总和(图4-3-14)。这种跖屈力矩的储备对于敏捷地行走、跑步、跳跃和攀登时身体向上和向前加速推进十分必要。跖屈力矩在踝关节接近完全背伸时达到最大(当跖屈肌

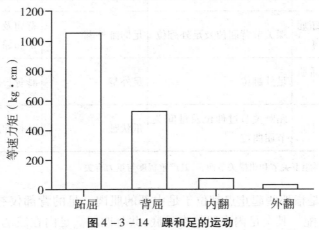

图4-3-14 踝和足的运动

　　描述了踝和足的四种运动的最大等长扭矩。(数据来自 Sepic B,Murray MP,Mollinger LA,等:86 位健康的男性和女性足踝运动的强度和范围)。

被拉长时),而在踝关节完全跖屈位时达到最小。值得一提的是,人在蹬离地面快速奔跑或跳跃时,踝关节猛烈跖屈的同时也伴随有伸膝运动,致使正在收缩的腓肠肌被同时拉长。这种双关节生物力学结构避免了腓肠肌的过度短缩,从而在相当大的关节活动范围内为踝关节提供更大的力矩。比目鱼肌并非双关节肌,不受膝关节伸屈影响。但比目鱼肌对距小腿关节能进行更精细的控制,比如穿着滑冰鞋静态站在溜冰场上或随惯性滑行时,主要是靠比目鱼肌的控制来维持踝关节平衡。相反,腓肠肌则更适于需要爆发力的运动,如跳跃、奔跑时的跖屈推进力。

从理论上来讲,在所有的跖屈肌群中腓肠肌和比目鱼肌最有力,能提供整个踝关节跖屈力矩的80%左右。小腿三头肌的这种能力取决于其较大的肌肉横切面和相对较长的力臂。后凸的跟骨结节为小腿三头肌提供了一个距离踝关节屈伸轴约5.3cm的力臂,这几乎相当于其它跖屈肌平均力臂的两倍之多。

3. 腓总神经或胫神经损伤后的肌麻痹或瘫痪 腓总神经支配腓骨肌和胫前肌群,胫神经支配跖屈肌群。腓总神经损伤导致的常见踝足畸形见表4-3-6。

表4-3-6 踝、足*、趾在神经损伤后所产生的畸形或异常足态

神经损伤及相关肌肉的麻痹	可能出现的畸形或姿态	临床常用畸形名称	易出现代偿性挛缩和继发拉紧的软组织结构举例
腓深神经损伤伴胫骨前肌组麻痹	踝关节跖屈位	足下垂或马蹄足	跟腱,踝关节后关节囊
腓浅神经损伤伴腓骨长肌和腓骨短肌麻痹	足内翻位	足内翻	胫骨后肌,三角韧带的胫跟纤维及邻近的距下关节囊
腓总神经的损伤全背屈肌组和外翻肌组麻痹	踝关节跖屈位及足内翻位	足马蹄内翻	跟腱及胫骨后肌
胫神经近端损伤伴全跖屈肌群和旋后肌群的麻痹	踝关节背屈位及足外翻位	足仰趾外翻	背屈及外翻肌群,距腓前韧带和邻近的距下关节囊
胫神经中部损伤伴旋后肌群麻痹	足外翻位	足外翻	腓骨长肌、腓骨短肌
足底内侧和外侧神经损伤	跖趾关节过伸位及趾间关节屈曲位	爪状趾	趾长伸肌、趾短伸肌

*其足部主要是针对距下关节和跗横关节而言,其严重程度与重力有关。

4. 足内在肌 是指那些起止点都位于足内部的肌肉。足的背部仅有一个内在肌,趾短伸肌,由腓深神经支配。其余足内在肌均在足底,共分四层。足内在肌的相关解剖及功能特性见表4-3-7。

表 4 - 3 - 7　足内在肌组相关解剖及功能特性

内在肌	解剖位置	独立收缩的功能	神经支配	手部相应的类似肌
趾短伸肌	足背	伸趾	腓深神经	无
趾短屈肌	第一层	屈足外侧四趾、近端趾间关节及跖趾关节	足底内侧神经	屈指浅肌
踇外展肌	第一层	外展并(协助)屈曲踇趾跖趾关节	足底内侧神经	拇外展短肌
小趾外展肌	第一层	外展并(协助)屈曲第5趾跖趾关节	足底外侧神经	小指外展肌
足底方肌	第二层	为趾长屈肌总腱提供内侧稳定性	足底外侧神经	无
蚓状肌	第二层	屈足外侧4趾跖趾关节和伸其趾间关节	第2趾: 　足底内侧神经 第3~5趾: 　足底外侧神经	蚓状肌
踇内收肌	第三层	内收并(协助)屈曲踇趾跖趾关节	足底外侧神经	拇内收肌
踇短屈肌	第三层	屈踇趾跖趾关节	足底内侧神经	屈拇短肌
小趾屈肌	第三层	屈第5趾跖趾关节	足底外侧神经	小指屈肌
足底骨间肌	第三层	内收第3~5趾跖趾关节(以第2趾中轴为中心参照线,靠近中线为内收)	足底外侧神经	掌侧骨间肌
背侧骨间肌	第四层	外展第2~4趾跖趾关节(以第2趾中轴为中心参照线,远离中线为外展)	足底外侧神经	背侧骨间肌

四、总结

作为相互连接的复合结构,踝和足起着下肢和地面间的动态性界面功能作用。它不但能吸收负重、适应不规则地面,而且能够支撑体重并承受行走、跑步时肌肉的牵拉力。

足部有28块肌肉作用于32个关节或关节复合体。为了理解和研究方便,通常将踝和足分为三部分:前足、中足和后足。尽管如此,足和踝在运动上是一个整体,极少发生局域内的单独运动。

总结踝和足运动力学最有效的方法是复习当足跟开始接触地面时的一系列站立期的主要运动过程。后足在站立初期旋前(外翻)的同时,踝关节迅速跖屈。在这个步行周期的所谓负重接受期,背伸肌和旋后肌(内翻肌)离心性地收缩(延长收缩)以使正在进行的旋前运动减速,并吸收足跟触及地面时所产生的冲击力。

作为接收负重和缓冲冲击力学机制的一部分,内侧纵弓在体重的作用下缓慢地下降,而其它一些组织也帮助支撑并使正在下降的足弓减速,其中包括了弹簧韧带、距舟关节囊、跖筋膜等。必要时,胫骨后肌等也可参与控制足弓下降的速度。能使内侧足弓下降速度减慢的组织可吸收能量,保护足部。如果不能成功地控制后足的旋前和与内侧纵弓下降相关的复合运动的程度与速度,长时间会造成局部软组织损伤及相应的疼痛。这些问题的治疗措施包括矫正鞋垫或特制的鞋、胶布固定、活动的适应性调整以及对那些直接或间接控制踝和足的下肢肌肉做选择性的牵拉、肌力训练和肌肉的再教育等。

掌握踝和足的解剖和运动学的知识是理解其相关病理力学机制的前提。这包括足部非负重和足固定于地面处于负重状态时肌肉与关节的相互作用机制。更重要的是,临床工作者必须把足踝及其近端的膝、髋和躯干作为一个运动学链去理解。生物力学治疗的精髓正如 C. S. Lewis 在 1940 年的名言:"奇迹并不在于医学本身,而在于病人的躯体……治疗的真正作用在于激发其自然的功能或去除阻碍其功能的因素。"要做到这一点,临床工作者必须对功能解剖和运动学有深入的理解与掌握,才能做到正确地检查,评定,诊断,鉴别诊断及合理地制定康复治疗计划,最终获得满意的疗效。

(高信拱,敖丽娟)

第四节　行走运动学

行走是人们实现转移的基础需要。同时,行走也是人们一天中进行得最多的活动。在理想的情况下,行走应既是高效率的,即可使疲劳最小化,也是安全的,可避免跌伤和相关的损伤。多年的练习使一个健康人能在行走的同时进行谈话、张望,甚至避开障碍物和应对一些失稳的因素。

尽管行走对于一个健康人来说表面上是不费力的,但对于学步的婴幼儿和老年人来说仍是比较困难的。出生不久,婴幼儿需要几个月的时间学会站立和行走。事实上,要到七岁时才会有成熟的步态。在生命的后期,随着年龄的增大行走会变得越来越困难。因为随着肌肉力量减少,平衡能力下降或者疾病,老人需要手杖或助行器才能安全行走。

一、步态分析的时空参数

1. 步态周期　行走是一系列运动循环的结果。行走最基本的组成单元是步态周期(gait cycle)。步态周期始于一侧足跟与地的接触止于同侧足跟再次着地。因此,一个步态周期包括左足的一步与右足的一步,共两步。

对步态最基本的空间描述包括了一个步态周期的长度和一步的长度(图 4 - 4 - 1)。跨步长(stride length)是指同一足的足跟相继触地之间的距离。相比较而言,步长(step length)则是指不同足的足跟相继触地之间的距离。对左右足步长的比较可帮助我们评价步态的对称性。步宽(step width)是指两次连续地足触地时双侧足弓之间的距离,通常是 7cm ~ 9cm。足角(foot angle)是身体前进的方向与足的长轴之间的夹角,正常人大约是 7°。

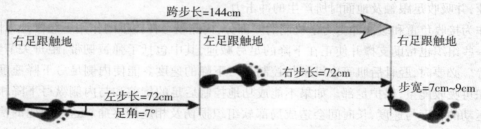

图 4 - 4 - 1　步态的空间参数

　　对步态最基本的时间描述是步频(stride rate)，即每分钟的步数。其他对步态时间的描述还有步态周期(一个完整步态循环的时间)和步时(完成左或右足一步的时间)。值得注意的是，通常情况下对称的步态其步时决定于步频，步时是步频的倒数。

　　行走的速度与时间和空间的测量是相关的，它是通过计算在规定时间内行走的距离而得出的。计算单位是米/秒(m/s)或英里/小时(mi/h)。速度可通过以下几种方法计算：行走一段既定的距离所需的时间、在规定的时间所行走的距离或步频与步长的乘积。

　　基于年龄与身体因素，如体重和身高，行走的速度是有差异的。在所有步态的时间和空间测量中，步速是最好和最基本的对个人行走能力进行描述的数据。在正常人，一个步态循环需要 1 秒(1s)多的时间，距离是 1.44m，步速为 1.37 m/s。妇女与男性相比，步速更慢、步长更短、步频更快。这些不同可能部分反映了在性别方面人体测量的差异。有趣的是，甚至在以一个标准的步速行走时，妇女与男性相比也有更快的步频和更短的步长。

　　有两种方法可增加步速，即加大步长和提高步频。通常，一个人会把这两种方法结合使用直到达到最舒适的步长。在这时，步速的进一步提高就只与提高步频有关了。所有对步态的测量(时间、空间、运动学)都依赖于步速。因此，为了得到有关步态确切的解释，关于步态特征的研究应该包括步速，以便通过步速分析得到其他数据。

　　2. 站立与摆动阶段　为了便于对步态周期进行描述，习惯上将步态周期从 0% ~ 100% 进行划分。如前所述，足跟触地被认为是步态循环的开始(0%)，并且同一足下一次的足跟触地被认为是步态周期的结束(100%)。

　　我们以右下肢为例进行步态描述。右下肢完整的步态周期可被分为两个主要阶段，支撑相与摆动阶段(图 4 - 4 - 2)。支撑阶段(从有足跟触地到右足趾离地)指右足在地面上的阶段，此阶段支撑了身体的重量。摆动阶段(从右足趾离地到下一次右足跟触地)指右足悬在空中为了下一次触地而向前移动的阶段。在正常的行走速度时，支撑阶段占了步态循环的 60%，摆动阶段仅占了 40%。

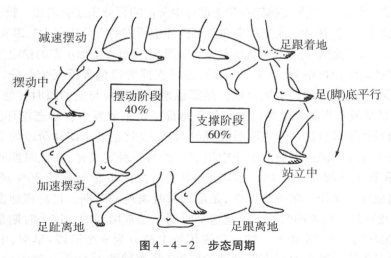

图 4 - 4 - 2　步态周期

　　在步态周期中，身体经历了两次双下肢支撑期(双足几乎同时触地时)和两次单下肢支撑期(仅有一只足触地时)(图 4 - 4 - 3)。步态循环的 0% ~ 10% 是第一个双下肢支撑期，身体的重量被从左下肢转移到右下肢。直到步态周期的 50% 都是右下肢的单肢支撑期,左下肢处于向前移动的摆动阶段。第二次双下肢支撑期是在步态循环的 50% ~ 60%,并且将身体的重量从右下肢向左下肢转移。最后,在步态循环的 60% ~ 100%,身体处于左下肢的单下肢支撑期。左下肢的单肢支撑期与右下肢的摆动阶段是同时发生的。

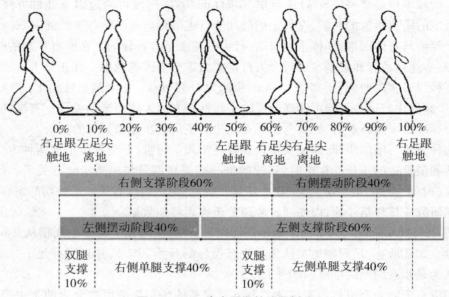

图 4 – 4 – 3　步态周期的阶段划分

当步速提高时,双下肢支撑期在步态循环中所占的百分比就会缩短,在跑步时,双足支撑期消失,被双足几乎同时离地的时期所取代。正常情况下,从行走到跑的过渡发生于步频大约为 80 步/分钟或步速约为 2.0 m/s(4.5 mi/h)。当步速在 2.0 m/s 以上时,跑步比行走更有效率。

相反,当步速变慢时,双足支撑期在步态循环中所占的百分比就会增加。较慢的步速为身体提供了更大的稳定性,因为双足支撑期在步态循环中所占的百分比更大。事实上,减慢的步速、变短的步长和变慢的步调通常在老年人身上看到,这样可以增加步态的稳定性和防跌倒。

把站立和摆动阶段再细分(表 4 – 4 – 1),通常支撑阶段包含了五个部分,即足跟触地、足平放、中期支撑、足跟离地和足趾离地。足跟触地是指足跟与地的瞬时接触,发生在步态循环的 0%。足平放是指整个足短时间平放于地面。足平放发生在步态循环的 8%。中期支撑通常是指身体重量直接通过该下肢支撑的时期,也就是处于摆动阶段的下肢将身体的重量传递给处于支撑阶段的下肢。关于中期支撑的另一种定义是,在该时期股骨大转子在矢状面上是垂直于支撑足中点的。事实上,中期支撑占步态循环的 30% 或支撑阶段的 50%。足跟离地发生在步态循环的 40%,是足跟瞬时离地的时期。足趾离地发生在步态循环的 60%,是指踇瞬时离地的时期。离地这个时期是经常用到的。这个时期是由踝跖屈产生的,从步态循环的 40% 到 60%。摆动阶段传统上被分为三个阶段:早期、中期和末期摆动。早期摆动是指从足趾离地到中期摆动的时期(步态周期的 60% ~ 75%)。中期摆动与对侧下肢的中期支撑是同时发生的,这时摆动足刚好越过支撑足(步态周期的 75% ~ 85%)。后期摆动是指从中期摆动到足触地的时期(步态周期的 85% ~ 100%)。

表 4 - 4 - 1   步态周期中各个阶段的通用术语

阶段	事件	步态周期的百分比(%)	对侧下肢的事件
站立期	足跟触地	0	
	足平放	8	
		10	足趾离地
	中期支撑	30	摆动中期(25%~35%)
	足跟离地	40	
		50	足跟触地
	足趾离地	60	
摆动期	摆动早期	60~75	
	摆动中期	75~85	
	摆动末期	85~100	支撑中期(80%)
		90	足跟离地
	足跟触地	100	

二、身体重心的转移与控制

行走可被定义为一系列的失衡与恢复平衡。在行走初期身体是向前倾斜的,为了防跌,需要把另一只足向前移到一个新的位置而暂时的恢复平衡。一旦开始行走,身体向前的动力会使身体的重心向前越过足的位置,这样就迫使另一只足向前一步。通过双足连续的、交替的移动而使身体向前进。只要身体还在向前移动,这种流畅的、受控制的恢复平衡的行为会一直持续。当足的位置阻碍了身体向前移动的动力,并且在双足支撑的静止时期恢复平衡,行走就停止了。

1. 身体重心的转移   身体的重心正好位于第 2 骶椎的前方,对身体重心最好的观察方法是追踪头或躯干的转移。很明显,在行走过程中身体最主要的移动方向是向前(图 4 - 4 - 4、5)。然而,身体向前方的移动构成了由两个重叠的正弦曲线组成的运动模式,这与身体重心在垂直方向与横向的运动是一致的。

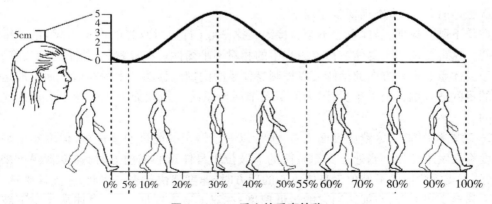

图 4 - 4 - 4   重心的垂直转移

在垂直方向,每一个步态周期中身体重心可由两个完整的正弦波来描述(图 4 - 4 - 4)。对身体重心移动描述最理想的方法是通过从侧方对某人的观察来进行。身体重心的最低点发生于两侧下肢支撑期的中点(步态周期的 5% 和 55%)。身体重心的最高点发生于两次单下肢支撑期的中点(步态周期的 30% 和 80%)。在成年男性以平均步行速度行走时,身体重心在垂直方向总的移动距离大约是 5cm。

行走时身体重心的横向转移形成了在水平方向的正弦波。这种身体重心的横向转移可从上方进行观察,但不是在正上方,应靠前或靠后一些(图 4 - 4 - 5)。在横向转移中,身体重心从右下肢转移到了左下肢。身体重心在右侧的最远点发生于右下肢支撑阶段的中点(步态周期的 30%),身体重心在左侧的最远点发生于左下肢支撑阶段的中点(步态周期的 80%)。在正常行走时,身体重心横向移动总的距离约为 4cm。这个数字会随着人在行走时双足横向距离的增加而增加,当然也会随着双足横向距离的减小而减小。

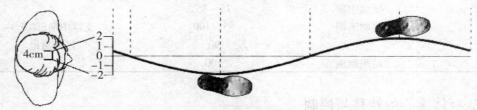

图 4 - 4 - 5　重心的横向转移

总之,从一个完整的步态周期考虑完整的运动模式,在由足跟触地后不久,身体重心就开始向前、向上和向足移动。这种移动方式一直持续到步态周期的 30%,从本质上说身体重心是向上和向侧方把身体重心转移到支撑的下肢。在右下肢支撑中期,身体重心达到了它的最高点和右侧的最远点。在右下肢支撑中期过后,身体重心继续前移,但开始向下和向身体左侧转移,从本质上说,身体是从支撑的下肢开始向下移动。这是步态循环中的关键时期。在左下肢的摆动阶段,身体依赖左下肢与地的正确接触而逐渐转移身体重心并防跌。在双下肢支撑期,左足跟触地后不久,身体重心位于双足之间的中点并达到它的最低点,同时继续向前和向左下肢移动。从右足趾离地到左下肢支撑中期(步态周期的 80%),身体重心向前、向上和向支撑的左下肢移动。在步态周期的 80%,身体重心达到了它的最高点和左侧的最远点。在左下肢支撑中期后不久,身体重心开始向下和向身体的右侧移动。当右足跟再次触地时,一个步态周期就完成了。

在单下肢支撑期,身体重心不会直接因支撑基底(行走时双足的横向距离)的宽窄而发生改变。这也就说明了身体在行走过程中的相对不平衡性。在冠状位,为了避免失衡,足必须位于身体重心前移方向的稍侧方以控制身体重心的横向移动。由臀在冠状面上的运动所决定的足的适合位置至关重要,因为距下关节肌肉系统在冠状面上产生稳定力矩的能力是有限的。

2. 动能和潜能　尽管从表面上看,步行以一个恒定的前进速度进行,但事实上每一步的速度都在发生变化。当处于支撑阶段的下肢位于身体重心的前方时,速度就慢下来。相反,当处于支撑阶段的下肢位于身体重心的后方时,速度就快起来。因此,在支撑中期,一旦身体上移至支撑下肢,它就达到它的最低速度;在双下肢支撑期,一旦身体从支撑下肢下移并尚未上移至对侧下肢时,它就达到它的最高速度。因为在步行时身体的运动能量是速度的直接动力,最小运动能量在支撑中期(步态周期的 30% ~ 80%),最大运动能量在双下肢支撑期(步态周期的 5% ~ 55%)。

动能由潜能补给(图4-4-6)。潜能是指地心引力作用于身体重量和身体重心的高度时所产生的能。在行走过程中,最大潜能发生于身体重心达到最高点时(步态周期的30%和80%)。最小潜能发生于双下肢支撑期,身体重心达到最低点时(步态周期的5%和55%)。

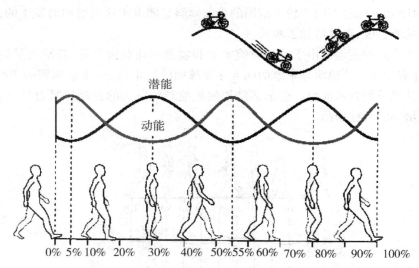

图4-4-6　运动中的能量水平

运动中的能量水平从行走时动能与潜能转变的图解(图4-4-6)中可观察到,曲线间有一个关系也很容易观察到。即最大潜能的时间与最小动能的时间是一致的。当潜在能量从支撑中期到双下肢支撑期逐渐下降时(身体重心从最高点到最低点),动能在逐渐增加(身体重心的运动从最小速度到最大速度);相反,从双下肢支撑期到支撑中期,动能逐渐减小,潜能逐渐增加。能量在动能与潜能之间的循环转移使行走时的代谢消耗达到最小。

三、关节运动学

行走时,身体重心的移动方向为下肢各关节旋转角度的总和,这并不像一辆汽车是由于轮胎的转动而导致它向前运动的。因此,下肢各关节的运动是指角旋转功能。尽管关节的角旋转主要发生在矢状面,但还是有少部分发生在冠状面和水平面。

1. 矢状面运动　骨盆在矢状面的运动范围是很小的,通常是指骨盆骨性结构自身的运动。相反,髋关节、膝关节、踝关节和第1跖趾关节在矢状面都有较大范围的关节运动。在这里,步态周期是指从第一次右足跟触地到下一次右足跟触地。

(1)骨盆　骨盆在矢状面的运动是指骨盆在横轴方向所发生的一系列向前和向后的倾斜,以中立位的骨盆位置作为参考。中立位(0°)是指骨盆处于放松姿势的位置。因为骨盆是相对坚固的结构,故两侧的髂嵴是一起运动的。在以正常速度行走时,骨盆向前、后倾斜的范围是很小的(大约为2°~4°)。尽管骨盆的运动是一个独立的结构,但这个小范围的运动是发生在髋部(骨盆与股骨间的屈伸)和腰骶关节(骨盆与腰椎间的屈伸)。骨盆在整个步态周期中的运动模式就类似两个完整波形的正弦波(图4-4-7A)。右足触地时,骨盆接近于中立位。在步态循环的0%~10%,双下肢支撑期,骨盆发生了小范围的向后倾斜。在单下肢支撑期,骨盆开始发生向前倾斜,并且在支撑中期(步态周期的30%)后骨盆达到了轻微的前倾位。在支撑阶段的后半段,骨盆向后倾斜直到足趾离地。在摆动阶段的初期和中期(步态周期的60%~87%),骨盆再次向前倾斜,在摆动末期,骨盆又开始向后倾斜。

通常,骨盆的运动范围会随着行走速度的增加而增加。然而,步速的不同也会导致骨盆倾斜范围、时限和方向的不同。较大范围的骨盆倾斜是随着步速的增加而发生的,这样可以增加下肢的功能长度,也就增加了步长。

骨盆在矢状面的运动是由于行走时髋关节和髋部屈伸肌肉主动、被动力量的总和。病理状态下,伴有屈髋关节肌明显挛缩的病人在支撑期的后半部分(步态周期的30%~60%)就会出现极其严重的骨盆前倾。髋前部结构的短缩导致巨大的被动拉紧力量,引起骨盆前倾以及逐渐增加的脊柱前凸。

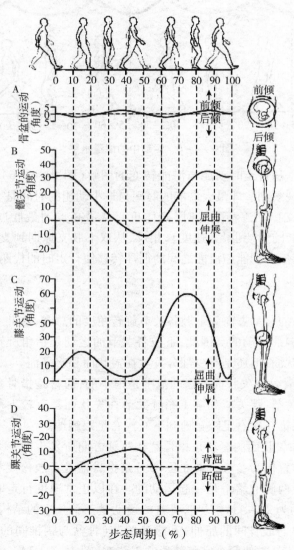

图4-4-7 骨盆、髋、膝、踝在矢状面的运动

（2）髋关节　以通常的速度行走，髋关节在足跟触地时前屈的角度大约为30°（图4-4-7B）。当身体前移超过固定的足时，髋关节后伸。在足趾离地前，髋关节的最大后伸角度为10°。在足摆动前，髋关节开始前屈，当足离地时，髋关节大约处于0°位（步态周期的60%）。在摆动阶段，髋关节进一步屈曲，以带动下肢前移到下一个位置。最大屈曲角度（约为30°）是在足跟触地前发生的。须注意的是，在足跟触地时，髋关节为了支撑体重已经开始后伸。总的来说，在正常行走时，髋关节大约需要30°的前屈和10°的后伸。和下肢所有的关节一样，髋关节的运动幅度与行走速度是相称的。

有髋部活动受限的病人在行走时也许不会出现步态的偏离，这是由于骨盆和腰椎的运动可对减少的髋部运动进行代偿，故而不太明显。明显的髋关节后伸可通过骨盆的前倾和腰椎前凸的增加而实现。相反，骨盆后倾加上腰椎前凸的减少可使髋关节出现明显的前屈。髋关节融合的病人在行走时，需要用幅度很大的骨盆前后倾运动来代偿丢失的髋部运动。由于骨盆与腰骶椎的运动在力学上是相关的，故过分的骨盆倾斜也许会增加腰椎的压力而导致下腰痛。

（3）膝关节　膝关节的运动模式要比髋关节的复杂一点（图4-4-7C）。当足跟触地时，膝关节大约屈曲5°，并且在步态周期的前15%，它会继续再屈曲10°~15°。膝关节的轻度屈曲是由股四头肌的离心性收缩引起的，当身体重量逐步传递到下肢时，可起到减震和支撑体重的目的。紧跟着膝关节屈曲的是膝关节逐渐伸直到几乎完全伸直位一直到足跟离地（步态周期的40%）。膝关节开始屈曲，到达大约35°的屈曲角度时，足趾离地（步态周期的60%）。最大膝关节屈曲角度为60°，是发生在摆动中期开始时（步态周期的73%）。膝关节在摆动初期的屈曲缩短了下肢的长度，从而加速了足趾离地。在摆动中末期，膝关节处于几乎完全的伸直位，是为下次的足跟触地做准备。

行走过程中，正常膝关节的运动是在矢状面上发生的，膝关节的运动范围是从几乎完全的伸直位到大约60°的屈曲位。膝关节伸直受限（如膝关节屈肌挛缩）会导致下肢的功能长度缩短，会影响支撑腿与摆动腿的运动。缺乏膝关节伸直功能的支撑腿将处于一个包括髋关节、膝关节和踝关节的挛缩状态，使正常的摆动腿需要更大的膝关节和髋关节的屈曲来使足趾离地。由于两下肢的功能长度不一致，将会导致过度的躯干和身体重心的移动，增加了行走时的代谢需要。行走时屈曲挛缩的膝关节也会增加膝关节伸直肌群的能量消耗。

行走时在摆动阶段缺乏充分的膝关节屈曲会影响足趾离地。为了代偿，髋关节必须过度屈曲。如果膝关节在完全的伸直位或因矫形支具而制动，那么髋关节就需要作出更大的代偿。

（4）踝关节　当足跟触地时，踝关节处于轻度的跖屈（0°~5°）（图4-4-7D）。在足跟触地后不久，由踝关节背侧屈肌的离心收缩引起的踝跖屈使足平放于地面。当胫骨前移越过支撑足时，踝背屈增加到10°（步态周期的8%~45%）。在足跟离地不久（步态周期的40%），踝关节开始跖屈，最大到15°~20°，一直到足趾离地。在摆动阶段，踝关节再次背屈到中立位以使足趾完全离地。

以平均速度步行时，踝关节需要大约10°的背屈和20°的跖屈。有趣的是，行走时，较大的背屈是发生于支撑阶段而非摆动阶段。与膝关节、髋关节类似，踝关节活动的受限会导致异常的运动模式。例如，踝关节跖屈受限可能会导致前移推动力下降，也可能会导致步长缩短。

相反,如果由于跟腱挛缩导致支撑期不充分的踝背屈,可能引起不完全的足跟离地,导致"跳跃"步态。有趣的是,由于踝背屈受限引起的"跳跃"步态限制了身体的前移,故而步长也会缩短。"外八字"步态在某些情况下能代偿踝背屈不足。有明显"外八字"足的人,在支撑期的后半阶段,会滚动前移足内侧方。尽管"外八字"可减少对踝背屈的需要,但它会增加足与膝关节内侧结构的压力。

在某些严重的伴有马蹄足畸形的病人(固定于踝跖屈),他们以过度伸直的足趾行走,而足跟却不能触地。这种情况最常见于脑瘫患者。

踝背屈受限也会影响摆动阶段的足趾离地。为了代偿,就必须增加髋或膝关节的屈曲。踝背屈受限可由以下几种原因引起:踝跖屈肌痉挛、腓肠肌挛缩和踝背屈肌无力。

(5)第1跗跖关节 第1跗跖关节可进行轻度地跖屈和背屈,以便在行走时为足内侧纵弓提供灵活性。

(6)第1跖趾关节 姆趾的第1跖趾关节对于正常行走是很重要的。在足跟触地时,第1跖趾关节呈轻度的过伸位。从足跟触地后不久到足跟离地,第1跖趾关节处于相对的中立位。从足跟离地到足趾离地前,第1跖趾关节处于45°~55°的过伸位(该角度的测量是在第1跖骨和姆趾近节趾骨的长轴之间)。在支撑阶段的后半期和摆动初期,该关节屈曲从而回到中立位。

由于软组织的损伤可导致第1跖趾关节过伸受限,例如关节的扭伤或退形性改变,均可引起明显的"外八字"步态。这种异常步态模式的结果是不能有效地前移。"外八字"步态还会增加膝关节和足内侧结构的压力,包括大拇趾,正如前面在踝关节提到的。

2. 冠状面的运动 关节在冠状面的旋转范围小于矢状面。然而重心旋转是很重要的,特别是在髋关节和距下关节。

(1)骨盆 行走时骨盆在冠状面的运动可以从一个人的前方或后方进行观察,观察髂嵴的升降。在支撑下肢的骨盆—股骨间总的内收和外展幅度大约为10°~15°。当右下肢支撑体重时(步态周期最初的15%~20%),左半侧骨盆逐渐下降是由于右半侧骨盆与右侧股骨间内收运动引起的。

在步态周期的20%~60%,支撑期的右下肢髋关节逐渐外展,因此提升了左侧摆动腿的髂嵴。在右下肢几乎全部的摆动期,左支撑腿的骨盆—股骨间的内收运动引起右侧髂嵴逐渐下降。

(2)髋关节 髂嵴的升降反映了髋部在冠状面上的运动。在支撑阶段,髋部在冠状面的运动几乎完全源于骨盆与股骨间的运动。在摆动阶段,骨盆和股骨的运动导致髋关节回到中立位。

(3)膝关节 因为关节的几何学及强有力的侧副韧带,使膝关节在冠状面上是稳定的。在冠状面上只有很小范围的关节运动发生,而且很难去定量。当以1.2m/s的速度行走时,插入股骨和胫骨皮质的针说明了在足跟触地期膝关节的平均外展角度为1.2°。该角度在整个支撑期都保持不变。在摆动初期阶段,膝关节的外展角度可再增加5°。膝关节最大的外展角度发生于膝关节在矢状面上处于最大屈曲位时。在下一次足跟触地前,膝关节又回到轻度外展位。对于患有骨性关节炎和下肢结构排列异常的患者,膝关节在冠状面的运动将会受到影响。

（4）踝关节　踝关节主要的运动是背屈和跖屈。踝关节背屈时可伴随轻度的外翻和外展,踝关节跖屈时伴随着轻度的内翻与内收,这些次要的冠状面和水平面的运动范围是非常小的,可忽略不计。

（5）距下关节　旋前与旋后的三维运动是距下关节与横向的跗骨间关节相互作用的结果。旋前运动包含了外翻、外展和背屈,旋后运动包含了内翻、内收和跖屈。距下关节运动角度的测量是跟骨后方跟骨线与小腿后方长轴的夹角,图4-4-8显示了在冠状面的距下关节角的测量。

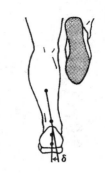

图4-4-8　冠状面的距下
关节角的测量

在足跟触地时,距下关节内翻的角度大约为2°～3°。在足跟触地后不久,跟骨开始快速外翻并一直持续到支撑中期（步态周期的30%～35%）,最大外翻角大约为2°。与此同时,距下关节向相反的方向运动,开始向内翻。正常情况下,在步态周期的40%～45%（接近足跟离地时）,跟骨处于相对中立的位置。从足跟离地到足趾离地这段时间,跟骨继续内翻直到大约6°的内翻角。在摆动阶段,跟骨处于轻度内翻姿势,直到下一次足跟触地。行走时,足的旋前、旋后运动伴随着足弓高度的改变。

3. 水平面的运动　目前关于下肢水平面运动学的研究是有限的。为提高测量的准确性,研究者有时会将坚硬的金属针固定在研究对象的骨盆、股骨和胫骨上。依靠这些金属针作为标记,摄影机就可追踪骨骼的运动。

（1）骨盆　行走时,骨盆在水平面上的旋转是围绕垂直轴进行的,是通过支撑腿的髋关节发生。以下对骨盆旋转的描述是通过对右足步态循环的俯视观察进行的。在右足跟触地时,右侧的髂前上棘相比左侧的是靠前的。在步态周期的最初15%～20%,骨盆呈现逆时针方向的旋转（图4-4-9、10）。在右下肢支撑阶段余下时期,当左侧髂前上棘与摆动的左下肢一起前移时,骨盆出现顺时针的旋转。当右足趾离地时,右侧髂前上棘就落后于左侧髂前上棘。在右下肢的摆动阶段,右侧髂前上棘逐步前移。在整个步态周期中,骨盆向每个方向旋转的角度为3°～4°。在步速和步长增加时,会出现较大的骨盆旋转。

（2）股骨　在步态周期最初的15%～20%,足跟触地后,股骨出现向内的旋转（图4-4-9、10）。大约在步态周期的20%,股骨开始向相反的方向旋转即外旋,直到足趾离地后不久。在摆动阶段的大部分时间,股骨呈内旋。行走时,总的来说,股骨向每个方向旋转的角度为6°～7°。

（3）胫骨　胫骨的运动模式与股骨的非常相似（图4-4-9、10）。胫骨向每个方向旋转的角度大约为8°～9°。

（4）髋关节　股骨与骨盆几乎同时发生旋转。在右足跟触地时,基于相对靠后的左侧髂前上棘而言,右髋关节处于轻度的外旋。在右下肢支撑期的大多数时间,当左侧髂前上棘前移时,右髋关节处于内旋位。最大内旋角度发生于步态周期的50%。从步态周期的50%到摆动中期,右髋关节处于外旋位,这时右下肢离地并前移。从摆动中期到右足跟触地,右髋关节处于轻度的内旋位。

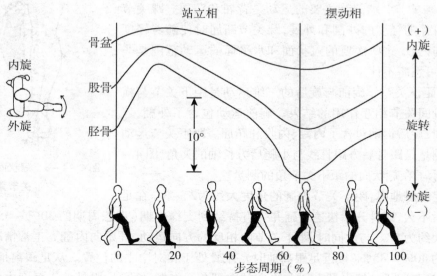

图 4 - 4 - 9 骨盆、股骨、胫骨在水平面的运动

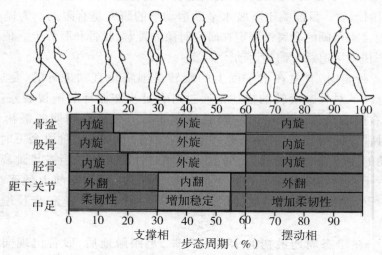

图 4 - 4 - 10 步态周期中下肢在水平面的运动范围

（5）膝关节 在足跟触地时，膝关节处于大约 2°～3° 的相对于股骨的外旋位。整个支撑期，膝关节逐渐内旋，由于胫骨的内旋角度比股骨的大，到足趾离地时，膝关节处于大约 5° 的相对内旋位。在摆动阶段，膝关节外旋直到下一次足跟触地。

（6）踝关节和足 踝关节在水平面的运动范围很小，可以不用考虑。距下关节的主要运动（内翻与外翻）发生在冠状面。

4. 躯干与上肢 躯干与上肢在步态周期中起到维持平衡与减少能量消耗的作用。

（1）躯干 在行走时，身体重心是随着躯干的移动而移动。躯干的移动方式是在水平面上围绕垂直轴进行旋转。肩带骨的旋转是与骨盆的方向相反的。肩带骨总的平均旋转范围大约为 7°。躯干的运动模式对于行走的有效性来说是重要的。行走时，躯干活动受限将导致能量消耗提高 10%。

(2)肩关节 在矢状面,肩关节呈现的是正弦的运动模式,这与髋关节的屈伸是不同的。当股骨后伸时,同侧的肱骨前屈,反之亦然。在足跟触地时,肩关节处于最大的后伸位,从中立位测量大约为25°。在步态周期的50%,肩关节逐渐旋前达到最大前屈角度,约为10°。在步态周期的后半部分,同侧的髋关节前屈时,肩关节后伸25°直到下一次足跟触地。肩关节的运动模式在每个人都是相同的,尽管运动的强度有明显差异。通常情况下,肩关节的运动幅度随着步速的增加而增加。上肢的摆动不完全是被动的,有部分主动的成分,特别是肩关节的后伸需要三角肌的后组肌群主动收缩。上肢摆动的主要功能是平衡躯干的旋转力量。目前的研究结果未显示肩关节活动受限对跑步时的能量消耗有明显影响。

(3)肘关节 肘关节在足跟触地时大约处于20°的屈曲位。在步态周期的前50%,肩关节前屈,肘关节也前屈到最大角度约45°。在步态周期的后半段,肩关节后伸,肘关节回到20°的屈曲位。

5. 减少能量消耗的运动方法 在行走时,有五种方法可减少身体重心的转移幅度。从而减少能量消耗,优化能量的效率。应用前四种方法可使身体重心的垂直转移减少。第五种方法可使身体重心的水平转移减少(表4-4-2)。

表4-4-2 步态中减少能量消耗的运动策略

运动方向	策略名称	效果
垂直方向	水平面上骨盆旋转	减少身体重心的下移
垂直方向	矢状面上踝关节旋转	减少身体重心的下移
垂直方向	支撑阶段膝关节屈曲	减少身体重心的上移
垂直方向	冠状面上骨盆旋转	减少身体重心的上移
水平方向	冠状面上髋关节旋转(步宽)	减少身体重心的水平偏差

(1)减少身体重心垂直转移的方法 要限制身体重心向下转移可通过水平面上骨盆的旋转和矢状面上踝关节的旋转来进行。水平面上骨盆的旋转带动整个下肢向前摆动,因此在固定步长时,就可使髋关节的屈伸范围达到最小(比较图4-4-11A与B)。若下肢在步态循环中更靠近垂线方向,那么就可使身体重心的最低点上升,从而减少了身体重心下移的幅度。在矢状面上,踝关节的旋转可利用踝/足构成的倒"T型"结构(图4-4-11C)。在足跟触地时,踝关节进行调整,使突出的跟骨触地,从而从功能上延长了下肢。在接近支撑末期时,髋关节后伸,同时膝关节开始屈曲,下肢因踝关节的跖屈而变长(即足跟上提)。在支撑初期与末期,下肢的功能长度都变长,进一步减少了身体重心的下移(比较图4-4-11B与C)。

限制身体重心的上移可部分通过支撑阶段膝关节的屈曲来进行,那时下肢处于它最垂直的位置(4-4-11D)。冠状面骨盆的旋转进一步减少了身体重心的上移(图4-4-11E)。在支撑期,对侧髂嵴下移时同侧的髂嵴上移。因此在整个步态周期中,两侧的髂嵴交替升降就像翘翘板的两端,而髂嵴刚好位于代表了身体重心的S_2的前方,S_2可看作是翘翘板的支点。因此,减少身体重心的下移可通过水平面上骨盆的旋转和矢状面上踝关节的旋转来获得,减少身体重心的上移可通过支撑期膝关节的屈曲和冠状面骨盆的旋转来获得。

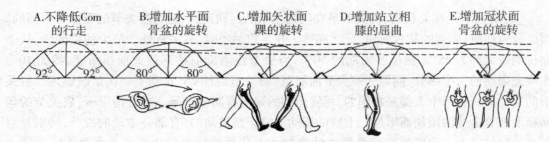

A.不降低Com
的行走
B.增加水平面
骨盆的旋转
C.增加矢状面
踝的旋转
D.增加站立相
膝的屈曲
E.增加冠状面
骨盆的旋转

92° 92° 80° 80°

图 4 - 4 - 11 减少身体重心转移的方法

（2）减少身体重心水平转移的方法　行走时,在双足的动态支撑下,身体重心从一侧转移到另一侧。人们通过减少步宽而尽力去减少身体重心在水平面上移动的幅度,步宽决定了髋关节在冠状面上的内收与外展。

尽管减少步宽可减少身体重心的水平移动幅度,从而减少能量消耗,但是这样也减少了支撑面的大小。平均步宽为 7cm ~ 9cm,在力学机制方面该宽度对减少身体重心的水平移动已足够窄了,同时对提供充分的支撑基础来说也足够宽了。过宽或过窄的步宽都需在能量消耗或平衡方面做出让步。例如,对于有平衡障碍的病人,也许需要更宽的支撑面,于是他们就需要以增加行走时的能量消耗为代价。

行走时的能量消耗是以每公斤体重行走每米消耗了多少千卡来计算,即 kcal/m/kg。通常,能量消耗是直接通过耗氧量来计算的。行走时,身体尽力使能量消耗最小。能量节约是通过减少身体重心的转移幅度而获得的。

节约能量最适的步速大约为 1.33m/s 或 80m/min。该速度不但可使身体最大效率地利用能量,同时也与人们在街上自由行走所采用的速度是完全一致的。大于或慢于最适速度都会增加行走时的能量消耗。

四、肌运动学

在一个步态周期中,下肢的大多数肌肉都有一到两次电活动的爆发,持续约 100ms ~ 400ms（步态周期的 10% ~ 40%）。像所有其它步态的构成元素一样,肌肉的电活动形式在每一步都是重复的。假如临床医生通过肌肉的电活动对特定的肌肉在步行时的功能有全面的了解,那么步态异常将被人很容易地理解和得到很好的治疗。

下肢肌肉的电活动已经被广泛的使用肌电图来研究。肌肉的电活动是短暂的,表现为"开"或"关"。"开"是指肌肉的电活动水平到达静息电位以上的预定水平,其他时候肌肉的电活动则处于"关"的状态。下面将根据步态周期中下肢各肌群的肌电变化进行分析（图 4 - 4 - 12）。

1. 髋关节　髋关节有三组肌群在行走时扮演重要角色:伸髋时,臀大肌和腘绳肌起了重要作用;屈髋时,髂肌和腰大肌起了重要作用;髋外展时,臀中肌和臀小肌起了重要作用。而对于髋关节的内收和旋转的研究还不充分。

（1）伸髋　臀大肌在摆动末期开始离心收缩。臀大肌的离心收缩有两个目的:使屈髋减速,同时使下肢肌肉在支撑阶段开始时做好支撑体重的准备。在足跟触地时,臀大肌的强烈收缩导致伸髋,并防止躯干过度前倾。如果骨盆的前移因足跟触地减慢,而此时躯干仍继续

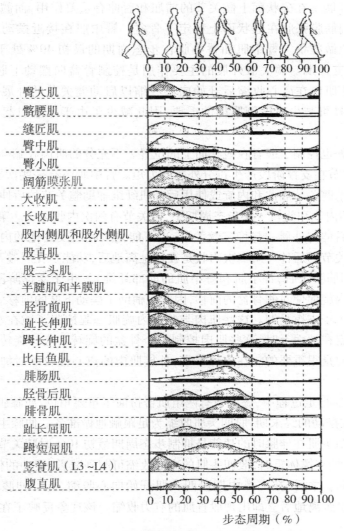

图 4 - 4 - 12　步态周期中下肢各肌群的肌电变化

前移时,就会出现躯干的过度前倾。臀大肌从足跟触地到支撑中期都一直处于收缩状态(步态周期的前30%),以支撑体重并产生伸髋动作。当足固定于地面上时,臀大肌的强烈收缩也间接协助了伸膝动作。

在步态周期的最初10%,腘绳肌协助臀大肌。与臀大肌作用相似,腘绳肌的功能是伸髋并支撑体重。

(2)屈髋　在足趾离地前髂肌和腰大肌开始收缩使伸髋减速。髂肌和腰大肌在离心收缩后开始向心收缩,从而使髋关节在足趾离地前屈曲并带动下肢进入摆动初期。髋关节的屈曲一直持续到摆动末期,但主动的屈髋运动仅占摆动阶段最初的50%。摆动阶段后50%的屈髋则是由于大腿在摆动初期所获得的向前的惯性而产生的。股直肌在屈髋时也起了作用,因此也协助了前面所提到的运动。屈髋的重要作用是使小腿在摆动阶段前移为下一步做准备,并且抬升小腿使足趾在摆动阶段离地。缝匠肌的运动与髂肌及腰大肌相似。

（3）髋关节外展　在矢状面上髋关节的前屈和后伸有重要作用,而髋关节的外展肌臀中肌、臀小肌及阔筋膜张肌在冠状面上稳定了骨盆。臀中肌在接近摆动阶段终点时开始收缩,为足跟触地做准备。臀中肌和臀小肌在步态周期的最初 40% 处于最大收缩状态,特别是在单下肢支撑期。髋关节外展的主要作用是控制骨盆向摆动下肢侧的轻微下降。在支撑后期,这些肌肉在离心收缩后开始向心收缩以启动髋关节的外展。在外展肌群较弱的对侧使用手杖可减少对该侧肌群的需要,因此减少了由于体重引起的在冠状面上骨盆的不稳定性。

髋关节的外展也控制了股骨在冠状面上的位置。不充分的肌肉收缩会导致股骨的过分内收,从而使膝关节在支撑阶段产生过分外翻的力矩。臀中肌还有一些次要的作用,包括使用前部肌纤维辅助髋关节屈曲和内旋或使用后部肌纤维辅助髋关节的后伸和外旋。

（4）髋关节的内收和旋转　在步态周期中,髋关节有两次内收运动。第一次是在足跟触地时与髋关节的后伸与外展一起稳定髋关节,也可能是大收肌及其他的内收肌在髋关节内收的同时辅助髋关节的后伸。第二次内收是在足趾离地后,功能是在屈髋开始时辅助屈髋。

髋的内旋（阔筋膜张肌、臀小肌和臀中肌的前部纤维）发生于支撑阶段的大部分时期。在这段时期髋的内旋促使对侧骨盆的前移,因此也辅助了摆动下肢的前移。

髋的外旋发生于支撑早期。这些肌肉与髋的内旋肌一起控制了髋在水平面上的位置,尤其是当下肢固定在地面上时,这些肌肉控制了个骨盆的旋转。这些旋转对行走及奔跑过程中快速改变方向是很重要的。在支撑早期,外旋肌肉的离心性收缩对抑制下肢的内旋尤其重要。

2. 膝关节　在行走过程中,膝关节有两组肌群扮演了重要角色:屈膝肌群和伸膝肌群。

（1）伸膝　在摆动的终末期,股四头肌收缩为足跟触地做准备。伸膝主要是发生于足跟触地后不久。股四头肌在伸膝时的功能是抑制步态周期最初 10% 时膝关节的屈曲。在步态周期中,当下肢开始支撑体重时,股四头肌的离心收缩可起到减震、缓冲的作用,同时可防止膝关节的过分屈曲。之后,在支撑中期股四头肌开始向心收缩,起到伸膝和支撑体重的作用。某些个体在足趾离地后立即出现股直肌的有力收缩。该现象反映了在屈髋时跨关节肌的作用。

（2）屈膝　腘绳肌在从足跟触地前到足跟触地后这段时期处于最大收缩状态。在足跟触地前,腘绳肌的收缩减慢了伸膝运动,从而使足能平放于地上。在支撑阶段的最初 10% ,腘绳肌收缩辅助伸髋,同时与其他肌群协作增加了膝关节的稳定性。在摆动阶段股二头肌短头在伸膝过程中也起到了辅助作用。

3. 踝关节和足　在正常行走时,踝关节的几组肌肉起了重要作用:胫骨前肌,趾伸肌,蹈长伸肌,腓肠肌,比目鱼肌,胫骨后肌和腓骨肌。

（1）踝跖屈　腓肠肌和比目鱼肌在支撑阶段的大部分时期都处于收缩状态。从步态周期的 10% ~ 40% ,踝跖屈肌离心性收缩抑制了踝背屈。过多的或不受控制的踝背屈,将导致夸张的踝背屈和不可控制的屈膝。踝跖屈肌的收缩主要发生于足跟将要离地时,收缩力量迅速下降,到足趾离地时已为零。在这极短的时间内肌肉迅速缩短引起踝跖屈,从而导致身体的前冲,这就是"前冲期"。

腓肠肌在摆动初期也有较弱的肌肉收缩,这可能协助了屈膝。其他踝跖屈肌（胫骨后肌、拇长屈肌、趾长屈肌和腓骨肌)协助了比目鱼肌和腓肠肌的踝跖屈运动。

（2）胫骨前肌　在一次步态周期中胫骨前肌有两次收缩。当足跟触地时，由于足跟对体重的支撑而引起被动的踝跖屈,此时胫骨前肌强有力的离心性收缩和其它踝跖屈肌的收缩可减慢这种踝跖屈,否则将形成"拍打"步态。从足跟触地到足平放在地上,胫骨前肌的离心性收缩也可能对足的内旋起抑制作用。

第二次胫骨前肌的收缩是在摆动阶段踝背屈时。此次肌肉收缩的目的是使足趾离地。在摆动阶段,胫骨前肌及其他的踝背屈肌力量很弱时就不能使踝背屈。这时就形成"垂足",导致患者在摆动阶段过度屈曲膝关节和髋关节。垂足引起足掌最先接触地面。对垂足通常的治疗方法是用一个后置的踝足支具使踝关节在摆动阶段维持于背屈位。

（3）趾伸肌和蹈长伸肌　与胫骨前肌相似,在足跟触地时趾长伸肌和蹈长伸肌减慢了踝跖屈。然而在负重时和支撑中期,这些肌肉缺乏抑制足内旋的力线。在摆动阶段趾伸肌协助踝背屈及伸趾,以确保足趾离地,如此,趾长伸肌和蹈长伸肌在前冲期的次要活动将和踝跖屈肌共同活动以给踝提供稳定性。

（4）胫骨后肌　胫骨后肌(足的后旋肌)在步态周期的 5% ~ 55% 处于收缩状态。它在步态周期的 5% ~ 35% 减慢了足的外旋,并且在步态循环的 35% ~ 55% 减慢了足的内旋。在脑瘫患者中,胫骨后肌尤应引起关注。痉挛的胫骨后肌和比目鱼肌会引起马蹄内翻足畸形,导致患者行走时踝跖屈和内翻。

（5）腓骨肌　腓骨短肌和腓骨长肌在步态周期的 20% ~ 30% 开始收缩直到足跟离地后。腓骨肌的功能是使踝跖屈,这些外翻肌协助对抗由胫骨前肌和胫骨后肌引起的足内翻。腓骨肌还协助调整和稳定距下关节。

（6）足内在肌　足内在肌从支撑中期到足趾离地处于收缩状态(步态周期的 30% ~ 60%),特别是如果脚上穿了一双不太合脚的鞋时,它的收缩就更明显。足内在肌稳定了足前掌并提升了足内侧纵弓的高度,从而在支撑末期和摆动前为踝跖屈提供了稳定的杠杆。

4.躯干　我们在这儿仅讨论竖脊肌和腹直肌。

（1）竖脊肌　位于中腰部(L3 ~ L4)平面的竖脊肌在步态周期中有两次收缩。第一次收缩是从足跟触地前到步态周期的 20%。第二次收缩是从步态周期的 45% ~ 70%,这段时间刚好与对侧的足跟触地时期一致。这两次收缩控制了每一步足跟触地后躯干向前的移动幅度。

（2）腹直肌　在步态周期中腹直肌的收缩力度不大。然而,在步态周期的 20% 和 70%,它会出现两次较强的收缩。这两次收缩与竖脊肌的收缩时间一致,二者一起在矢状面上稳定了躯干。腹直肌使躯干前屈的时间刚好与屈髋肌使髋屈曲的时间相一致。因此,腹直肌收缩力的增加稳定了骨盆和腰椎,同时为屈髋肌(主要是髂腰肌和股直肌)提供了稳定的基础。

五、步态异常

我们大多数人都认为自己是能够行走的。事实上,只要我们未受伤和没有身体的残疾,行走对我们来说不是件难事。

在正常行走中,每一个参与的关节都需要有足够的运动范围和力量。行走也需要中枢神经系统进行复杂的运动控制。行走的复杂性是使正常步态模式易受功能缺损影响的原因。然而,有时尽管存在很严重的功能缺损,机体还是有修正步态模式的能力。病理步态的特征因功能缺损的本质和个人的代偿能力的不同而不同。观察得到的步态异常可能是对特殊的损伤或代偿的直接反应。

1. 疼痛 疼痛引起的非正常步态模式被称为减痛步态。因要避免让疼痛的下肢支撑体重,故经常引起一种特殊的步态,主要表现为步长缩短、疼痛下肢的支撑时间和对侧下肢的摆动时间缩短。假如因为肌肉的活动引起和髋关节压缩相关的疼痛,将会发生头和躯干向疼痛的负重下肢的侧移,假如疼痛的来源不是髋,躯干可能会轻度地向摆动下肢倾斜并尝试着将位于站立期受伤腿的重力转移过来。

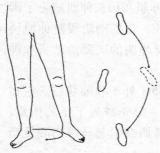

2. 神经系统疾病 很多神经系统的疾病,如脑血管疾病、帕金森病和脑瘫都会引起不正常的步态。肌痉挛也就是肌张力增高、不易拉长,在脑瘫和脑血管疾病患者中,肌痉挛通常发生在伸肌群。因此,步态模式就表现为下肢僵硬、划圈和拖步(图4-4-13)。剪刀步态是由于髋关节的过度内收引起的。帕金森病的步态通常表现为慌张步态。失用症是指随意运动障碍,主要发生于老年人。步态失用主要表现为宽基底步态、步长缩短和拖步。有感觉和平衡障碍的患者通常表现为步态不稳。对于伴有神经系统残疾的患者,引起步态异常的主要原因是不能在合适的水平产生和控制肌肉的力量。最终,肌无力和关节挛缩会加重神经运动障碍。

图4-4-13 偏瘫痉挛步态

3. 肌肉骨骼系统疾病 肌肉骨骼系统的功能缺损也会导致各种各样的步态异常。不正常的关节运动范围或肌肉力量不足都会引起步态异常。不正常的关节运动范围继发于:受伤、毗邻组织或肌肉的张力增加和挛缩、不正常的关节结构、关节失稳和先天性的连接组织松弛等。在很多情况下,一个关节不正常的运动范围,通常会引起一个或更多周围关节的代偿(图4-4-14、15)。因受伤引起的废用性肌萎缩会导致肌无力,因周围神经损伤引起的神经功能障碍也会导致肌无力。无论是什么原因,肌无力都最终会导致步态模式的异常(图4-4-16、17)。

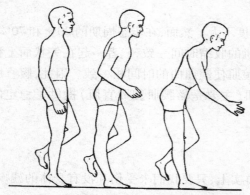

图4-4-14 踝关节跖屈挛缩步态

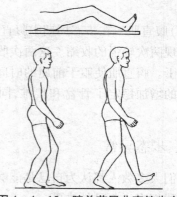

图4-4-15 膝关节屈曲挛缩步态

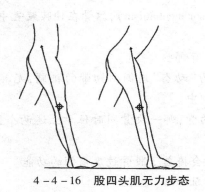

4－4－16　股四头肌无力步态

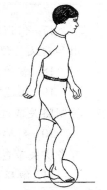

图 4－4－17　踝背伸无力步态

（敖丽娟）

复习思考题

1. 什么是颈干角和前倾角？列举其临床意义。

2. 假如一个病人有过度前倾的股骨和髋臼,哪一平面上的过度运动会导致自发性前脱位？

3. 描述髋关节锁定位的特点。这些特点与身体的其它滑膜关节有什么不同？

4. 为什么一个髋关节囊关节炎的病人容易出现髋关节屈曲挛缩？

5. 描述在充分的髋关节内旋后伸位时坐股韧带如何变得紧绷,在你的描述中要包括股骨—骨盆和骨盆—股骨两方面。

6. 描述站立位骨盆完全后倾,并保持躯干垂直时腰部前纵韧带和黄韧带的长度可能发生的改变。

7. 参考相关研究分析作为髋外展肌,哪一块肌肉具有最大的力臂？

8. 分析在产生髋关节内部旋转扭矩时具有最小的和最大杠杆的肌肉。

9. 一个股骨头和髋臼遭受严重骨折的病人,进行增加髋外展肌内力臂手术的理由是什么？解释髋臼的中偏角减小容易导致髋关节脱位的原因。

10. 列举支配膝内侧肌群的神经。

11. 严重膝过伸是怎样导致前后交叉韧带同时损伤的？

12. 减少膝关节半月板压力的主要机制是什么？

13. 为什么在膝关节轴向旋转的幅度依赖于膝关节屈曲的角度？

14. 髌股关节为何在膝关节伸直的最后 20°～30° 最不稳定？

15. 比较 20° 和 60° 下蹲位时髌股关节内潜在压力的不同。两个变量中谁的影响更大？为什么？

16. 用什么机制可以解释前交叉韧带损伤后的股四头肌萎缩？

17. 何谓伸膝装置（knee extensor mechanism），髌骨在伸膝装置中的作用和意义是什么？

18. 髌骨外侧脱位的易患因素有哪些？

19. 描述"鹅足"肌群可以作为"动态"内侧副韧带的机制，尤其是在控制膝关节过度外旋和外翻的机制中。

20. 列举构成踝关节和后足的骨，哪一块骨同时位于上述两个区域？有多少关节包含这块骨？

21. 解释胫骨的过度扭转可能会掩盖了股骨过度前倾的功能。

22. 描述长屈肌从肌腹到止于趾的路径。

23. 解释距腓后韧带如何在三个自由度的范围内提供踝关节稳定性。

24. 例举七个能够对抗距小腿关节和距下关节内翻的肌腱和韧带。

25. 描述距舟关节内翻、外翻的主要关节运动学。

26. 如何在理论上解释髋关节外展肌、外旋转肌和伸肌的无力可导致弹簧韧带尤其是胫骨后肌的紧张度增高？

27. 描述第 1 跖趾关节是怎样影响外翻的？

28. 依据图 4 - 3 - 13，描述四个能产生充分的足内外翻并有潜在的踝背伸扭力矩的肌肉。

29. 为什么小腿三头肌无力的患者常抱怨膝盖"打软"或不稳定？

30. 列举步态的时空参数，并用简图表达。

31. 当身体的重心到达支撑腿的最低处和最外侧时是位于步态周期的哪一部分？

32. 在步态周期的 40% 列举出髋、膝、踝在矢状面的位置和方向，并分析大腿前后肌群的向心、离心和等长收缩。

33. 跟腱短缩如何影响行走运动？

34. 列举在步态周期的 30% ~50%（站立中期到足跟离地）距下关节的位置及运动方向（参考跟骨）并解释胫骨后肌最有可能的运动控制作用。

35. 解释在步态周期的 0% ~20% 髋关节外展肌激活的类型及相关的额状面运动学。

36. 行走时使身体的垂直和侧方位移最小化的典型运动策略是哪些？

37. 在步态周期的什么时候垂直地面的作用力及反作用力是最大的？

38. 在步态周期的 0% ~50%（足跟着地至足跟离地），描述髋关节在水平面的位置及运动方向。讨论臀小肌和臀中肌最有可能的运动控制作用。

39. 列举 5 种常见的异常步态。

参 考 文 献

［1］马启伟,张力为. 体育运动心理学［M］. 杭州:浙江教育出版社,1998.

［2］张力为,毛志雄. 运动心理学［M］. 1 版. 上海:华东师范大学出版社,2004.

［3］赵夏娣. 运动与心理健康［M］. 1 版. 西安:西北工业大学出版社,2010.

［4］周士枋,丁伯坦. 运动学［M］. 北京:华夏出版社,2004.

［5］Ottosson A. The first historical movements of kinesiology:scientification in the borderline between physical culture and medicine around 1850. Int J Hist Sport,2010,27(11):1892 – 1919.

［6］Angyán L. Is it reasonable to involve kinesiology in medical education?. Acta Physiol Hung,1999,86(3 – 4):199 – 203.

［7］Dubrowski A,Backstein D. The contributions of kinesiology to surgical education. J Bone Joint Surg Am,2004,86 – A(12):2778 – 81.

［8］Cotter AC. Western movement therapies. Phys Med Rehabil Clin N Am,1999,10(3):603 – 16.

［9］Farrell SJ,Ross AD,Sehgal KV. Eastern movement therapies. Phys Med Rehabil Clin N Am,1999,10(3):617 – 29.

［10］Donald A Neumann. Kinesiology of the Musculoskeletal System:Foundations for Physical Rehabilitation. 2nd ed. St Louis:Mosby,2009:120 – 172.

［11］Buttaci CJ. Osteoarthritis of the acromioclavicular joint:a review of anatomy,biomechanics,diagnosis and treatment. Am J Phys Med Rehabil,2004,83(10):791 – 7.

［12］Charles A Rockwood,Charles A,Corteen DP,Teitge RA. Stabilization of the clavicle after distal resection:A biomechanical study. Am J Sports Med,2005,33:61 – 67.

［13］Fraser – Moodie JA,Shortt NL,Robinson CM. Injuries to the acromioclavicular joint. J Bone Joint Surg Br,2008,90:697 – 707.

［14］Mazzocca AD,Arciero RA,Bicos J. Evaluation and Treatment of Acromioclavicular Joint Injuries. American Journal of Sports Medicine,2007,35(2):316 – 329.

［15］Paula M Ludewig,PT,PhD1,et al. Motion of the Shoulder Complex During Multiplanar Humeral Elevation. The Journal of Bone and Joint Surgery(American Volume),2009,91:378 – 389.

［16］Neer CS. Anterior acromioplasty for the chronic impinge-ment syndrome in the shoulder. J Bone Joint Surg,1972,54A:41 – 50.

［17］Abboud JA,Soslowsky LJ. Interplay of the static and dynamic restraints in glenohumeral instability. Clinical Orthopaedic and Related Research,2002,48 – 57.

［18］An KN,Browne AO,Korinek S,Tanaka S,et al. Three-dimensional kinematics of glenohumeral elevation. J Orthop Res,. 1991,9:143 – 9.

［19］Yanai T,Fuss FK,Fukunaga T. In vivo measurements of subacromial impingement:Substantial compression develops in abduction with large internal rotation. Clin Biomech(Bristol,Avon),2006.

［20］Yanagawa T,Goodwin CJ,Contributions of the individual muscles of the shoulder to glenohumeral joint stability during abduction. J Biomech Eng,2008,130(2):021 – 024.

［21］Paraskervas G,Papadopoulos A,Papaziogas B,et al. Study of the carrying angle of the human elbow joint in full extension:a morphometric analysis. Surgical and Radiologic Anatomy,2004,26(1):19－23.

［22］Basmajian JV,Latif A. Integrated actions and function of the chief flexors of the elbow:A detailedelectromyographic analysis. J Bone Joint Surg Am,1957,39:1106－1118.

［23］An KN,Hui FC,Morrey BF,et al. Muscles across the elbow joint:a biomechanical analysis. J Biomech,1981,14:659.

［24］de Sousa OM,de Moraes JL,Vieria FL. Electromyographic study of the brachioradialis muscles. Anat Rec,1961,139:125－131.

［25］Funk DA,An KN,Morrey BF,et al. Electromyographic analysis of muscles across the elbow joint. J Orthop Res,1987,5:529－538.

［26］Askew LJ,An KN,Morrey BF,et al. Isometric elbow strength in normal individuals. Clin Orthop Relat Res,1987,222:261.

［27］MacConaill MA,Basmajian JV. Muscles and movement:a basis for human kinesiology. New York:Robert E Krieger Publishing Company,1977.

［28］Neumann DA,Soderberg GL,Cook TM. Electromyographic analysis of hip abductormusculature in healthy right handed persons. Pbys Tber,1989,69:431－440.

［29］Hotchkiss RN,An KN,Sowa DT,et al. An anatomic and michanical study of the interosseous membrane of the foream:pathomechanics of proximal migration of the radius. J Hand Surg［Am］,1989,14:256－261.

［30］Manson TT,Pfaeffle HJ,Herdon JH,et al. Forearm rotation alters interosseous ligament strain distribution. J Hand Surg［Am］,2000,25:1058－1063.

［31］Taleisnik J. The Ligaments of the wrist In Taleisnik J. Churchill Livingstone:The wrist,1985.

［32］Youm Y,McMurthy RY,Flatt AE,et al. Kinematics of the wrist I An experimental study of radial-ulnar deviation and flexion-extension. J Bone Joint Surg Am,1978,60:423－431.

［33］Ryu JY,Cooney WP 3rd,Askew LJ,et al. Functional ranges of motion of wtist joint. J Hand Surg［Am］,1991,16:409－419.

［34］Moritomo H,Murase T,Goto A,et al. Capitate-based kinematics of the midcarpal joint during wrist radioulnar deviation:an in vivo three dimensional motion analysis. J Hand Surg［Am］,2004,29:668－675.

［35］Lehmkuhl LD,Smith LK. Brunnstrom's clinical kinesioligy,4th ed. Philadelphia:FA Davis,1983.

［36］Tolbert JR,Blair WF,Andrews JG,et al. The kinetics of normal and prosthetic wrists. J Biomech,1985,18:887－897.

［37］EI Shennawy M,Nakamura K,Patterson RM,et al. Three-dimensional kinematic analysis ofthe second through fifth carpometacarpal joint. J Hand Surg［Am］,2001,26:1030－1035.

［38］Neumann DA. Kinesiology of the musculoskeletal system-foundations for physical rehabilitation. 2nd ed. ［S. l. ］:Mosby,2009.

［39］Neumann DA. Arthrokinesiologic considerations for the aged adult In Guccione AA（ed）:Geriatric Physical Therapy. 2nd ed. Chicago:Mosby Year Book,2000.

［40］McMorris RO. Faulty postures. Pediatr Clin North Am,1961,8:217.

［41］White AA,Panjabi MM. Clinical Biomechanics of the Spine. 2nded. Philadelphia:JB Lippincott,1990.

［42］Kapandji IA. The Physiology of Joints,volume 3. New York:Churchill Livingstone,1974.

［43］Bogduk N. Clinical Anatomy of the Lumbar Spine. 3rd ed.. New York:Churchill Livingstone,1997.

［44］Wilke HJ,Neef P,Caimi M,et al. New in vivo measurements of pressures in the intervertebral disc in daily life［J］. Spine,1999,24:755－762.

［45］Holmes A,Han ZH,Dang GT,et al. Changes in cervical canal spinal volume during in vitro flexion-extension［J］. Spine,1996,21:1313 – 1319.

［46］Amonoo – Kuofi HS. Changes in the lumbosacral angle,sacral inclination and the curvature of the lumbar spine during aging. Acta Anat,1992,145:373 – 377.

［47］Jenkins DB. Hollingshead's Function Anatomy of the Limbs and Back. 7th ed. Philadelphia:WB Saunders,1998.

［48］Williams PL,Bannister LH,Berry M,et al. Gray's Anatomy,38th ed. New York:Churchill Livingstone,1995.

［49］Luttgens K,Hamilton N,Madison WI,Brown and Benchmark. Kinesiology:Scientific Basis of Human Motion. 9th ed. New York:The McGraw Hill Companies,1997.

［50］Cook TM,Neumann DA. The effects of load placement on the EMG activity of the low back muscles during load carry by men and women. Ergonomics,1987,30:1413 – 1423.

［51］Tachdjian MO. Pediatric Orthopedics. Philadelphia:WB Saunders,1972.

［52］Porterfield JA,DeRosa C. Mechanical Neck Pain:Perspectives in functional Anatomy. Philadelphia:WB Saunders,1995.

［53］Chaffin DB,Andersson GBJ. Occupational Biomechanics. 2nd ed. New York:John Wiley and Sons,1991.

［54］Neumann DA. An Arthritis Home Study Course:The Synovial Joint:Anatomy,Function,and Dysfunction. The Orthopedic Section of the American Physical Therapy Association,1998.

［55］Kurrat HJ,Oberlander W,The thickness of the cartilage in the hip joint［J］. J Anat,1978,126:145 – 155.

［56］Dalstra M,Huiskes R. Load transfer across the pelvic bone［J］. J Biomechan,1995,28:715 – 724.

［57］Somers MF. Spinal Cord Injury:Functional Rehabilitation,Norwalk:Appleton & Lange,1992.

［58］Wingstrand H,Wingstrand A,Krantz P. Intracapsular and atmospheric pressure in the dynamics and stability of the hip［J］.. Acta Orthop Scand,1990,61:231 – 235.

［59］deGroot J. Correlative Neuroanatomy. 21st ed. Norwalk:Appleton & Lange,1991.

［60］Pohtilla JF. Kinesiology of hip extension at selected angles of pelvifemoral extension［j］. Arch Phys Med Rehabil,1969,50:241 – 250.

［61］Neumann DA,Soderberg GL,Cook TM. Comparison of maximal isometric hip abductor muscle torques between hip sides［J］. Phys Ther,1988,68:496 – 502.

［62］Neumann DA. Hip abductor muscle activity in persons with a hip prosthesis while carrying loads in one hand［J］. Phys Ther,1996,76:1320 – 1330.

［63］Hoy MG,FE Zajac,ME Gordon. A musculoskeletal model of the human lower extremity:the effect of muscle,tendon and moment arm on the moment angle relationship of musculotendon actuators at the hip,knee and ankle. J Biomech,1990,23(2):p 157 – 69.

［64］Smidt GL. Biomechanical analysis of knee flexion and extension. J Biomech,1973,6(1):p79 – 92.

［65］Phillip JV. Nature VS Civilization Theory www phillipvasyli com.

［66］Lower Limb Biomechanics Guide www vasylimedical com.

［67］Aper RL,Saltzman CL,Brown TD. The effect of hallux sesamoid excision on the flexor hallucis longus moment arm. Clin Orthop Relat Res,1996,325:209 – 217.

［68］Arinci Incel N,Genc H,Erdem HR,et al. Muscle imbalance in hallux valgus:an electromyographic study. Am J Phys Med Rehabil,2003,82:345 – 349.

[69] Basmajian JV,Stecko G. The role of muscles in arch support of the foot. J Bone Joint Surg Am,1963, 45:1184 - 1190.

[70] Beimers L,Tuijthof GJ,Blankevoort L,et al. In-vivo range of motion of the subtalar joint using computed tomography. J Biomech,2008,41:1390 - 1397.

[71] Beumer A,van Hemert WL,Swierstra BA,et al. A biomechanical evaluation of the tibiofibular and tibiotalar ligaments of the ankle. Foot Ankle Int,2003,24:426 - 429.

[72] Jones MH,Amendola AS. Acute treatment of inversion ankle sprains:immobilization versus function treatment. Clin Orthop Relat Res,2007,455:169 - 172.

[73] Boone DC,Azen SP. Normal range of motion of joints in male subjects. J Bone Joint Surg Am,1979, 61:756 - 759.

[74] Bowers KD Jr,Martin RB. Turf toe:a shoe surface related football injury. Med Sci Sports,1976,8:81 - 83.

[75] Bozkurt M,Tonuk E,Elhan A,et al. Axial rotation and mediolateral translation of the fibula during passive plantarflexion. Foot Ankle Int,2008,29:502 - 507.

[76] Bronner S,Novella T,Becica L. Management of a delayed-union sesamoid fracture in a dancer. J Orthop Sports Phys Ther,2007,37:529 - 540.

[77] Buchanan Kr,Davis I. The relationship between forefoot,midfoot and rearfoot static alignment in pain free individuals. J Orthop Sports Phys Ther,2005,35:559 - 566.

[78] Buczek FL,Cooney KM,Walker MR,et al. Performance of an inverted pendulum model directly applied to normal human gait. Clin Biomech(Bristol,Avon),2006,21:288 - 296.

[79] Calhoun JH,Li F,Ledbetter BR,et al. A comprehensive study of pressure distribution in the ankle joint with inversion and eversion. Foot Ankle Int,1994,15:125 - 133.

[80] Cashmere T,Smith R,Hunt A. Medial longitudinal arch of the foot:stationary versus walking measures. Foot Ankle Int,1999,20:112 - 118.

[81] Cavanagh PR,Rodgers MM,Iiboshi A. Pressure distribution under symptom-free feet during barefoot standing. Foot Ankle Int,1987,7:262 - 276.

[82] Colville MR,Marder RA,Boyle JJ,Zarins B. Strain measurement in lateral ankle ligaments. Am J Sports Med,1990,18:196 - 200.

[83] Corazza F,Stagni R,Castelli VP,Leardini A:Articular contact at the tibiotalar joint in passive flexion. J Biomech,2005,38:1205 - 1212.

[84] Cornwall MW,McPoil TG. Motion of the calcaneus,navicular and first metatarsal during the stance phase of walking. J Am Podiatr Med Assoc,2002,92:67 - 76.

[85] Cornwall MW,McPoil TG. Three dimensional movement of the foot during the stance phase of walking. J Am Podiatr Med Assoc,1999,89:56 - 66.

[86] Erdemir A,Hamel AJ,Fauth AR,et al. Dynamic loading of the plantar aponeurosis in walking. J Bone Joint Surg Am,2004,86:546 - 552.

[87] Esterman A,Pilotto L. Foot shape and its effect on functioning in Royal Australian Air Force recruits Part 1:prospective cohort study. Mil Med ,2005,170:623 - 628.

[88] Ferrari J,Malone Lee J. A radiographic study of the relationship between metatarsus adductus and hallux valgus. J Foot Ankle Surg ,2003,42:9 - 14.

[89] Flemister AS,Neville CG,Houck J. The relationship between ankle,hindfoot and forefoot position and posterior tibial muscle excursion. Foot Ankle Int,2007,28:448 - 455. .

[90] Fujii T,Luo ZP,Kitaoka HB,et al. The manual stress test may not be sufficient to differentiate ankle ligament injuries. Clin Biomech(Bristol,Avon),2000,15:619 – 623.

[91] Glasoe WM,Yack HJ,Saltzman CL. Anatomy and biomechanics of the first ray. Phys Ther,1999,79:854 – 859.

[92] Green T,Refshauge K,Crosbie J,et al. A randomized controlled trial of a passive accessory joint mobilization on acute ankle inversion sprains. Phys Ther,2001,81:984 – 994.

[93] Grimston SK,Nigg BM,Hanley DA,Engsberg JR. Differences in ankle joint complex range of motion as a function of age. Foot Ankle,1993,14:215 – 222. .

[94] Guette M,Gondin J,Martin A,et al. Plantar flexion torque as a function of time of day. Int J Sports Med,2006,27:171 – 177.

[95] Hicks JH. The mechanics of the foot. I. The joints. J Anat,1953,87:345 – 357.

[96] Huang CK,Kitaoka HB,An KN,et al. Biomechanical evaluation of longitudinal arch stability. Foot Ankle,1993,14:353 – 357.

[97] Hunt AE,Smith RM. Mechanics and control of the flat versus normal foot during the stance phase of walking. Clin Biomech (Bristol,Avon),2004,19:391 – 397.

[98] Inman VT. The joints of the ankle. Baltimore:Williams & Wilkins,1976. .

[99] Inman VT,Ralston HJ,Todd F. Human walking. Baltimore:Williams & Wilkins,1981. .

[100] Kaikkonen A,Hyppanen E,Kannus P,et al. Long-term functional outcome after primary repair of the lateral ligaments of the ankle. Am J Sports Med,1997,25:150 – 155.

[101] Kanatli U,Gozil R,Besli K,et al. The relationship between the hindfoot angle and the medial longitudinal arch of the foot. Foot Ankle Int. 27:623 – 627,2006.

[102] Kaufman KR,Brodine SK,Shaffer RA,et al. The effect of foot structure and range of motion on musculoskeletal overuse injuries. Am J Sports Med. 27:585 – 593,1999.

[103] Khamis S,Yizhar Z. Effect of feet hyperpronation on pelvic alignment in a standing position. Gait Posture,2007,25:127 – 134.

[104] Kitaoka HB,Luo ZP,An KN. Three dimensional analysis of flatfoot deformity:cadaver study. Foot Ankle Int,1998,19:447 – 451.

[105] Kitaoka HB,Luo ZP,Growney ES,et al. Material properties of the plantar aponeurosis. Foot Ankle Int. 15:557 – 560,1994.

[106] Klein P,Mattys S,Rooze M. Moment arm length variations of selected muscles acting on talocrural and subtalar joints during movement:an in vitro study. J Biomech,1996,29:21 – 30.

[107] Knudson GA,Kitaoka HB,Lu CL,et al. Subtalar joint stability Talocalcaneal interosseous ligament function studied in cadaver specimens,Acta Orthop Scand,1997,68:442 – 446.

[108] Konradsen L. Sensori motor control of the uninjured and injured human ankle. J Electromyogr Kinesiol,2002,12:199 – 203.

[109] Kulig K,Burnfield JM,Reischl S,et al. Effect of foot orthoses on tibialis posterior activation in persons with pes planus. Med Sci Sports Exerc,2005,37:24 – 29.

[110] Kulig K,Burnfield JM,Requejo SM,et al. Selective activation of tibialis posterior:evaluation by magnetic resonance imaging. Med Sci Sports Exerc. 36:862 – 867,2004.

[111] Kulig K,Reischl SF,Pomrantz AB,et al. Nonsurgical management of posterior tibial tendon dysfunction with orthoses and resistive exercise:a randomized controlled trial. Phys Ther,2009,89:26 – 37.

[112] Lakin RC,DeGnore LT,Pienkowski D. Contact mechanics of normal tarsometatarsal joints. J Bone

Joint Surg Am,2001,83:520 – 528.

[113] Leardini A,Benedetti MG,Berti L,et al. Rear-foot,mid foot and fore foot motion during the stance phase of gait. Gait Posture. 25:452 – 462,2007.

[114] Leland RH,Marymont JV,Trevino SG,et al. Calcaneocuboid stability:a clinical and anatomic study. Foot Ankle Int,2001,22:880 – 884.

[115] Lewis GS,Kirby KA,Piazza SJ. Determination of subtalar joint axis location by restriction of talocrural joint motion. Gait Posture,2007,25:63 – 69.

[116] Lundberg A,Svensson OK,Bylund C,et al. Kinematics of the ankle/foot complex Part 2:pronation and supination,Foot Ankle,1989,9:248 – 253.

[117] Lundberg A,Svensson OK,Bylund C,et al. Kinematics of the ankle/foot complex Part 3:influence of leg rotation. Foot Ankle,1989,9:304 – 309.

[118] Lundgren P,Nester C,Liu A,et al. Invasive in vivo measurement of rear,mid and forefoot motion during walking. Gait Posture,2008,28:93 – 100.

[119] Mann RA. Biomechanics of the foot In:American academy of orthopedic surgeons. Atlas of orthotics: biomechanical principles and application. St Louis:Mosby,1975.

[120] Manoli A,Graham B. The subtle cavus foot,the underpronator. Foot Ankle Int,2005,26:256 – 263.

[121] Manter JT. Movements of the subtalar joint and transverse tarsal joint. Anat Rec,1941,80:397 – 410.

[122] Martin RL,Stewart GW,Conti SF. Posttraumatic ankle arthritis:an update on conservative and surgical management. J Orthop Sports Phys Ther,2007,37:253 – 259.

[123] Mattingly B,Talwalkar V,Tylkowski C,et al. Three-dimensional in vivo motion of adult hind foot bones. J Biomech,2006,39:726 – 733.

[124] McCulloch MU,Brunt D,Vander LD. The effect of foot orthotics and gait velocity on lower limb kinematics and temporal events of stance. J Orthop Sports Phys Ther,1993,17:2 – 10.

[125] McPoil TG,Knecht HG,Schuit D. A survey of foot types in normal females between ages of 18 and 30 years. J Orthop Sports Phys Ther,1988,9:406 – 409.

[126] Mei Dan O,Kahn G,Zeev A,et al. The medial longitudinal arch as a possible risk factor for ankle sprains:a prospective study in 83 female infantry recruits. Foot Ankle Int,2005,26:180 – 183.

[127] Mengiardi B,Zanetti M,Schottle PB,et al. Spring ligament complex:MR imaging-anatomic correlation and findings in asymptomatic subjects. Radiology,2005,237:242 – 249.

[128] Michelson JD,Helgemo SL Jr. Kinematics of the axially loaded ankle. Foot Ankle Int,1995,16:577 – 582.

[129] Murray MP,Guten GN,Sepic SB,et al. Function of the triceps surae during gait Compensatory mechanisms for unilateral loss. J Bone Joint Surg Am,1978,60:473 – 476.

[130] Nester C,Bowker P,Bowden P. Kinematics of the midtarsal joint during standing leg rotation. J Am Podiatr Med Assoc,2002,92:77 – 81.

[131] Nester CJ,Findlow AF,Bowker P,Bowden PD. Transverse plane motion at the ankle joint. Foot Ankle Int,2003,24:164 – 168.

[132] Neville C,Flemister A,Tome J,Houck J. Comparison of changes in posterior tibialis muscle length between subjects with posterior tibial tendon dysfunction and healthy controls during walking. J Orthop Sports Phys Ther,2007,37:661 – 669.

[133] Nistor L,Markhede G,Grimby G. A technique for measurements of plantar flexion torque with the Cybex II dynamometer. Scand J Rehabil Med,1982,14:163 – 166.

［134］Ordway NR,Hand N,Briggs G,et al. Reliability of knee and ankle strength measures in an older adult population. J Strength Cond Res,2006,20:82 – 87. .

［135］Owens S,Thordarson DB. The adductor hallucis revisited. Foot Ankle Int,2001,22:186 – 191.

［136］Patil V,Ebraheim N,Wagner R,Owens C. Morphometric dimensions of the dorsal calcaheocuboid ligament,Foot Ankle Int,2008,29:508 – 512.

［137］Piazza SJ. Mechanics of the subtalar joint and its function during walking. Foot Ankle Clin,2005,10: 425 – 442.

［138］Powers CM,Maffucci R,Hampton S. Rearfoot posture in subjects with patellofemoral pain. J Orthop Sports Phys Ther,1995,22:155 – 160.

［139］Reischl SF,Powers CM,Rao S,Perry J. Relationship between foot pronation and rotation of the tibia and femur during walking,Foot Ankle Int,1999,20:513 – 520.

［140］Requiao LF,Nadeau S,Milot MH,et al. Quantification of level of effort at the plantarflexors and hip extensors and flexor muscles in healthy subjects walking at different cadences. J Electromyogr Kinesiol,2005,15: 393 – 405.

［141］Ruohola JP,Kiuru MJ,Pihlajamaki HK. Fatigue bone injuries causing anterior lower leg pain. Clin Orthop Relat Res,2006,444:216 – 223.

［142］Santilli V,Frascarelli MA,Paoloni M,et al. Peroneus longus muscle activation pattern during gait cycle in athletes affected by functional ankle instability:a surface electromyographic study. Am J Sports Med,2005,33: 1183 – 1187.

［143］Scott SH,Winter DA. Biomechanical model of the human foot:kinematics and kinetics during the stance phase of walking. J Biomech,1993,26:1091 – 1104.

［144］Self BP,Harris S,Greenwald RM. Ankle biomechanics during impact landings on uneven surfaces. Foot Ankle Int,2000,21:138 – 144.

［145］Sepic SB,Murray MP,Mollinger LA,et al. Strength and range of motion in the ankle in two age groups of men and women. Am J Phys Med,1986,65:75 – 84.

［146］Shamus J,Shamus E,Gugel RN,et al. The effect of sesamoid mobilization,flexor hallucis strengthening,and gait training on reducing pain and restoring function in individuals with hallux limitus:a clinical trial. J Orthop Sports Phys Ther,2004,34:368 – 376.

［147］Sheehan FT,Seisler AR,Siegel KL. In vivo talocrural and subtalar kinematics:a non-invasive 3D dynamic MRI study. Foot Ankle Int,2007,28:323 – 335.

［148］Siegler S,Chen J,Schneck CD. The three dimensional kinematics and flexibility characteristics of the human ankle and subtalar joints Part I:kinematics. J Biomech Eng,1988,110:364 – 373.

［149］Standring S. Gray's anatomy:the anatomical basis of clinical practice. 40th ed. St Louis:Churchill Livingstone,2009.

［150］Stauffer RN,Chao EY,Brewster RC. Force and motion analysis of the normal,diseased and prosthetic ankle joint. Clin Orthop Relat Res,1977,127:189 – 196.

［151］Sutherland DH. An electromyographic study of the plantar flexors of the ankle in normal walking on the level. J Bone Joint Surg Am,1966,48:66 – 71.

［152］Sutherland DH. The evolution of clinical gait analysis Part I:kinesiological EMG. Gait Posture,2001, 14:61 – 70.

［153］Taylor KF,Bojescul JA,Howard RS,et al. Measurement of isolated subtalar range of motion:a cadaver study. Foot Ankle Int,2001,22:426 – 432.

[154] Thordarson DB,Schmotzer H,Chon J,et al. Dynamic support of the human longitudinal arch. A biomechanical evaluation. Clin Orthop Relat Res,1995,316:165 – 172.

[155] Tochigi Y,Amendola A,Rudert MJ,et al. The role of the interosseous talocalcaneal ligament in subtalar joint stability. Foot Ankle Int,2004,25:588 – 596.

[156] Tochigi Y,Rudert MJ,Saltzman CL,et al. Contribution of articular surface geometry to ankle stabilization. J Bone Joint Surg Am,2006,88:2704 – 2713.

[157] Tome J,Nawoczenski DA,Flemister A,et al. Comparison of foot kinematics between subjects with posterior tibialis tendon dysfunction and healthy controls. J Orthop Sports Phys Ther,2006,36:635 – 644.

[158] Van Gheluwe B,Dananberg HJ,Hagman F,Vanstaen K. Effects of hallux limitus on plantar foot pressure and foot kenmatics during walking. J Am Podiatr Med Assoc,2006,96:428 – 436.

[159] Vicenzino B,Branjerdporn M,Teys P,Jordan K. Initial changes in posterior talar glide and dorsiflexion of the ankle after mobilization with movement in individuals with recurrent ankle sprain. J Orthop Sports Phys Ther, 2006,36:464 – 471.

[160] Wearing SC,Smeathers JE,Sullivan PM,et al. Plantar Fasciitis:are pain and fascial thickness associated with arch shape and loading. Phys Ther,2007,87:1002 – 1008.

[161] Whittingham M,Palmer S,Macmillan F. Effects of taping on pain and function in patellofemoral pain syndrome:a randomized controlled trial. J Orthop Sports Phys Ther,2004,34:504 – 510.

[162] Williams DS III,McClay IS,Hamill J. Arch structure and injury patterns in runners. Clin Biomech (Bristol,Avon),2001,16:341 – 347.

[163] Winter DA. Biomechanics and motor control of human movement,New Jersey:John Wiley & Sons, 2005. .

[164] Witvrouw E,Borre KV,Willems TM,et al. The significance of peroneus tertius muscle in ankle injuries:a prospective study. Am J Sports Med,2006,84:1159 – 1163.

[165] Yoshioka Y,Siu DW,Scudamore RA,Cooke TD:Tibial anatomy and functional axes. J Orthop Res, 1989,7:132 – 137.

[166] Youberg LD,Cornwall MW,McPoil TG,Hannon PR. The amount of rearfoot motion used during the stance phase of walking. J Am Podiatr Med Assoc. 95:376 – 382,2005.

[167] Younger AS,Sawatzky B,Dryden P:Radiographic assessment of adult flatfoot,Foot Ankle Int,2005, 26:820 – 825.

[168] Fritz GR,Prieskorn D. First metatarsocuneiform motion:a radiographic and statistical analysis[J]. Foot ankle Int,1995,16:117 – 123.

[169] 戴红. 人体运动学[M].北京:人民卫生出版社,2008.

[170] Donald A Neumann. Kinesiology of the Musculoskeletal System—Foundations for Physical Rehabilitation[M]. 2nd ed. [S. l.]:Mosby,2002.

图书在版编目（CIP）数据

运动学/刘克敏,敖丽娟主编.—2版.—北京:华夏出版社,2014.1(2024.3重印)
高等医学院校康复治疗学专业教材
ISBN 978-7-5080-7962-2

Ⅰ.①运…　Ⅱ.①刘…②敖…　Ⅲ.①运动医学-医学院校-教材
Ⅳ.①R87

中国版本图书馆 CIP 数据核字(2014)第 005065 号

运动学

刘克敏　敖丽娟　主编

出版发行	**华夏出版社有限公司**	
	（北京市东直门外香河园北里4号　邮编:100028）	
经　　销	新华书店	
印　　刷	三河市少明印务有限公司	
装　　订	三河市少明印务有限公司	
版　　次	2014 年 1 月北京第 2 版	
	2024 年 3 月北京第 7 次印刷	
开　　本	787×1092　1/16 开	
印　　张	17.5	
字　　数	415 千字	
定　　价	39.00 元	

本版图书凡有印刷、装订错误,可及时向我社发行部调换。